本書の使い方

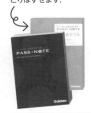

正文集

❶ 赤シートで隠しながら正文チェック

● わかったらチェックボックスに ☑ チェックマークをつけます．☑ チェックマークのつかなかったものはもう一度見直します．

● ～～～～～～～～～～～かったていて～～～～～～～一原説科書で調べ，欄外に説明や関連事項を書き込んでいきます．

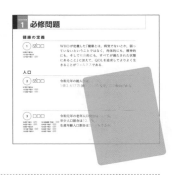

別冊

本体のうしろに
のりづけされていて，
とりはずせます．

❷ 穴埋めドリルを解く

● まずはじめはノートに書くなどして解きましょう．繰り返し使えます．

● 答え合わせは正文集の赤字を参照します．間違えた正文にはマークをつけ，理解できていなかった点を教科書等で調べて書き足します．

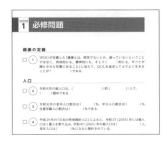

□ いつでも，どこでも

□ **とことん！ PASS NOTE 活用術**

□ ● 電車内などのちょっとした空き時間に，赤シートで隠しながら読んだり，自分が間違えたところや書き込んだところを中心に見直しましょう．

□ ● 過去問を解いたり，模試の復習をしたりするときにもそばに置いておき，間違えた問題に関連する項目のところに，間違えた選択肢や，解説の文章を書き写したりするとGood. 時間がなければ，問題や解説を切り取って貼っておき，あとで見直せばOK.

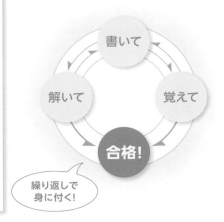

繰り返しで
身に付く！

CONTENTS

CHAPTER 7
P.170～
老年看護学

CHAPTER 8
P.180～
小児看護学

CHAPTER 9
P.190～
母性看護学

P.204〜

CHAPTER 10
精神看護学

P.214〜

CHAPTER 11
在宅看護論／地域在宅看護論

P.224〜

CHAPTER 12
看護の統合と実践

［別冊］穴埋めドリル　※ 取りはずせます

2025年版 看護師国家試験
PASS*NOTE

[編著] 杉本 由香
SBC東京医療大学 健康科学部 看護学科

CHAPTER 1 必修問題

健康の定義

1 ☐ ☐ ☐

99回 午前36
101回 午前39
107回 午後1 必修
111回 午前34

WHOは「健康とは，病気でないとか，弱っていないということではなく，肉体的にも，精神的にも，そして社会的にも，すべてが満たされた状態で，基本的人権である」と定義した．
ウェルネスは，健康であることに加えて，QOL を追及してよりよく生きることである．

総人口

2 ☐ ☐ ☐

97回 午前54
102回 午前1 必修
110回 午前1 必修

令和4年の総人口は，
1億2,494万（約1.25億）人で，減少傾向である．

年齢別人口

3 ☐ ☐ ☐

93回 午前102　　103回追試 午前1 必修
94回 午前1 必修　　104回 午前7 必修
96回 午前1 必修　　105回 午前1 必修
98回 午前29　　　　108回 午前1 必修
101回 午後8 必修　　109回 午後9 必修
102回 午前31

令和4年の老年人口割合は29.0%で上昇し続け，
年少人口割合は11.6%で減少傾向，
生産年齢人口割合は59.4%で前年と同率である．

将来推計人口

4 ☐ ☐ ☐

98回 午前29
104回 午前1 必修
109回 午後9 必修

2023年の「日本の将来推計人口」によると，
2060年には総人口は9,615万人と1億人を下回り，
2070年の総人口は8,700万人，
老年人口は38.7%になると推計されている．

世帯構造

5 ☐ ☐ ☐

97回 午前45
101回 午後9 必修
104回 午前8 必修
105回 午後32
109回 午前7 必修
113回 午前9 必修

夫婦のみ，夫婦と未婚の子のみ，ひとり親と未婚の子のみを示す核家族の割合は，昭和50年から
約60%前後で，横ばいで推移しているが，
平均世帯人員が減少し続け，令和4年には2.25人
である．

人体の構造と機能

疾病の成り立ちと回復の促進

健康支援と社会保障制度

基礎看護学

成人看護学

老年看護学

小児看護学

母性看護学

精神看護学

在宅看護論／地域・在宅看護論

看護の統合と実践

6

103回 午後6 必修
104回 午前46
105回 午後32

日本の全世帯の世帯構造において，
増加傾向なのは単独世帯（31.5％）と
夫婦のみの世帯（32.1％）である．

7 ☐☐☐

99回 午前9 必修
100回 午後8 必修
105回 午前8 必修

家族の世帯構造において
最も多いのは令和3年は単独世帯だが，
令和4年は夫婦のみの世帯（32.1％）である．
最も少ないのは三世代世帯（4.9％）である．

8 ☐☐☐

102回 午後9 必修
110回 午前9 必修

令和4年の国民生活基礎調査では，
65歳以上の者のいる世帯は
全世帯の約5割（50.6％）である．

婚姻，家族形態

9 ☐☐☐

92回 午前36
97回 午前45
113回 午前9 必修

離婚件数は減少傾向だったが，
令和4年の婚姻件数は前年より増加した．生涯未婚
率は増加傾向である．
ひとり親世帯の原因の約8割が離婚で，約半数が相
対的貧困であり、とくに母子世帯の総所得が低いこ
とが問題になっている．

出生と死亡

10 ☐☐☐

102回 午前21 必修
104回 午前46
106回 午前75
108回 午前64
109回 午後61
112回 午前1 必修

令和4年の平均初婚年齢は，男性31.1歳，女性
29.7歳で，22年前より2歳以上高くなっている．
母親の出産年齢は30～34歳が最も多く，令和3年
の第1子出産の平均年齢は30.9歳で前年より高く
なっている．

11 □□□

103回 午前1 必修
106回 午後1 必修
109回 午後61
110回 午後1 必修
111回 午前2 必修

令和4年の出生数は過去最少の約77万人,
死亡数は約157万人で, 死亡数のほうが多い.

12 □□□

96回 午前36
98回 午前1 必修
100回 午前1 必修
104回 午前1 必修
105回 午後53
109回 午後61
110回 午前56
112回 午前11 必修
113回 午後10 必修

令和4年の合計特殊出生率は1.26,
令和4年の周産期死亡率は3.3(出産千対),
令和3年の妊産婦死亡率は2.5(出産10万対) である.

死因の概要

13 □□□

96回 午前3 必修
97回 午前1 必修
99回 午前1 必修
101回 午前23 必修
102回 午後32
109回 午前1 必修

令和4年の死因の第1位は悪性新生物,
第2位は心疾患(高血圧性を除く),
第3位は老衰, 第4位は脳血管疾患である.

14 □□□

95回 午前1 必修
108回 午前2 必修

令和4年における悪性新生物の部位別死亡数は,
男性では肺癌, 女性では大腸癌が最も多い.
総数で最も多い肺癌は男女とも近年は横ばいである.

15 □□□

100回 午後36
104回 午後2 必修

自殺による死亡数は約2万人で, 令和元年までは減少
傾向であったが, 令和2年以降毎年増加している.
原因・動機では, 健康問題が最も多い.
男女比では男性が多く, 男性では50歳代,
40歳代, 80歳以上の順に多い.

人体の構造と機能

疾病の成り立ちと回復の促進

健康支援と社会保障制度

基礎看護学

成人看護学

老年看護学

小児看護学

母性看護学

精神看護学

在宅看護論／地域・在宅看護論

看護の統合と実践

16 □□□

94回 午前121
98回 午後68
100回 午前6 必修
102回 午前8 必修
107回 午前77
110回 午後53

令和4年のわが国の年齢階級別死因の第1位は，
0〜4歳では先天奇形，変形及び染色体異常，
5〜9歳では悪性新生物，10〜39歳では自殺である．

平均余命，平均寿命，健康寿命

17 □□□

97回 午前2 必修　　108回 午前35
101回 午前1 必修　　109回 午前1 必修
102回 午前1 必修　　111回 午前13 必修
103回 午前1 必修　　111回 午前32
103回追試 午前1 必修　112回 午前1 必修
105回 午後1 必修　　113回 午前32
107回 午前1 必修　　113回 午後1 必修

平均寿命は0歳の平均余命で，令和3年は
男性81.47年，女性87.57年である．
健康上の問題で日常生活が制限されることなく生
活できる期間を健康寿命という．

受療状況

18 □□□

93回 午前3 必修
100回 午前60
106回 午前1 必修
109回 午前25 必修
112回 午前2 必修

有訴者率は国民生活基礎調査によって3年ごとに
調査される．有訴者の自覚症状として多いものは，
腰痛と肩こりである．

19 □□□

95回 午前102
103回追試 午後2 必修
110回 午前2 必修
111回 午前42
113回 午後29

令和2年の患者調査による外来受療率は，総数では人
口10万対5,658で，男80〜84歳，女75〜79歳
が最も高く，傷病分類別では歯科疾患を含む消化器
系の疾患が高く，疾患別では高血圧性疾患が最も多い．

20 □□□

86回 午前29
103回 午前71

令和2年の患者調査による入院受療率は，
傷病分類別で最も高いのは精神及び行動の障害で，
なかでも統合失調症が多くなっている．
次に多いのは循環器系の疾患である．

21 ☐☐☐

97回 午前88
104回 午前2 必修
108回 午後2 必修

令和3年の国民生活基礎調査において, 通院者率の最も高い疾患は男女ともに高血圧症である.

生活行動・習慣

22 ☐☐☐

新傾向

わが国の相対的貧困率は上昇し, 所得別に生活習慣等に関する状況を比較すると, 歯の本数が20本以上の者や栄養バランスのとれた食事をしている者の割合が, 男女ともに200万円未満の世帯員で有意に少ないとしている.

23 ☐☐☐

101回 午後7 必修
106回 午後1 必修
108回 午前10 必修

令和元年の国民健康・栄養調査での肥満 (BMI ≧ 25) の割合は男性で高く, 40 ～ 60歳代で35%以上, 40歳代が最も高く約40%である.
低栄養傾向 (BMI ≦ 20) の割合は男女とも85歳以上で最も高い.

24 ☐☐☐

98回 午後30
101回 午前2 必修
107回 午後2 必修
112回 午後2 必修

日本人の食事摂取基準 (2020年版) において, 摂取量の減少を目指しているのはナトリウムであり, 1日の目標量は男性7.5g未満, 女性6.5g未満である.
健康日本21 (第二次) における食塩摂取量の目安は8g未満である.

25 ☐☐☐

101回 午前2 必修

日本人の食事摂取基準 (2020年版) では, カルシウムの推奨量は, 30 ～ 74歳男性で750mg/日, 30 ～ 74歳女性で650 mg/日である.
食物繊維の目標量は, 18 ～ 64歳男性で21g/日以上, 18 ～ 64歳女性で18g/日以上である.

必修問題

人体の構造と機能

疾病の成り立ちと回復の促進

健康支援と社会保障制度

基礎看護学

成人看護学

老年看護学

小児看護学

母性看護学

精神看護学

在宅看護論／地域・在宅看護論

看護の統合と実践

26

95回 午前31
98回 午後30
100回 午後2 必修
103回 午前25 必修
107回 午前25 必修
109回 午前47
110回 午後2 必修
113回 午後26

令和元年の国民健康・栄養調査によると，運動習慣のある者の割合は男女とも70歳以上が最も高く，最も低いのは男性40歳代，女性30歳代である．歩数は男性30歳代，女性40歳代が最も多く，70歳以上が最も少ない．

27

103回追試 午前2 必修

令和元年の国民健康・栄養調査で糖尿病が強く疑われる者（糖尿病有病者）は男性19.7％，女性10.8％で年齢が高くなるほど多い．

28

105回 午前2 必修
109回 午前2 必修
109回 午後47
113回 午前6 必修

令和元年の国民健康・栄養調査で習慣的に喫煙している者の割合は，全体では16.7％，男性27.1％，女性7.6％で，この10年間で減少している．

29

91回 午前72
94回 午前2 必修
102回 午前2 必修
106回 午前46

過度の飲酒に起因する健康障害には，肝硬変，2型糖尿病，虚血性心疾患，脳血管疾患，癌がある．そのリスクを高める量を飲酒している割合は男性は40歳代，女性は50歳代が最も高く，女性で増加している．

30

93回 午前2 必修
97回 午前89
98回 午後84
107回 午前42
110回 午後79

喫煙習慣があると肺気腫，慢性閉塞性肺疾患（COPD），喉頭癌や肺癌など各種の癌，脳血管疾患，虚血性心疾患などの健康障害が起こりやすい．

31 ☐☐☐

ブリンクマン指数とは
1日の平均喫煙本数に喫煙年数を乗じたもので，
400以上になると肺癌の発症リスクが高まる．

32 ☐☐☐

令和元年の国民生活基礎調査によると，ストレスが
ある者の割合が最も高いのは男女ともに30〜50歳代
で，気分障害・不安障害に相当する心理的苦痛を感
じている20歳以上の者の割合は約10%である．

生活環境

33 ☐☐☐

地球温暖化をもたらす温室効果ガスには，
二酸化炭素やメタン，一酸化二窒素，フロンガス
などがあり，窒素酸化物は光化学オキシダントの
原因となる．

34 ☐☐☐

放射性物質の放射線を出す能力（放射能）の大きさを
表す単位はベクレル（Bq）であり，
医療で用いる放射線の吸収線量の単位はグレイ（Gy）
である．

35 ☐☐☐

シックハウス症候群はホルムアルデヒドなど揮発性
有機化合物が原因で，眼や鼻・のどに症状が現れる．

必修問題

人体の構造と機能

疾病の成り立ちと回復の促進

健康支援と社会保障制度

基礎看護学

成人看護学

老年看護学

小児看護学

母性看護学

精神看護学

在宅看護論／地域・在宅看護論

看護の統合と実践

36
99回 午後3 必修
103回 午後2 必修
112回 午後3 必修

噴水，ビル屋上の冷却塔，循環式浴槽，加湿器の水質汚染によってレジオネラ肺炎が発生している．

社会環境

37
97回 午前4 必修
102回 午後2 必修

ビルの解体作業や炭鉱で働く者に生じやすい職業性疾病はじん肺であり，じん肺法によって退職後も健康診断が行われる．

38
93回 午前35　　103回 午後38
97回 午前4 必修　104回 午前25 必修
98回 午前2 必修　106回 午後68
99回 午前4 必修　108回 午前44
100回 午前22 必修　109回 午前46
102回 午後2 必修　109回 午後3 必修

アスベストはじん肺のほか，悪性中皮腫や肺癌の原因となり，チェーンソーやドリルなどの使用で振動を伴う作業はレイノー現象や白ろう病の原因となる．

39
99回 午前4 必修
105回 午前3 必修

令和3年の業務上疾病で，最も多いものは災害性腰痛を含む負傷による疾病である．

40
100回 午前22 必修
108回 午前44

VDT作業による健康障害には，頸肩腕症候群様症状や眼精疲労などの視力障害がある．

41

98回 午後31
103回 午前3 *必修*
103回追試 午前35
105回 午前55
112回 午前4 *必修*

労働基準法では労働条件の明示の義務や休憩時間，
生理休暇の規定があり，法定労働時間は1日8時間，
1週間40時間である．

42

94回 午前39
97回 午前130
98回 午後90
101回 午前3 *必修*
101回 午後69
102回 午後30
104回 午前35
105回 午前55
107回 午後86
108回 午後107
110回 午前108
110回 午後58
110回 午後61

労働基準法は労働者の産前産後の休業と育児時間，
妊婦の時間外労働の制限，フレックスタイム制による
時差出勤を保障している．

43

102回 午後30
104回 午前35

産前休業は6週間で，本人の申請が必要であり，
産後休業は8週間で，雇用者の義務（強制）である．

44

100回 午前33
102回 午後117
104回 午前35
107回 午後79
108回 午後107
110回 午前108
110回 午後58
110回 午後61

育児・介護休業法※では，労働者に対して，
育児休業や子の看護休暇，3歳に満たない子を養育す
る男女労働者の希望による労働時間の短縮を保障し
ている．

※育児休業・介護休業等育児又は家族介護を行う労働者の福祉に関する法律

45

99回 午後2 *必修*
103回追試 午後3 *必修*
108回 午前107
110回 午後61
113回 午後28

妊娠中・出産後の保健指導や健康診査を受けるため
に必要な時間の確保，時差出勤，勤務時間の短縮は
男女雇用機会均等法※によって保障される．

※雇用の分野における男女の均等な機会及び待遇の確保等に関する法律

必修問題

人体の構造と機能

疾病の成り立ちと回復の促進

健康支援と社会保障制度

基礎看護学

成人看護学

老年看護学

小児看護学

母性看護学

精神看護学

在宅看護論 地域・在宅看護論

看護の統合と実践

46

99回 午後2 必修
103回追試 午後3 必修

男女差別の解消を目的として,
妊娠や出産を理由とした解雇や不利益となる処遇を
禁止しているのは男女雇用機会均等法である.

47

107回 午後4 必修
110回 午前70

2007年に策定されたワーク・ライフ・バランス
(仕事と生活の調和)実現のための2つの軸は,
仕事と子育てや介護との両立支援と,男女均等である.

医療保険制度の基本

48

100回 午前2 必修
101回 午前4 必修
102回 午前3 必修
105回 午前32
108回 午前87
109回 午前4 必修
112回 午前31

わが国で国民皆保険制度が適用されている健康保険
法に基づく医療保険には,職域保険である健康保険
や船員保険,共済組合(短期給付),地域保険である
国民健康保険,後期高齢者医療制度がある.

49

98回 午後28
100回 午後85
104回 午前3 必修
105回 午前32
107回 午前64

医療保険適用者の約23%が加入する国民健康保険
の保険者は,市町村および都道府県と,特定の職種
ごとに設立された国民健康保険組合である.

50

95回 午前3 必修
103回 午前4 必修
103回追試 午前4 必修
109回 午前4 必修

医療保険の給付には,療養の給付や入院時生活療養費,
訪問看護療養費などの現物給付と,出産育児一時金
や傷病手当金などの現金給付がある.

51 ☐☐☐

95回 午前3　必修
101回 午前4　必修
107回 午前64
109回 午前4　必修

人間ドックなどの健康診断（健康診査）や予防接種，
美容整形，正常分娩にかかる費用は医療保険の対象
にならない．

52 ☐☐☐

94回 午前3　必修
96回 午前4　必修
98回 午後2　必修
99回 午前3　必修
105回 午前32
112回 午後4　必修

医療保険の自己負担割合は，未就学児は2割，
一般被保険者本人を含む6〜69歳は3割，
70〜74歳は2割（ただし現役並み所得者は3割）
である．

53 ☐☐☐

94回 午前3　必修
96回 午前4　必修
98回 午後2　必修
99回 午前3　必修
105回 午前32
106回 午後4　必修
110回 午後48
113回 午前51

高齢者の医療の確保に関する法律に基づく後期高齢
者医療の適用は75歳以上で，自己負担は1割（ただ
し一定以上の所得者は2割，現役並み所得者は3割）
である．医療給付の内容は国民健康保険と同じである．

54 ☐☐☐

97回 午前5　必修
98回 午前30
110回 午後3　必修

わが国の1人当たりの医療費は
65（75）歳以上が最も高く，
15〜44歳が最も低い．

55 ☐☐☐

103回 午前4　必修
103回追試 午後4　必修
109回 午前4　必修

国民医療費に含まれるのは，医療保険の給付の
対象となるもので，疾病の診察や薬剤の給付などの
療養の給付のほかに，入院時の食事，訪問看護など
がある．

介護保険制度の基本

56 □□□

93回 午前4 必修
101回 午前3 必修
106回 午前4 必修
108回 午後29
109回 午前3 必修

介護保険法に基づく.
介護保険の第1号被保険者は65歳以上,
第2号被保険者は40～64歳の公的医療保険加入者
である.

57 □□□

93回 午前114
96回 午前115
99回 午前10 必修
103回 午後3 必修
108回 午前4 必修
110回 午前4 必修

介護保険の要介護認定の申請は,
要介護認定を行う保険者である市町村および特別区
に対して行う.

58 □□□

101回 午後36
103回 午後35
105回 午前4 必修
111回 午前4 必修
112回 午前5 必修

介護保険の給付には,2区分の要支援者(要支援1,2)
が対象の予防給付と,5区分の要介護者(要介護1,2,
3,4,5)が対象の介護給付がある.

59 □□□

93回 午前114
94回 午前31
100回 午後4 必修
102回 午後3 必修

介護保険では,居宅サービス,施設サービス,
地域密着型サービスにおいて,自己負担1割で,
すべて現物給付である.

基本的人権の擁護

60 □□□

97回 午後20
99回 午前16 必修
101回 午前62

虐待には,身体的虐待,心理的虐待,ネグレクト,
性的虐待,経済的虐待がある.
ネグレクトは,保護者が高齢者の世話や子どもの
養育を放棄する虐待である.

必修問題

人体の構造と機能

疾病の成り立ちと回復の促進

健康支援と社会保障制度

基礎看護学

成人看護学

老年看護学

小児看護学

母性看護学

精神看護学

在宅看護論／地域・在宅看護論

看護の統合と実践

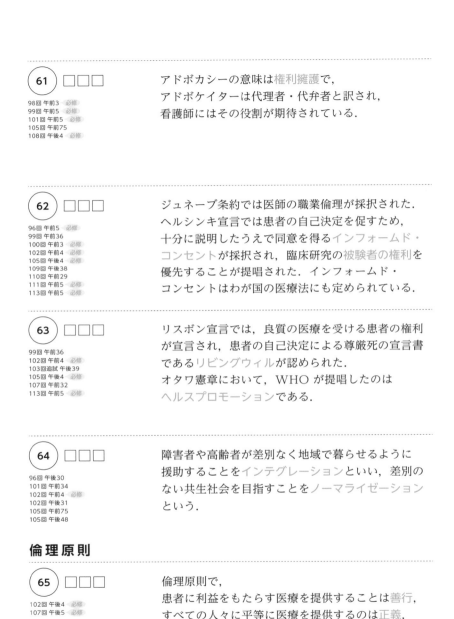

61
☐☐☐
98回 午前3　必修
99回 午前5　必修
101回 午前5　必修
105回 午前75
108回 午後4　必修

アドボカシーの意味は権利擁護で，
アドボケイターは代理者・代弁者と訳され，
看護師にはその役割が期待されている．

62
☐☐☐
96回 午前5　必修
99回 午前36
100回 午前3　必修
102回 午前4
105回 午後4　必修
109回 午後38
110回 午後29
111回 午前5　必修
113回 午前5　必修

ジュネーブ条約では医師の職業倫理が採択された．
ヘルシンキ宣言では患者の自己決定を促すため，
十分に説明したうえで同意を得るインフォームド・
コンセントが採択され，臨床研究の被験者の権利を
優先することが提唱された．インフォームド・
コンセントはわが国の医療法にも定められている．

63
☐☐☐
99回 午前36
102回 午前4　必修
103回追試 午後39
105回 午後4　必修
107回 午前32
113回 午前5　必修

リスボン宣言では，良質の医療を受ける患者の権利
が宣言され，患者の自己決定による尊厳死の宣言書
であるリビングウィルが認められた．
オタワ憲章において，WHO が提唱したのは
ヘルスプロモーションである．

64
☐☐☐
96回 午後30
101回 午前34
102回 午前4　必修
102回 午後31
105回 午前75
105回 午後48

障害者や高齢者が差別なく地域で暮らせるように
援助することをインテグレーションといい，差別の
ない共生社会を目指すことをノーマライゼーション
という．

倫理原則

65
☐☐☐
102回 午前4　必修
107回 午後5　必修

倫理原則で，
患者に利益をもたらす医療を提供することは善行，
すべての人々に平等に医療を提供するのは正義，
身体的損傷を加えないのは無危害である．

必修問題

人体の構造と機能

疾病の成り立ちと回復の促進

健康支援と社会保障制度

基礎看護学

成人看護学

老年看護学

小児看護学

母性看護学

精神看護学

在宅看護論／地域・在宅看護論

看護の統合と実践

(66) ☐☐☐

102回 午後4　必修
107回 午後5　必修

倫理原則で，患者が自己決定し選択した内容を尊重するのは自律尊重，真実を告げる義務は誠実，守秘義務を守り通すのは忠誠である．

保健師助産師看護師法

(67) ☐☐☐

95回 午前4　必修　　104回 午後48
97回 午前55　　　　106回 午前45
98回 午後3　必修　　108回 午後5　必修
100回 午後5　必修　　109回 午後5　必修
101回 午後4　必修　　112回 午後5　必修
103回 午後8　必修

保健師助産師看護師法には業務停止や免許の取消しの行政処分，保健師，看護師，准看護師に対する守秘義務違反の罰則規定がある．

(68) ☐☐☐

90回 午前63
92回 午前39
103回追試 午後5　必修
106回 午後32
110回 午前5　必修

保健師助産師看護師法では麻薬・大麻またはあへんの中毒者や罰金以上の刑に処せられた者，業務に対し犯罪または不正の行為があった者，心身の障害などが，免許を与えないことがある相対的欠格事由とされている．

(69) ☐☐☐

98回 午前33
111回 午後5　必修

保健師助産師看護師法には，厚生労働大臣に看護師免許が付与される看護師の業務独占と名称独占が明記されている．

(70) ☐☐☐

94回 午前5　必修
96回 午前39
103回 午後4　必修
105回 午後5　必修

経管栄養，褥瘡処置，血圧測定，吸引，吸入，静脈注射，摘便，浣腸，導尿の医療行為は，医師の指示によって看護師が行うことができる相対的医療行為である．

71
94回 午前5　必修
96回 午前39
103回 午後4　必修
104回 午後39
105回 午後5　必修
106回 午前70
109回 午後78

疾患の診断，薬の処方，切開・縫合などの手術，動脈穿刺，X線照射，助産，眼球注射，気管挿管は絶対的医行為であり，基本的には看護師が行うことはできない．ただし，動脈穿刺は特定行為として訓練を受けた看護師は医師・歯科医師の手順書に基づき実施できる．

72
98回 午前48
100回 午前4　必修
106回 午前5　必修
108回 午後6　必修
111回 午前74

保健師助産師看護師法により，看護職者には就業地の都道府県知事に対して2年ごとに業務従事者届の届出義務がある．

看護師等の人材確保の促進に関する法律

73
101回 午前86
102回 午前5　必修
103回追試 午前5　必修
104回 午後48
108回 午後72
113回 午前71

看護師等の人材確保の促進に関する法律には，都道府県ナースセンターの設置や看護師等の資質向上のための研修の実施，新人看護師の臨床研修の実施，離職時等の届出制度などが規定されている．

74
99回 午後5　必修
112回 午前9　必修

令和2年末の看護師の就業数は，約128万人であり，就業場所は，病院，診療所，介護老人保健施設，訪問看護ステーションの順に多い．

人間と欲求

75
82回 午前53
95回 午前5　必修
97回 午前6　必修
100回 午後6　必修
102回 午後5　必修
107回 午後25　必修
108回 午後6　必修

マズローの欲求の階層で最も下位にあるのは生理的欲求であり，最も上位にあるのは自己実現である．

76 ☐☐☐
95回 午前5　必修
97回 午前6　必修
100回 午後6　必修
102回 午後5　必修
105回 午前36
109回 午後17　必修

マズローの欲求の階層で
他人に認められたいという欲求は
承認欲求（自尊心）である．

77 ☐☐☐
96回 午前6　必修
101回 午前6　必修

一次的欲求とは，
生命を維持するための生理的ニードや安全のニード
である．

78 ☐☐☐
101回 午前6　必修
104回 午後5　必修
111回 午前6　必修

二次的欲求とは，
後天的な学習経験によって形成された，
愛情と帰属の欲求などの社会的欲求である．

対象の特性

79 ☐☐☐
94回 午前6　必修
98回 午前4　必修
107回 午前5　必修
112回 午前6　必修
112回 午後101

QOLは生活の質と訳されるが，
本人の生活の満足感が最も重要である．

80 ☐☐☐
83回 午前32
95回 午前6　必修
106回 午後12　必修
110回 午前13　必修

キューブラー・ロスの死の受容過程は
否認→怒り→取り引き→抑うつ→受容である．

必修問題

人体の構造と機能

疾病の成り立ちと回復の促進

健康支援と社会保障制度

基礎看護学

成人看護学

老年看護学

小児看護学

母性看護学

精神看護学

在宅看護論／地域・在宅看護論

看護の統合と実践

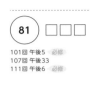

81

101回 午後5　必修
107回 午後33
111回 午後6　必修

フィンクの危機モデルの段階は
衝撃→防衛的退行→承認→適応である.

新生児期・乳児期

82

98回 午後4　必修
110回 午後54

出生時の体重は3,000g,
身長は50cmが標準で,
体重2,500g未満は低出生体重児である.

83

92回 午前121
102回 午後6　必修
103回 午前6　必修
106回 午前6　必修
107回 午前6　必修
109回 午後64
110回 午後55

生後3か月には体重が出生時の約2倍になり,
原始反射の手掌把握反射やモロー反射が消失する.

84

95回 午前7　必修
100回 午前7　必修
108回 午前7　必修
109回 午前55
111回 午後61

首がすわるのは4～5か月であり,
寝返りできるのは5～6か月である.
このころの情緒の分化では,嫌悪,恐れ,怒りが
みられるようになる.

85

98回 午前73
100回 午後7　必修
112回 午前7　必修

つかまり立ちは9～11か月,
ひとり立ちは13か月までにできる.

幼児期

86

93回 午前7　必修
104回 午後77
110回 午後54
112回 午後82

1歳では，体重が出生時の約3倍，
身長が出生時の約1.5倍となる．
4歳では身長が出生時の2倍となる．

87

102回 午前7　必修
110回 午後26
113回 午前78

神経系の発達は脳の重量や頭囲の測定で判断される．
脳の重量は6歳前後で成人の90％に達し，全身の器
官の中で最も早く成人の大きさに達する．

88

102回 午前7　必修
103回追試 午前7　必修
107回 午後53
110回 午前7　必修
112回 午後56

乳歯は生後6〜7か月に切歯から萌出を始め，
2歳半ころに20本生えそろう．6歳頃から萌出順に
乳歯が抜け始め，永久歯に代わる．

89

99回 午後6　必修
104回 午前80
109回 午後57
110回 午前6　必修
110回 午後55
112回 午後6　必修

1歳6か月までには大泉門が閉鎖し，
バビンスキー反射が消失し，
90％の子どもが上手に歩けるようになる．

90

99回 午前8　必修
104回 午前80
112回 午前59

離乳食を完了する1歳6か月ころには，
スプーンやコップを上手に使って
1人で食べられるようになる．

25

91 □□□

99回 午前8　必修
111回 午後118
112回 午前7　必修

3歳ころには片足立ちや三輪車をこぐことができるようになる．1歳から1歳2か月くらいで這って階段を昇るようになり，4歳では交互に足を出し階段を降りることができる.5歳になるとスキップやでんぐり返しをするようになる.

92 □□□

94回 午前8　必修
99回 午前8　必修
100回 午後7　必修
103回 午後60
108回 午後54

意味のある単語を話すのは14か月，
2語文は1歳半〜2歳で話すようになる.

93 □□□

99回 午前8　必修
103回 午後60
108回 午後54

多語文が話せるようになるのは3歳であり，
4歳では4つの色を正しく言える.

94 □□□

99回 午前8　必修
99回 午前7　必修
100回 午後7　必修

自分の名前が言えるのは2歳半，
両親の名前や住所が言えるのは4歳である.

95 □□□

102回 午後8　必修
103回 午後24　必修
104回 午前6　必修
113回 午前54

分離不安は生後6〜8か月から始まり，
「人見知り」ともいわれる乳児期の特徴である.

96

102回 午後8　必修
108回 午後8　必修

エリクソンによる乳児期の発達課題は,
基本的信頼対不信である.

幼児期・学童期

97

97回 午前8　必修
102回 午後8　必修
113回 午後7　必修

幼児期に何に対しても「イヤ」「ダメ」というのは
第一反抗期にみられる自我の芽生えの現れである.
学童期には親から離れて仲間同士で集団行動をとり,
ギャングエイジとよばれる.

思春期

98

97回 午前8　必修
102回 午後8　必修
103回 午後24　必修
104回 午前6　必修
109回 午後6　必修
112回 午後8　必修
113回 午後7　必修

思春期～青年期の特徴は, 第二次性徴と, 心理的離
乳といわれる第二反抗期, 自己(自我)同一性(アイ
デンティティ)の確立である.
第二次性徴が発現するため, 自己の身体の変化に関
心が向く.

99

96回 午前8　必修
97回 午前131
99回 午後8　必修
103回 午後5　必修
109回 午前5　必修
109回 午前60
112回 午後83

初経の発来など, 思春期の第二次性徴は,
ゴナドトロピン(FSH, LH),
卵胞ホルモン(エストロゲン), アンドロゲンの
分泌の増加によって起こる.

100

99回 午後8　必修
103回追試 午後65
104回 午後86
106回 午前7　必修
110回 午後8　必修
111回 午後58

男子の第二次性徴は11歳ころから始まり,
精巣・陰茎の発達, ひげ・腋毛・陰毛の発生,
精通, 骨格・筋肉の発達が生じる.
声変わりの時期は個人差が大きい.

必修問題

人体の構造と機能
疾病の成り立ちと回復の促進
健康支援と社会保障制度
基礎看護学
成人看護学
老年看護学
小児看護学
母性看護学
精神看護学
在宅看護論/地域・在宅看護論
看護の統合と実践

101 ☐☐☐

99回 午後8 必修
103回追試 午後65
104回 午後86
109回 午前60
111回 午後58

女子の第二次性徴は,
乳房発育, 陰毛発生, 腋毛発生,
初経, 骨端線の閉鎖の順にみられる.

102 ☐☐☐

104回 午前6 必修
106回 午前78
107回 午前7 必修
108回 午前9 必修

友人との親密な関係を求め, 親からの干渉を嫌い,
秘密をもつようになり, 親に反抗的な態度をとるよ
うになるのは思春期にみられる第二反抗期の特徴で
ある.

成人期

103 ☐☐☐

105回 午前7 必修
107回 午後56
111回 午前9 必修
112回 午後59

日本における平均閉経年齢は約50歳であり,
更年期とは閉経前後の5年間を示す.

104 ☐☐☐

97回 午前9 必修
101回 午前89
103回 午前7 必修
106回 午後86
107回 午前7 必修
110回 午前57
112回 午後59

更年期には卵巣機能が低下して女性ホルモンである
卵胞ホルモン (エストロゲン) の分泌が減少するため
性腺刺激ホルモン (FSH, LH) の分泌が上昇する.

老年期

105 ☐☐☐

102回 午前9 必修
105回 午前2 必修
106回 午前8 必修
111回 午前8 必修

体表面積 $1\,m^2$ あたりの基礎代謝率は,
細胞分裂数や筋肉量に影響され,
年齢が若いほど高く, 3歳で最高になり,
加齢に伴って低下し, 老年期には最も低くなる.

人体の構造と機能

疾病の成り立ちと回復の促進

健康支援と社会保障制度

基礎看護学

成人看護学

老年看護学

小児看護学

母性看護学

精神看護学

在宅看護論／地域・在宅看護論

看護の統合と実践

106 □□□

93回 午前107
96回 午前9 必修
98回 午後5 必修
102回 午後75
103回追試 午後8 必修
105回 午後85
109回 午前40
109回 午前8 必修
113回 午前8 必修

加齢による視機能低下は壮年期から始まり，老視では水晶体の弾力低下によって近くのものが見えにくくなり，視野が狭くなる．

107 □□□

101回 午前8 必修
105回 午前7 必修
105回 午後88
110回 午前49
112回 午後87

高齢者では，肺の残気量と心臓の重量は増大し，収縮期血圧，空腹時血糖，食後血糖，尿素窒素，AST（GOT）が上昇する．

108 □□□

98回 午後5 必修
101回 午前8 必修
103回追試 午後8 必修
105回 午前7 必修
106回 午前8 必修
109回 午前8 必修
110回 午前50

高齢者では，基礎代謝量や体温調節機能は低下し，肺活量，腎血流，神経伝導速度，消化管の運動，唾液や胃液など消化液の分泌量は減少する．

109 □□□

93回 午前104
97回 午後18
98回 午後61
103回追試 午前7 必修
104回 午前7 必修
104回 午前54
109回 午前98
110回 午前47
111回 午前97
113回 午前49

高齢者では記銘力や想起力などの流動性知能が低下しているため，新しい環境には適応が困難で，リロケーションによりダメージを受けやすく，せん妄を生じやすい．

110 □□□

93回 午前104
97回 午後18
98回 午後61
103回追試 午前7 必修
104回 午前7 必修
104回 午前54
105回 午後85
110回 午前47
111回 午後53

洞察力，判断力，思慮分別，思考力など，経験を積んで獲得した知識を統合する結晶性知能は，加齢に伴い向上し，高齢者でも比較的保たれている．

看護活動の場と機能・役割

---

111 ☐☐☐

96回 午前10　必修
99回 午後9　必修
100回 午前7　必修
102回 午前10　必修
105回 午後8　必修
109回 午後10　必修
110回 午後9　必修
111回 午後33　必修
113回 午前10　必修

医療法に規定されている
病院の入院患者数は20人以上，
診療所の入院患者数は19人までである．
診療所は有床と無床がある．

---

112 ☐☐☐

100回 午後37
103回 午後75
105回 午前65
106回 午前71　必修
108回 午前75
109回 午前88
110回 午後9　必修
111回 午後33

医療法には，地域の医療従事者の研修機能をもつ，
地域医療支援病院を都道府県知事が指定することや
高度医療の提供や高度医療に関する研修機能をもつ
特定機能病院を厚生労働大臣が指定することが明記
されている．

---

113 ☐☐☐

93回 午前9　必修
103回追試 午前25　必修
108回 午後65
110回 午前10　必修
111回 午後10　必修

健康保険法及び後期高齢者医療制度に基づいて設置
される訪問看護ステーションの開設には
常勤換算で2.5人の看護職者が必要である．

---

114 ☐☐☐

93回 午前9　必修
94回 午前10　必修
101回 午前24　必修
105回 午後63
107回 午後9　必修
108回 午後65
112回 午後67

訪問看護ステーションの管理者になれるのは，
常勤の保健師，助産師および看護師である．
訪問看護の開始には，
医師による訪問看護指示書が必要である．

---

115 ☐☐☐

93回 午前9　必修
94回 午前10　必修
103回追試 午前25　必修
104回 午後9　必修
112回 午後67

訪問看護ステーションのサービス提供者は，看護職
以外には理学療法士，作業療法士，言語聴覚士が認
められている．

---

116 ☐☐☐

100回 午前7　必修
104回 午前8　必修
106回 午後9　必修

介護保険法に基づいて設置され，要介護者が入所し，在宅復帰または生活施設への移行を前提として，リハビリテーションや日常生活の援助を受けるのは介護老人保健施設である．

117 ☐☐☐

99回 午後83
103回 午前7　必修
107回 午前4　必修
108回 午前11　必修
108回 午後119
110回 午前10　必修
111回 午後86

地域包括支援センターは介護保険法に基づいて市町村が設置し，地域住民に対して包括的支援事業を行う．

118 ☐☐☐

100回 午後9　必修
103回 午後8　必修
107回 午前30
110回 午前29
112回 午後10　必修

地域保健法に基づく市町村保健センターの設置，一般的な住民の健康診査，保健指導，健康相談，未熟児を含む新生児訪問指導，低出生体重児の届出の受理は市町村が行う．

119 ☐☐☐

95回 午前9　必修
100回 午前9　必修
103回 午後8　必修
105回 午前9　必修
110回 午前10　必修
110回 午前29
110回 午後114
112回 午前10　必修

環境衛生，難病者の訪問指導，精神保健に関する相談，看護師免許申請の受理などは，地域保健法に基づいて都道府県および政令市などが設置する保健所が行う．

120 ☐☐☐

103回追試 午前74
110回 午後10　必修

ケアチームメンバーには医師，看護師，薬剤師，理学療法士，医療ソーシャルワーカーなどの専門職だけでなく，患者本人や家族が含まれ，最終的な決定権は患者本人にある．

人体の構造と機能

疾病の成り立ちと回復の促進

健康支援と社会保障制度

基礎看護学

成人看護学

老年看護学

小児看護学

母性看護学

精神看護学

在宅看護論／地域・在宅看護論

看護の統合と実践

121 □□□

89回 午前29
100回 午後35
103回追試 午後10 必修
105回 午後10 必修
106回 午前71
108回 午後96
110回 午後10 必修

チーム医療では，協調的な民主型リーダーシップや参加型リーダーシップとメンバーの協力体制，情報や目標の共有が重要である．

122 □□□

103回 午後38
104回 午後9 必修
107回 午後81
108回 午後64
111回 午後110
112回 午後120

介護福祉士は介護サービスを提供し，社会福祉士や精神保健福祉士はソーシャルワークの専門職で，いずれも名称独占の国家資格である．

123 □□□

102回 午後40
110回 午後120
112回 午後120

栄養指導および栄養の改善に必要な指導を行うのは管理栄養士であり，経腸栄養の処方は医師の業務である．

124 □□□

102回 午後40
103回追試 午後105
104回 午後10 必修
105回 午後36
110回 午後70
110回 午後120
112回 午後45
112回 午前120

姿勢の保持や歩行動作訓練，呼吸リハビリテーションを行う専門職は理学療法士，家事や生活動作の訓練を行う専門職は作業療法士，音声・言語・聴覚・嚥下の機能に関する評価や訓練を行う専門職は言語聴覚士である．

人体の基本的な構造と正常な機能

125 □□□

102回 午後10 必修

成人の全体水分量は体重の約60％，循環血液量は体重の約8％である．

人体の構造と機能

疾病の成り立ちと回復の促進

健康支援と社会保障制度

基礎看護学

成人看護学

老年看護学

小児看護学

母性看護学

精神看護学

在宅看護論／地域・在宅看護論

看護の統合と実践

126 ☐☐☐

101回 午前10　必修
102回 午前10　必修
103回 午後28
108回 午後79
108回 午前9　必修
111回 午後79

成人の細胞外液は体重の20％で
Na（ナトリウム）イオンが多い.
細胞内液は体重の40％で
K（カリウム）イオンが多い.

127 ☐☐☐

93回 午前10　必修　　103回 午前83
95回 午前2　必修　　104回 午後11　必修
95回 午後5　　104回 午後40
98回 午後21　　108回 午後24　必修
101回 午前26　　112回 午前12　必修
102回 午前13　必修　　113回 午前77

体温調節中枢, 食欲中枢, 水代謝中枢, 性中枢,
約24時間周期の人間のサーカディアンリズム
（概日リズム；睡眠と覚醒など）の調節中枢は
視床下部にある.

128 ☐☐☐

97回 午前14　必修
108回 午前11　必修
111回 午前77

言語中枢には, 運動性言語中枢（ブローカ野）と
感覚性言語中枢（ウエルニッケ野）があり,
大脳の左半球に存在することがほとんどである.

129 ☐☐☐

89回 午前95
93回 午前75
99回 午前2　必修
102回 午後49
105回 午前25　必修
107回 午後70
108回 午前3　必修

セリエ, H. のストレス理論の警告反応では, 身体的・
心理的ストレスによってアドレナリンが分泌され,
末梢血管は収縮し, 血圧は上昇する.

130 ☐☐☐

94回 午後6
95回 午前10　必修
98回 午後19
109回 午前81
112回 午前11　必修
113回 午後26

交感神経の興奮では,
瞳孔散大, 気管支拡張, 心拍数増加, 緊張性発汗,
末梢血管収縮, 血圧上昇, 血糖上昇が生じる.

131

95回 午前10　必修
99回 午前82
100回 午後84
102回 午後81
112回 午後11　必修

副交感神経の興奮では，
瞳孔収縮，気管支収縮，心拍数減少，
末梢血管拡張，血圧低下，血糖低下が生じる．

132

101回 午前15　必修
103回 午前82
110回 午後13　必修

カテコールアミン（アドレナリン，ノルアドレナリン，
ドーパミン）は交感神経興奮物質であり，
血圧上昇作用がある．

133

102回 午前13　必修
106回 午前73
112回 午前10　必修
113回 午後26

感覚には，特殊感覚（視野，聴覚，平衡覚，嗅覚，味
覚）と体性感覚（痛覚，触覚，圧覚，振動覚，温度覚）
がある．
体性感覚には，皮膚に受容器がある表在感覚と腱，
関節，骨膜などに受容器がある深部感覚がある．

134

99回 午前11　必修
110回 午前81

前腕の第1指（母指）側の骨は橈骨，
第5指（小指）側の骨は尺骨である．

135

105回 午後11　必修
109回 午前26

骨格筋は横紋筋で随意筋である．
内臓の筋は，平滑筋も横紋筋である心筋も不随意筋
である．

人体の構造と機能

疾病の成り立ちと回復の促進

健康支援と社会保障制度

基礎看護学

成人看護学

老年看護学

小児看護学

母性看護学

精神看護学

在宅看護論／地域・在宅看護論

看護の統合と実践

136　□□□

93回 午前11　必修
95回 午前11　必修
100回 午後10　必修

全身からの静脈血は心臓の右心房に戻り,
肺でガス交換されて動脈血となって左心房に送られる.

137　□□□

93回 午前11　必修
95回 午前11　必修
100回 午後10　必修
103回 午前24　必修
106回 午前11　必修

心臓の右心室から肺に静脈血を送る血管は肺動脈である.
心臓の左心室から全身に動脈血を送る血管は大動脈である.

138　□□□

101回 午後10　必修
108回 午前7　必修
113回 午前62

胎児循環でみられるのは, 母体から動脈血を運ぶ臍静脈, 静脈管(アランチウス管), 動脈管(ボタロー管), 右心房と左心房の間にある卵円孔,
胎児から母体の胎盤へ血液を送る臍動脈である.

139　□□□

101回 午後10　必修
113回 午前62

卵円孔は, 出生後の肺呼吸開始に伴う肺血流の増加によって生後2〜3日で閉鎖する. 動脈管は呼吸開始によるPaO₂の上昇によって収縮し, 生後2週間までには閉鎖する. 静脈管は生後1週間以内に閉鎖する.

140　□□□

94回 午前11　必修
97回 午前11　必修
106回 午後78
107回 午前28
110回 午前94

止血や血液凝固にかかわる血小板は核をもたないが, ミトコンドリアはもっている.
赤血球は核もミトコンドリアももたない.

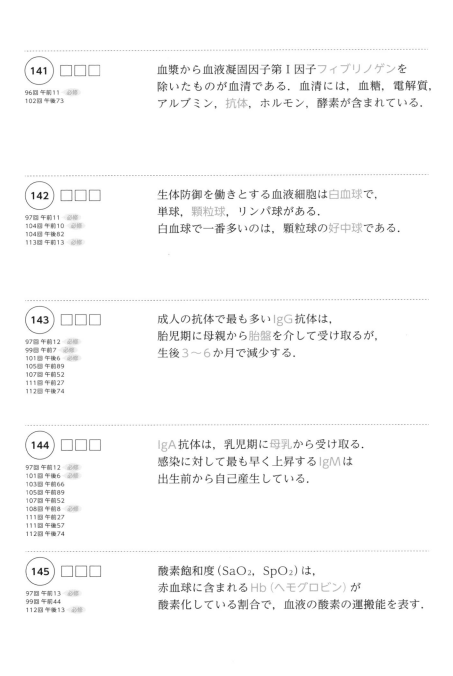

141 ☐☐☐
96回 午前11 必修
102回 午後73

血漿から血液凝固因子第Ⅰ因子フィブリノゲンを
除いたものが血清である. 血清には, 血糖, 電解質,
アルブミン, 抗体, ホルモン, 酵素が含まれている.

142 ☐☐☐
97回 午前11 必修
104回 午前10 必修
104回 午後82
113回 午前13 必修

生体防御を働きとする血液細胞は白血球で,
単球, 顆粒球, リンパ球がある.
白血球で一番多いのは, 顆粒球の好中球である.

143 ☐☐☐
97回 午前12 必修
99回 午前7 必修
101回 午後6 必修
105回 午後89
107回 午前52
111回 午前27
112回 午後74

成人の抗体で最も多いIgG抗体は,
胎児期に母親から胎盤を介して受け取るが,
生後3〜6か月で減少する.

144 ☐☐☐
97回 午前12 必修
101回 午後6 必修
103回 午前66
105回 午後89
107回 午前52
108回 午前8 必修
111回 午前27
111回 午後57
112回 午後74

IgA抗体は, 乳児期に母乳から受け取る.
感染に対して最も早く上昇するIgMは
出生前から自己産生している.

145 ☐☐☐
97回 午前13 必修
99回 午前44
112回 午後13 必修

酸素飽和度(SaO_2, SpO_2)は,
赤血球に含まれるHb(ヘモグロビン)が
酸素化している割合で, 血液の酸素の運搬能を表す.

必修問題

人体の構造と機能

疾病の成り立ちと回復の促進

健康支援と社会保障制度

基礎看護学

成人看護学

老年看護学

小児看護学

母性看護学

精神看護学

在宅看護論／地域・在宅看護論

看護の統合と実践

---

146 ☐☐☐

99回 午後10 必修
103回追試 午前29

肺は右が3（上・中・下）葉,
左が2（上・下）葉に分かれ, 右肺のみに水平裂がある.

---

147 ☐☐☐

90回 午前12
99回 午後27
100回 午前9 必修
104回 午後27
108回 午後75
109回 午後13 必修

胃から分泌される蛋白質分解酵素はペプシン,
膵臓から分泌される蛋白質分解酵素はトリプシン
である.

---

148 ☐☐☐

90回 午前12
99回 午後27
100回 午前9 必修
105回 午後44
109回 午後13 必修

アミラーゼは唾液と膵液に含まれる炭水化物（デンプ
ン）分解酵素であり, リパーゼは膵液と腸液に含まれる
脂肪分解酵素である.

---

149 ☐☐☐

94回 午前12 必修
100回 午前85
105回 午後44
110回 午後73
113回 午前74

アルブミンや血液凝固第Ⅰ因子フィブリノゲン,
血液凝固第Ⅱ因子プロトロンビンの合成は,
肝臓の蛋白代謝によって行われる.

---

150 ☐☐☐

94回 午前12 必修
100回 午前85
107回 午後11 必修
111回 午後26

肝臓では蛋白代謝のほかに, 糖代謝, 脂質代謝,
ビリルビン代謝, ホルモンの代謝, アンモニアを
無毒な尿素に変えるなどの有害物質の無毒化,
胆汁の生成などが行われる.

151 □□□

103回 午前10　必修
105回 午後10　必修
110回 午前19　必修

成人の膀胱の平均容量は500mL,
1日の平均尿量は1,000～1,500mLである.

152 □□□

98回 午前6　必修
100回 午後11　必修
103回追試 午後11　必修
105回 午前11　必修
111回 午後12　必修

消化酵素や涙液,精液などを分泌するのは外分泌腺,
ホルモンを分泌するのは内分泌腺である.

153 □□□

94回 午後8
95回 午後8
96回 午後8
99回 午前27
99回 午後14　必修
106回 午前30
110回 午後13　必修

グルカゴン,成長ホルモン,甲状腺ホルモン(サイロ
キシン),副腎皮質刺激ホルモン(ACTH),
副腎皮質ホルモン(コルチゾル),
アドレナリンには血糖上昇作用がある.

154 □□□

99回 午前6　必修
100回 午後73
109回 午前59

精子の性染色体はX染色体とY染色体の2種類,
卵子の性染色体はX染色体1種類である.

155 □□□

95回 午前130
102回 午後87
104回 午前5　必修
106回 午後52
107回 午後88
110回 午後57
113回 午後93

排卵された卵子が受精能を有するのは約24時間,
精子が受精能を有するのは約72時間で,
受精後7日前後で着床する.

必修問題

人体の構造と機能

疾病の成り立ちと回復の促進

健康支援と社会保障制度

基礎看護学

成人看護学

老年看護学

小児看護学

母性看護学

精神看護学

在宅看護論 地域・在宅看護論

統合と実践 看護の

156 ☐☐☐

95回 午前130
100回 午後12　必修
102回 午後87
106回 午後52
110回 午後57

受精が行われるのは卵管膨大部,
受精卵が正常に着床するのは
子宮腔内の子宮内膜である.

---

157 ☐☐☐

96回 午前7　必修
110回 午前58

妊娠15～16週ころに胎盤が完成し,継続していた
高体温が低下して,つわりが改善する.

---

158 ☐☐☐

98回 午後6　必修
104回 午前11　必修
105回 午後106
111回 午前103
113回 午前106

妊娠は最終月経の初日を0週0日とし,分娩予定日は
280日後の妊娠40週0日である.

---

159 ☐☐☐

113回 午前106

月経周期が28～30日で規則正しい場合,
ネーゲレの概算法によって分娩予定日を計算する.
最終月経の月が1～3月では,最終月経の月に9を加え,
4～12月では,最終月経の月から3を引いて,
最終月経初日に7を加える

---

160 ☐☐☐

97回 午前135
98回 午後114
100回 午前116
100回 午後74
102回 午後11　必修
103回 午前65
105回 午前109
106回 午前25　必修
110回 午後106

分娩第1期は
分娩陣痛(10分周期の陣痛)開始から
子宮口全開大(10cm開大)までである.
分娩第2期は
子宮口全開大から排臨,発露,胎児娩出までである.

161

100回 午後74
102回 午前11　必修
103回 午前65

分娩第3期は
胎児娩出から胎盤娩出（分娩終了）まで，
分娩第4期は
胎盤娩出（分娩終了）後2時間である．

人間の死

162

93回 午前13　必修
99回 午前12　必修
101回 午前11　必修
103回 午後10　必修
105回 午前12　必修
107回 午後11　必修
109回 午前9　必修

死の三徴候は
自発呼吸停止，心停止，瞳孔散大である．

163

93回 午前13　必修
98回 午前7　必修
100回 午前10　必修
101回 午前11　必修
105回 午前12　必修
108回 午後24　必修
113回 午前14　必修

脳死では自発呼吸停止，瞳孔散大，平坦脳波と
脳幹反射の消失がみられ，
心停止は脳死判定基準に含まれない．

主要な症状と徴候

164

96回 午前24　必修　106回 午後18　必修
97回 午前24　必修　108回 午後12　必修
99回 午後12　必修　109回 午後16　必修
103回 午前11　必修　112回 午前83
105回 午前91　112回 午後94

ジャパン・コーマ・スケール（JCS）や
グラスゴー・コーマ・スケール（GCS）は，
意識レベルの判定に用いられる．

165

96回 午前18　必修
100回 午後25　必修
103回 午前11　必修
103回追試 午後12　必修
105回 午前91
110回 午前28

ショックでは血圧を一定に保つことができず，
ショックの5徴の蒼白，虚脱（極度の脱力），
冷汗，脈拍触知不良，呼吸不全がみられる．

必修問題

人体の構造と機能

疾病の成り立ちと回復の促進

健康支援と社会保障制度

基礎看護学

成人看護学

老年看護学

小児看護学

母性看護学

精神看護学

在宅看護論／地域・在宅看護論

看護の統合と実践

166 □□□

95回 午前12 必修
103回追試 午前10 必修
104回 午前101
105回 午前28
105回 午前91
110回 午後67
111回 午後103
112回 午後112

水欠乏性脱水（一次脱水）の初期には口渇がみられ，重症化するとめまいや血圧低下，尿量の減少，血清ナトリウムの上昇，尿比重上昇，ツルゴールの低下がみられる．

167 □□□

94回 午前13 必修
95回 午前13 必修
100回 午後13 必修
102回 午前11 必修
103回 午前12 必修
110回 午前14 必修
111回 午前13 必修

黄疸はビリルビンが2.0mg/dL以上に上昇すると現れる．
眼球結膜で観察されやすく，皮膚掻痒感を伴う．

168 □□□

87回 午前5
106回 午前92
113回 午後12 必修

胆汁が通る総胆管は，膵頭部で主膵管と合流してファーター乳頭から十二指腸に開口するため，膵頭部癌では閉塞性黄疸がみられる．

169 □□□

106回 午前12 必修
106回 午前13 必修
110回 午前15 必修
112回 午前13 必修
112回 午前118

喀血は肺や気管などの気道からの出血，吐血は食道や胃など上部消化管からの出血で，ともに口から排出される．
下血は消化管からの出血で，肛門から排出される．

170 □□□

97回 午前15 必修
108回 午前14 必修
110回 午前15 必修
112回 午前13 必修
112回 午後38

胃潰瘍で少量の出血があった場合の嘔吐物は黒いコーヒー残渣様になり，下血では黒色便（タール便）がみられる．
S状結腸や直腸の出血では鮮紅色の下血がみられる．

171 □□□

96回 午後25
100回 午後14　必修
103回 午後100
107回 午前12　必修

嘔吐が続くと脱水と胃酸の喪失によって
代謝性アルカローシスになりやすい.
嘔吐物が緑色の場合は胆汁の混入が考えられる.
嘔吐物に便臭がする場合は腸閉塞が疑われる.

172 □□□

98回 午後7　必修
99回 午前13　必修
101回 午後11　必修
102回 午後12　必修
104回 午後14　必修
112回 午後14　必修

チアノーゼでは末梢血で
還元ヘモグロビンが5g/dL以上に上昇し,
口唇や指爪などが青紫色にみえる.

173 □□□

96回 午後7
100回 午前11　必修
100回 午後98
106回 午前13　必修
111回 午前14　必修

発作性の胸内苦悶を伴う胸痛では
狭心症や急性心筋梗塞などの急性冠症候群を疑う.
狭心症や心筋梗塞では, 左前胸部から頸部や左下顎,
左上肢に放散痛がみられる.

174 □□□

96回 午前15　必修
96回 午後40
105回 午前14　必修
110回 午後92
112回 午前79

徐脈性不整脈では, 脳虚血が生じて
アダムス・ストークス発作による失神が
起こりやすい.

175 □□□

98回 午前9　必修
110回 午後93

徐脈性不整脈の洞不全症候群や
完全房室ブロックでは
人工ペースメーカーの植え込みが必要である.

必修問題

人体の構造と機能

疾病の成り立ちと回復の促進

健康支援と社会保障制度

基礎看護学

成人看護学

老年看護学

小児看護学

母性看護学

精神看護学

在宅看護論 地域・在宅看護論

看護の統合と実践

176 ☐☐☐

95回 午前14　必修
98回 午前9　必修
104回 午前12　必修
104回 午前25　必修
106回 午前47
108回 午前13　必修
109回 午後19　必修
112回 午後119
113回 午前24　必修

最も重篤な致死的不整脈は心室細動で，洞調律の回復のために，ただちにAEDや直流除細動器によって除細動が必要である．

177 ☐☐☐

99回 午後71
101回 午後80
102回 午後76
104回 午前87
108回 午後94
109回 午後12　必修
110回 午後92

脳塞栓を起こす危険性がある心房細動の三大病因は，加齢，心臓弁膜症などの心臓病，飲酒である．心電図ではP波を認めず，細動波とR-R間隔不整がみられる．

178 ☐☐☐

104回 午後26
108回 午前85

内臓痛は胃や腸などの管腔臓器の虚血，急激な拡張，平滑筋の過度の収縮によって生じる．

179 ☐☐☐

97回 午前16　必修
102回 午後22　必修
112回 午後25　必修

虫垂炎の圧痛点は，
右下腹部のマックバーニー点，ランツ点，キュンメル点，モンロー点である．

180 ☐☐☐

97回 午前16　必修
101回 午前12　必修

空腹時の腹痛を特徴とするのは十二指腸潰瘍で，右季肋部の疝痛発作では胆石症を疑う．

181

101回 午前12 必修

胃潰瘍では，心窩部や背部に放散痛がみられる．
胆石症では，右肩や右上肢に放散痛がみられる．

182

96回 午後25
105回 午後91
109回 午後15 必修
113回 午前25 必修

下痢が続くと脱水と低カリウム血症などの電解質
異常が生じ，アルカリ性の腸液の喪失によって
代謝性アシドーシスになりやすい．
代謝性アシドーシスではクスマウル呼吸がみられる．

183

98回 午後26 必修
111回 午後19 必修

便秘は，大腸がんなどによって大腸の狭窄
が起こることによる器質的便秘と，
弛緩性便秘や直腸性便秘，けいれん性便秘
などの機能性便秘に分けられる．

184

97回 午前17 必修
99回 午後13 必修
103回追試 午後13 必修
104回 午後117
109回 午前70
110回 午前50

弛緩性便秘は腸蠕動運動の低下で生じるため，
予防には適度な運動，食物繊維が多い食品，
十分な水分摂取が必要である．

185

97回 午前17 必修
99回 午後13 必修
109回 午前70

排便を我慢したり下剤を乱用したりすると
排便反射が起こりにくく直腸性便秘となるため，
食物繊維が多い食事，十分な水分摂取と
定時の排便で予防する．

必修問題

人体の構造と機能

疾病の成り立ちと回復の促進

健康支援と社会保障制度

基礎看護学

成人看護学

老年看護学

小児看護学

母性看護学

精神看護学

在宅看護論/地域・在宅看護論

看護の統合と実践

186 □□□

100回 午前12 必修
102回 午後12 必修
104回 午後15 必修
105回 午後15 必修
108回 午前106
109回 午前13 必修
111回 午前16 必修

貧血で低下がみられる血色素（ヘモグロビン）濃度の基準値は，男性14〜18g/dL，女性12〜16g/dLである．

187 □□□

96回 午前17 必修
110回 午前86

悪性貧血はビタミンB12の欠乏で生じるため，治療にはビタミンB12を非経口投与する．

主要な疾患による健康障害

188 □□□

99回 午前15 必修
103回追試 午前8 必修
112回 午前15 必修

脳血管疾患や虚血性心疾患のリスクが高いメタボリックシンドロームの診断基準の必須条件は内臓脂肪型肥満であり，腹囲測定で男性85cm以上，女性90cm異常が基準となる．

189 □□□

95回 午前16 必修
108回 午後94
110回 午前49
110回 午後76
111回 午後87

脂質異常症では，血管内皮細胞の働きが低下して，マクロファージが泡沫細胞となって動脈硬化が生じ，動脈内腔の狭窄，高血圧，血栓症などが生じる．

190 □□□

101回 午後14 必修
105回 午前15 必修
111回 午前86

糖尿病の診断指標で血糖コントロールの状態が反映されるのはHbA1c（グリコヘモグロビン）である．

191 □□□

95回 午前89
97回 午前103
99回 午後1 必修
103回 午前14 必修
108回 午前90
112回 午後92

2型糖尿病などの食事療法におけるエネルギー摂取量を算出するには，{身長（m）}^{2}×BMI 22で求められる標準体重が必要である．

192 □□□

93回 午前16 必修
102回 午前22 必修
104回 午後30
105回 午後87
107回 午前73
108回 午前83
112回 午前14 必修

糖尿病の発症時の症状は体重減少と口渇・多飲・多尿である．
糖尿病の三大合併症は，慢性合併症の
糖尿病神経障害，糖尿病腎症，糖尿病網膜症である．

193 □□□

100回 午後15 必修
101回 午後38
105回 午後34
113回 午後31

がん対策基本法の基本施策は
がんの予防及び早期発見の推進，がん医療の均てん化，
がん研究の推進である．平成28年改正で学校及び
社会でがん教育を推進することが追加された．

194 □□□

100回 午前32
102回 午前30
103回 午後15 必修

成人T細胞型白血病はウイルス（HTLV-1）が原因で，
主な感染経路は母乳である．

195 □□□

99回 午後3 必修
101回 午前82

食中毒は，ノロウイルスとカンピロバクターによる
患者数が多い．ノロウイルスの感染は11〜3月に多く，
感染源となりやすり食材は生ガキである．

必修問題

人体の構造と機能

疾病の成り立ちと回復の促進

健康支援と社会保障制度

基礎看護学

成人看護学

老年看護学

小児看護学

母性看護学

精神看護学

在宅看護論／地域・在宅看護論

看護の統合と実践

196 □□□

99回 午後3 必修
113回 午後35

ピロリ菌（ヘリコバクター）は井戸水などの媒介物によって経口感染し，胃潰瘍や MALT リンパ腫などの癌の原因となる．

197 □□□

96回 午前19 必修
97回 午前20 必修
98回 午後9 必修
100回 午前13 必修
101回 午前15 必修
106回 午後22 必修
113回 午前15 必修
113回 午後35

B型・C型・D型肝炎は血液感染，
A型・E型肝炎は経口感染する．
A型，B型，E型は劇症肝炎を起こしやすく，
B型，C型は慢性化する．

198 □□□

96回 午前19 必修 106回 午後15 必修
97回 午前20 必修 106回 午後16 必修
97回 午後64 110回 午後30
98回 午後9 必修 112回 午後15 必修
100回 午前13 必修 113回 午後35
104回 午前117

インフルエンザやマイコプラズマの感染経路は主に飛沫感染と接触感染である．
結核，麻疹，水痘の感染経路は飛沫感染と空気感染である．

199 □□□

108回 午前15 必修
111回 午前25 必修
113回 午前83

感染症法で二類感染症に分類される結核は，
潜伏期間が長く，過去の感染の再活性化による再燃がみられ，再興感染症として注目されている．

200 □□□

98回 午後9 必修
109回 午前45

がん，AIDS（エイズ），抗がん薬の使用などにより免疫機能が低下すると日和見感染が生じ，
カンジダや緑膿菌の感染やニューモシスチス肺炎がみられる．

201

102回 午後14 必修
106回 午後16 必修
113回 午後80

麻疹ウイルスによる麻疹は口腔内にコプリック斑，水痘帯状疱疹ウイルスによる水痘は全身に水疱へと移行する紅斑，アデノウイルスによる手足口病では手足や口腔内に小水疱がみられる．

202

102回 午後14 必修
113回 午後27

水痘帯状疱疹ウイルスは，皮膚の帯状の紅斑と小水疱，神経痛様疼痛がみられる帯状疱疹や顔面神経麻痺が生じるラムゼイ・ハント症候群を起こす．

203

93回 午前149
98回 午後83
103回追試 午前12 必修
107回 午後13 必修

うつ病の三大妄想は，自分を責める罪業妄想，貧困妄想，心気妄想である．躁状態では誇大妄想，認知症では物盗られ妄想がみられる．被害妄想は，統合失調症やうつ病のほか，認知症でもみられる．

204

100回 午後16 必修
105回 午前25 必修
106回 午後54
110回 午前71
112回 午後62
113回 午前73

災害など，生命の危険を感じるような外傷体験から心理的ストレスを受けた直後には，身体反応が現れやすく，1〜3か月後には心的外傷後ストレス障害（PTSD）が生じやすい．

205

100回 午前14 必修

先天性心疾患で最も多いのは心室中隔欠損症で，最もチアノーゼを起こしやすいのはファロー四徴症である．

必修問題

人体の構造と機能

疾病の成り立ちと回復の促進

健康支援と社会保障制度

基礎看護学

成人看護学

老年看護学

小児看護学

母性看護学

精神看護学

在宅看護論 地域・在宅看護論

看護の統合と実践

206

100回 午前5　必修
102回 午前6　必修
112回 午前65

常染色体異常には21トリソミー（ダウン症候群）や5pマイナス（猫鳴き症候群）がある.
性染色体異常にはクラインフェルター症候群やターナー症候群がある.

207

99回 午前74
100回 午前5　必修

男性に多くみられる伴性劣性遺伝には血友病やデュシェンヌ型筋ジストロフィーがある.

208

101回 午前14　必修
103回追試 午前14　必修
105回 午前16　必修

一度獲得した知的機能の衰退した認知症では，中核症状として記憶障害や見当識障害がみられる.

209

100回 午前23　必修
103回 午前23　必修

高齢者の転倒による骨折で寝たきりの原因になりやすいのは大腿骨頸部骨折である.

基本的な臨床検査値の評価

210

96回 午後22
102回 午前14　必修
103回 午後32

原発性肝癌の腫瘍マーカーはAFP（αフェトプロテイン）やPIVKA-Ⅱである.
扁平上皮癌の腫瘍マーカーはSCCである.

211 □□□

96回 午後22
102回 午前14 必修
108回 午後85
112回 午前16 必修

大腸癌，膵癌，胆管癌，肺の腺癌など腺癌の
腫瘍マーカーはCEA（癌胎児性抗原）である．
膵癌の腫瘍マーカーにはCA19-9もある．

212 □□□

101回 午後34
102回 午前14 必修
108回 午後85
111回 午後49

前立腺癌の腫瘍マーカーPSA（前立腺特異抗原）
は，前立腺肥大症でも上昇がみられる．

主な薬物の効果と副作用（有害事象）

213 □□□

93回 午後20 必修
102回 午前15 必修
102回 午後38

アミノグリコシド（アミノ配糖体）系抗菌薬であるス
トレプトマイシン，カナマイシン，ゲンタマイシン
の副作用には，聴覚障害（第Ⅷ脳神経障害，難聴）が
ある．

214 □□□

102回 午前15 必修
113回 午前16 必修

抗菌薬は耐性菌の出現が問題となる．
MRSA（メチシリン耐性黄色ブドウ球菌）には
ペニシリン系・セフェム系抗菌薬は無効であり，
バンコマイシン塩酸塩が有効である．

215 □□□

102回 午前15 必修
113回 午後35

エリスロマイシンはマイコプラズマ肺炎，
溶連菌感染症，クラミジア感染症に効果的な抗菌薬
である．

人体の構造と機能

疾病の成り立ちと回復の促進

健康支援と社会保障制度

基礎看護学

成人看護学

老年看護学

小児看護学

母性看護学

精神看護学

在宅看護論／地域・在宅看護論

看護の統合と実践

216 ☐☐☐
99回 午後16　必修

抗ウイルス薬には，HIV に有効な抗レトロウイルス薬，ヘルペスウイルスに有効なアシクロビル，サイトメガロウイルスに有効なガンシクロビルなどがある．

217 ☐☐☐
96回 午前21　必修
101回 午後16　必修
104回 午後16　必修
108回 午後16　必修
112回 午後16　必修
113回 午後95・96

分裂が盛んな細胞に作用する抗癌薬に共通した副作用は，口内炎や嘔気・嘔吐などの消化器症状，骨髄抑制，脱毛である．
嘔気・嘔吐に対しては，治療前に制吐剤が投与される．

218 ☐☐☐
96回 午後47
101回 午後16　必修
104回 午後16　必修

感染に注意が必要な顆粒球減少がみられるのは，抗癌薬のほかに抗甲状腺薬，抗リウマチ薬などがある．

219 ☐☐☐
94回 午前19　必修
104回 午後22　必修
112回 午後85
113回 午後25　必修

ジギタリス（ジゴキシン）の効果は
強心作用，徐脈作用，異所性興奮発生であるが，中毒症状を起こしやすいため，薬物血中濃度モニタリング（TDM）が必要である．

220 ☐☐☐
97回 午前21　必修
99回 午前14　必修
102回 午後74
103回 午後14　必修
107回 午後21　必修
113回 午後25　必修

ジギタリス（ジゴキシン）中毒の症状は
胃腸障害（悪心・嘔吐），神経症状（頭痛・めまい），不整脈（徐脈）である．

221 □□□

96回 午前23　必修
97回 午前19　必修
98回 午前10　必修
99回 午後53
100回 午後17　必修
106回 午後77
108回 午後15　必修

狭心症発作のときに舌下投与される
ニトログリセリンの作用は血管拡張のため，
血圧低下に注意する．

222 □□□

95回 午前20　必修
96回 午後16
98回 午後95
103回追試 午後80
104回 午前16　必修
110回 午前17　必修

ワルファリンはビタミンKと拮抗するため，
内服中はビタミンKを多く含む納豆・青汁・
クロレラの摂取は禁止である．

223 □□□

95回 午後22
97回 午前22　必修
97回 午後46
102回 午前24　必修
102回 午後74
103回 午前15　必修
104回 午前16　必修
106回 午後77
107回 午後15　必修

抗血栓薬のワルファリン，ヘパリン，アスピリンの
副作用は出血傾向である．

224 □□□

100回 午前24　必修
106回 午後99
106回 午後120
108回 午前25　必修
110回 午前54

副腎皮質ステロイド薬（プレドニゾロン）は，抗炎症
作用があり，免疫抑制薬として自己免疫疾患に用い
られる．

225 □□□

95回 午前19　必修　　105回 午前17　必修
97回 午前31　　　　　106回 午後99
101回 午前68　　　　　106回 午後120
101回 午後78　　　　　110回 午前43
102回 午後24　必修　　110回 午後54
102回 午後38

副腎皮質ステロイド薬（プレドニゾロン）の副作用は
高血糖，高血圧，中心性肥満，満月様顔貌などのク
ッシング症候群や，易感染性，骨粗鬆症，気分の変動，
女性の月経異常がみられる．

必修問題

人体の構造と機能

疾病の成り立ちと回復の促進

健康支援と社会保障制度

基礎看護学

成人看護学

老年看護学

小児看護学

母性看護学

精神看護学

在宅看護論／地域・在宅看護論

看護の統合と実践

226
98回 午前11 必修
104回 午後84
108回 午前16 必修
109回 午後52
113回 午後25 必修

硫酸アトロピン，トロピカミド，ブチルスコポラミンなど，抗コリン作用薬は緑内障や前立腺肥大に禁忌である．

227
102回 午前24 必修
104回 午前22 必修
108回 午後43
110回 午後39

テオフィリンなどのキサンチン系気管支喘息治療薬は，興奮や動悸などの中毒症状が生じやすいため，血中濃度モニタリング（TDM）が必要である．

228
93回 午前20 必修
101回 午前16 必修
107回 午前20 必修
112回 午後16 必修
113回 午後25 必修

モルヒネやリン酸コデインなど麻薬性オピオイドの副作用は腸蠕動の抑制による
便秘，意識混濁，呼吸抑制である．

229
95回 午後22
97回 午後46
103回 午後15 必修
113回 午後25 必修

NSAIDsの代表薬であるアスピリンには
解熱・抗炎症・鎮痛作用のほかに，
血小板凝集阻害作用がある．

230
99回 午前17 必修
100回 午後18 必修
103回追試 午後17 必修
106回 午後14 必修
109回 午後23 必修
110回 午前19 必修

乏尿は，1日の尿量が400mL以下，
無尿は1日の尿量が100mL以下である．
無尿時の補液にはK（カリウム）を
加えてはいけない．

薬 物 の 管 理

(231) ☐☐☐
101回 午後17 必修
105回 午後41

医薬品の保存においては，常温は15〜25℃，
室温は1〜30℃，冷所保存は15℃以下である．

(232) ☐☐☐
95回 午前58
96回 午前22 必修
99回 午後17 必修
100回 午前44
103回 午後16 必修
105回 午後41
107回 午前17 必修
112回 午前40

病棟では，麻薬，向精神薬，毒薬は
鍵のかかる場所に保管するが，
麻薬と毒薬は一緒に保管してはいけない．

(233) ☐☐☐
100回 午前44
103回 午後16 必修
105回 午後41
112回 午前40

劇薬は，鍵をかける必要はないが，ほかのものと区
別して貯蔵または陳列しなければならない．

(234) ☐☐☐
96回 午前22
106回 午前17 必修
109回 午前14 必修
112回 午前40

毒薬は黒地白枠，白文字で「毒」の字と品名を表示し，
劇薬は白地赤枠，赤文字で「劇」の字と品名を表示す
るなどの毒薬や劇薬の取り扱いは，医薬品医療機器
等法※に定められている．

※医薬品、医療機器等の品質、有効性及び安全性の確保等に関する法律

(235) ☐☐☐
100回 午前44
103回 午後16 必修
107回 午後40
109回 午前116

使用して残った麻薬は，病棟で廃棄せずに
麻薬管理者（医師，歯科医師，薬剤師，獣医師）に返
却する等，麻薬と向精神薬の取り扱いは，麻薬及び
向精神薬取り扱い法に定められている．

必修問題

人体の構造と機能

疾病の成り立ちと回復の促進

健康支援と社会保障制度

基礎看護学

成人看護学

老年看護学

小児看護学

母性看護学

精神看護学

在宅看護論／地域・在宅看護論

看護の統合と実践

コミュニケーション

236
100回 午前15　必修
107回 午前35
108回 午前95
110回 午前80
110回 午後49

コミュニケーションの基本は
カウンセリングの基本的態度でもある
受容・傾聴・共感・非審判的態度で,
患者と視線の高さを合わせるとよい.

237
100回 午前15　必修
104回 午前18　必修
108回 午後87
109回 午後19　必修

患者とのコミュニケーションでは
否定的感情の表出を受けとめ,
非言語的表現(ノンバーバルサイン)も重視する.

238
99回 午前18　必修
101回 午後85
103回追試 午前15　必修
107回 午前18
108回 午後87
110回 午前32
111回 午前16　必修
112回 午前115
113回 午後33

「はい」「いいえ」で答えられる質問は閉じた質問
(Closed question)でブローカ(運動性)失語のある
場合などに適している.
自由に答えられる質問は開かれた質問
(Open-ended question)である.

239
100回 午後101
111回 午後35
112回 午前115

構音障害のある成人患者とのコミュニケーションでは,
ゆっくり話してもらう, 閉じた質問(Closed question)
を用いるなどの配慮を行う. 話し言葉だけでは困難な
場合は筆談を提案する.

看護過程

240
93回 午前22　必修
103回 午前17　必修
110回 午前18　必修
113回 午後17　必修

患者が自分の言葉で表現したものはすべて主観的情
報であり, 検査データや看護師の観察による情報な
どは客観的情報である.

241 □□□

99回 午後36
103回 午前39
107回 午後37
108回 午後17 必修
107回 午後37
111回 午後34

クリティカル・シンキングは，客観的かつ問題解決的アプローチを可能にする思考過程であり，
科学的根拠（エビデンス）に基づいた実践（EBN）や看護研究に必要である．

242 □□□

101回 午後18 必修

問題志向型叙述記録（POS）はSOAP形式で記録され，
フォーカスチャーティングは患者の問題に焦点を当ててDAR形式で記録される．
バイタルサインの測定記録に使用されるのは
フローシート（熱型表）である．

243 □□□

93回 午前61
95回 午前61
98回 午前38
100回 午後39
101回 午前18 必修
105回 午前64
106回 午後61
112回 午前89

クリニカルパスは，医療の標準化を目的として，
疾患別に標準的な治療，検査，看護ケア，
タイムスケジュールを一覧表にしたもので，
標準からの逸脱をバリアンスという．

244 □□□

94回 午前4 必修
98回 午前3 必修
110回 午後31

看護記録の保存期間は
2年間と医療法に規定されている．

フィジカルアセスメント

245 □□□

94回 午前21 必修
98回 午前11 必修
101回 午前17 必修
110回 午前81
111回 午前17 必修

体温測定で最も深部体温に近いのは直腸温であり，
脈拍測定には橈骨動脈が最も多く用いられる．

246

99回 午後18　必修
103回 午後42
107回 午前19　必修
108回 午前41
110回 午後34
113回 午前18　必修

呼吸音の聴診において，
喘息では，呼気の延長と高調性連続性副雑音
（笛声音）が聴取される．
粗い断続性副雑音が聴取されたら
気道での分泌物貯留を疑う．

247

95回 午前21　必修
104回 午後19　必修

成人の正常血圧は収縮期血圧120mmHg未満，
拡張期血圧80mmHg未満であり，
収縮期血圧140mmHg以上または
拡張期血圧90mmHg以上は高血圧である．

食事

248

100回 午前16　必修
102回 午前15　必修
104回 午後60
107回 午前17　必修
108回 午前18　必修
109回 午前16　必修
112回 午前18　必修
113回 午前67

食事介助では，嚥下時に頸部を軽く前屈し，食後は
30分から1時間程度上体を高くする．

249

93回 午前67
96回 午前51
101回 午前63
101回 午前93
102回 午後15　必修
102回 午後107
104回 午後60
103回追試 午後22　必修
105回 午後40
110回 午後18　必修

誤嚥を防ぐためには，粘稠度の低い（パサパサ・ポロ
ポロした）食品や液体は避け，どろどろした半固形状
がよいため，水様のものにはとろみをつける．

250

96回 午前57
100回 午前16　必修
102回 午後15　必修
103回追試 午後22　必修
106回 午前18　必修

誤嚥予防には小さいスプーンを用いて
一口量を少なくし，口腔内に水平に入れ，
引き抜くときは，水平かやや斜め上方に引き抜く．

排 泄

251 ☐☐☐

98回 午後12　必修
101回 午後20　必修
104回 午後20　必修
105回 午前71
107回 午後18　必修
109回 午後42
113回 午前38
113回 午後19　必修

男性の導尿の場合はカテーテルを
腹壁から80〜90°の角度で20cm挿入し,
女性の導尿の場合はカテーテルを5〜7cm挿入する.

252 ☐☐☐

95回 午前26　必修
96回 午前29　必修
109回 午後42
112回 午後22　必修
113回 午前38

導尿では滅菌手袋を使用し,
膀胱留置カテーテルでは尿が流出してから数cm挿入
してバルーンを膨らませる.

253 ☐☐☐

93回 午前23　必修
96回 午前53
98回 午前39
101回 午前79
102回 午後16　必修
103回追試 午後19　必修
108回 午後18　必修

浣腸では, ディスポーザブル手袋を使用し,
左側臥位にして, カテーテルを5〜6cm挿入する.

254 ☐☐☐

96回 午前53
100回 午後20　必修
101回 午後79
102回 午後16　必修
103回 午前16　必修
106回 午後19　必修
112回 午後18　必修

浣腸を立位で行うと, 腸穿孔の危険性があり, 浣腸
液を43℃以上にすると粘膜損傷のおそれがある.

255 ☐☐☐

102回 午後25　必修
105回 午後97
110回 午前34

ADL障害や脳血管性認知症では機能性尿失禁が
みられやすく, 前立腺肥大症では溢流性尿失禁が
みられやすい.

必修問題

人体の構造と機能

疾病の成り立ちと回復の促進

健康支援と社会保障制度

基礎看護学

成人看護学

老年看護学

小児看護学

母性看護学

精神看護学

在宅看護論／地域・在宅看護論

看護の統合と実践

256 □□□

102回 午後25 必修
105回 午前18 必修
105回 午後97
106回 午後81
110回 午前34

努責やくしゃみでみられやすい腹圧性尿失禁には，
骨盤底筋訓練が効果的で，尿意を感じたら
早めにトイレに行くことを促すとよい．

257 □□□

99回 午前78
100回 午前38
102回 午後25 必修
105回 午前48
105回 午後97
110回 午前34
113回 午後97

過活動膀胱では強い尿意があり尿漏れが起こる
切迫性尿失禁がみられる．
脊髄損傷では神経因性膀胱となり，尿意を感じない
反射性尿失禁や高圧蓄尿がみられる．

活動 と 休息

258 □□□

102回 午前24 必修
104回 午前42
106回 午前42

心臓や肺への血液還流量を減らし，
安静時呼吸を安楽にする体位はファウラー位である．

259 □□□

107回 午前20 必修
113回 午後37

ベッドから車椅子への移乗では，車椅子をベッドの
患側の頭側に置き，看護師は車椅子側のつま先を
車椅子に向け，反対側の足を患者の間に置き，
患者に寄りかかってもらうように上半身を抱きかかえる．

260 □□□

100回 午後21 必修
106回 午後34
110回 午後37

車椅子による移送では，移乗する前はブレーキを確
認し，フットレストを上げ，段差は前輪を上げて乗
り越える．エレベーターには後ろ向きに乗り込む．

261 □□□

94回 午前25　必修
96回 午前26　必修
99回 午前21　必修
103回 午前42
104回 午前20　必修
108回 午前19　必修

立位での作業時，足を肩幅に広げ，基底面積を広く
とり，膝を曲げて重心は低い位置にし，前傾姿勢に
ならないように注意する．

262 □□□

94回 午前25　必修
94回 午前56
107回 午前37　必修

体位変換を行うときは対象を小さくまとめ，
援助者と対象の重心を近づけると同時にベッドとの
摩擦を少なくする．

清潔

263 □□□

105回 午後18　必修
106回 午前19　必修
110回 午前20　必修
112回 午前19　必修

療養中の入浴の湯温は39〜40℃，
洗髪時のかけ湯の温度は40〜42℃，
足浴の湯温は患者の好みで38〜40℃である．

264 □□□

103回追試 午前21　必修
105回 午後19　必修
109回 午前17　必修
112回 午前19　必修

全身清拭の場合の湯温は55℃のお湯を用意し，患者
の皮膚に触れるタオルの温度は40〜42℃になるよ
うにする．陰部洗浄の場合の湯温は38℃である．

265 □□□

100回 午前17　必修
105回 午前19　必修

意識障害のある患者，経口摂取していない患者，
歯肉出血のある患者にも口腔ケアを行うのは，
う歯や辺縁性歯周病の予防のほかに，
不顕性誤嚥性肺炎の予防が目的である．

必修問題

人体の構造と機能

疾病の成り立ちと回復の促進

健康支援と社会保障制度

基礎看護学

成人看護学

老年看護学

小児看護学

母性看護学

精神看護学

在宅看護論 地域・在宅看護論

看護の統合と実践

266 ☐☐☐

98回 午前57
102回 午前17 必修
108回 午前88

足爪は，足趾の先端に合わせてまっすぐに切るカットにして，角はやすりなどで整えたスクエアオフにする．

267 ☐☐☐

93回 午前55
95回 午前23 必修
99回 午後20 必修
101回 午後21 必修
108回 午後19 必修
111回 午後20 必修

寝衣交換は
健側から脱がせて患側から着せるため，
右片麻痺の場合は左側から脱がせ，右側から着せる．

療養環境

268 ☐☐☐

97回 午前77
101回 午後23 必修
102回 午後19 必修
103回追試 午後85
107回 午前120
107回 午後120
108回 午後23 必修

温罨法では血管が弛緩して副交感神経が優位になるため，リラックス効果や疼痛緩和が期待できるが，出血促進や炎症悪化の恐れがある．

269 ☐☐☐

99回 午後23 必修
101回 午後23 必修
105回 午後23 必修

ゴム製湯たんぽに入れる湯温は60℃，
プラスチック製湯たんぽに入れる湯温は80℃である．

医療安全対策

270 ☐☐☐

93回 午前47
100回 午前18 必修
103回追試 午後76
106回 午後7 必修

入院患者の本人確認はネームバンドの確認が最も確実であり，新生児には標識を2～3個装着する．

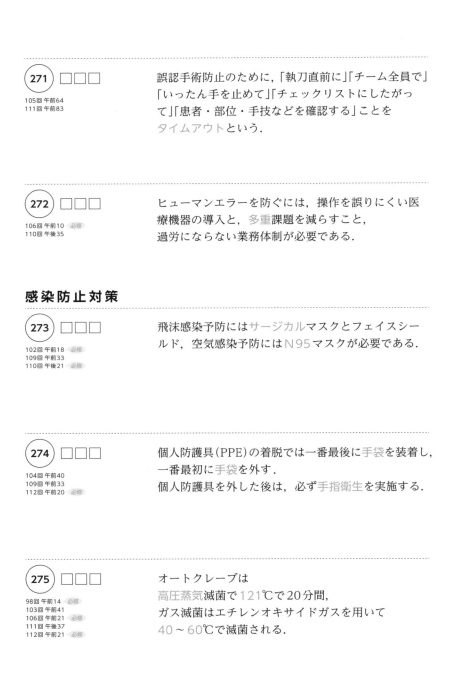

271 ☐☐☐

105回 午前64
111回 午前83

誤認手術防止のために，「執刀直前に」「チーム全員で」「いったん手を止めて」「チェックリストにしたがって」「患者・部位・手技などを確認する」ことをタイムアウトという．

272 ☐☐☐

106回 午前10 必修
110回 午後35

ヒューマンエラーを防ぐには，操作を誤りにくい医療機器の導入と，多重課題を減らすこと，過労にならない業務体制が必要である．

感染防止対策

273 ☐☐☐

102回 午前18 必修
109回 午前33
110回 午後21 必修

飛沫感染予防にはサージカルマスクとフェイスシールド，空気感染予防にはN95マスクが必要である．

274 ☐☐☐

104回 午前40
109回 午前33
112回 午前20 必修

個人防護具(PPE)の着脱では一番最後に手袋を装着し，一番最初に手袋を外す．
個人防護具を外した後は，必ず手指衛生を実施する．

275 ☐☐☐

98回 午前14 必修
103回 午前41
106回 午前21 必修
111回 午前37
112回 午前21 必修

オートクレーブは
高圧蒸気滅菌で121℃で20分間，
ガス滅菌はエチレンオキサイドガスを用いて
40～60℃で滅菌される．

必修問題

人体の構造と機能

疾病の成り立ちと回復の促進

健康支援と社会保障制度

基礎看護学

成人看護学

老年看護学

小児看護学

母性看護学

精神看護学

在宅看護論／地域・在宅看護論

看護の統合と実践

276 □□□

94回 午前26 必修
96回 午前28 必修
98回 午後13 必修
100回 午後86
101回 午前25 必修
105回 午後20 必修
107回 午前19 必修
108回 午後33
109回 午前21 必修

スタンダードプリコーションでは
粘膜や血液，消化液，排泄物は感染源として扱い，
汗や傷のない皮膚は感染源として扱わない．

277 □□□

97回 午前25 必修
103回 午前18 必修
104回 午前39
108回 午前21 必修
111回 午前20 必修
113回 午後37

感染性廃棄物を廃棄する容器のバイオハザードマーク
の色は血液や体液などは赤，注射針など鋭利なものは黄，
血液や汚染物が付着した固形物は橙(オレンジ)である．

栄養法

278 □□□

100回 午後23 必修
103回追試 午後23 必修
107回 午前116
110回 午前22 必修
112回 午後80

経鼻経管栄養の場合，カテーテルの先端が胃の中に
入っていることを確認するには，注射器で胃液を吸引
するか，空気を注入して聴診する．

279 □□□

97回 午前26 必修
98回 午前95
98回 午後36
100回 午後23 必修
105回 午後21 必修
109回 午前20 必修
112回 午後80

経管栄養では栄養剤が冷たいと下痢を起こしやすい
ため，常温で保管し，注入はファウラー位（半坐位）
にして行う．

薬物療法

280 □□□

94回 午前28 必修
97回 午前27 必修
99回 午前23 必修
105回 午前22 必修
112回 午前22 必修

薬物の効果発現が最も速い与薬方法は静脈注射で，
効果発現が最も遅い与薬方法は経口投与（内服）であ
る．

281 □□□

98回 午後10 必修
99回 午前46
100回 午前19 必修
101回 午後22 必修
109回 午前23 必修
113回 午後87

インスリン注射などで用いられる皮下注射は，皮下脂肪が5mm以上の部位を選択し，皮膚をつまみあげて注射する．注射部位は毎回変える．

282 □□□

99回 午前46　　　　108回 午後38
100回 午前19 必修　110回 午前37
101回 午後22 必修　101回 午後22 必修
105回 午前21 必修　112回 午後23 必修

筋肉注射では三角筋や中殿筋が用いられ，注射針を皮膚に対して45〜90°の角度で刺入する．

輸液・輸血管理

283 □□□

98回 午前19 必修
104回 午後23 必修
110回 午前23 必修
111回 午後23 必修

輸液ポンプには1時間当たりの流量（1時間当たりの注入量）と投与総量（投与予定量）が設定・表示される．

採血

284 □□□

101回 午前21 必修
103回 午前20 必修
104回 午後23 必修
108回 午後22 必修
109回 午後25 必修
110回 午前37
112回 午後23 必修
113回 午後22 必修
113回 午後87

採血に最も適した血管は肘正中皮静脈である．
採血や静脈内注射を行うときに使用する針は
20〜22Gで，10〜30°の角度で刺入する．

285 □□□

93回 午前27 必修　105回 午前40
94回 午前60　　　108回 午前47
98回 午前41　　　111回 午後21 必修
99回 午前47　　　112回 午前42
102回 午前25 必修

採血をする場合，駆血帯は刺入部位の
5〜10cm中枢側に巻き，真空採血管を先に外してから針を抜く前に外し，リキャップはしない．
刺入部位は5分以上圧迫止血する．

必修問題

人体の構造と機能

疾病の成り立ちと回復の促進

健康支援と社会保障制度

基礎看護学

成人看護学

老年看護学

小児看護学

母性看護学

精神看護学

在宅看護論／地域・在宅看護論

看護の統合と実践

呼吸管理

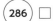

97回 午前28 必修
103回 午前21 必修
108回 午前115
113回 午前96

酸素吸入時にはライターやガスコンロの使用などの火気厳禁であるため，電磁調理器具がすすめられる．

287 ☐☐☐

93回 午前29 必修
97回 午前29 必修
99回 午前24 必修
102回 午前19 必修
103回 午前23 必修
103追試 午前20 必修
105回 午前24 必修
110回 午前24 必修
113回 午前21 必修
113回 午前85

気管内吸引は滅菌手袋を使用し，鼻腔内吸引はディスポーザブル手袋を使用する．
低酸素血症を予防するため，吸引前にバッグバルブマスク（アンビューバッグ）などで十分換気して，吸引時間は1回10〜15秒以内とする．

288 ☐☐☐

93回 午前29 必修
105回 午前24 必修
106回 午前23 必修
109回 午前80
113回 午後85

気管内吸引の吸引チューブは，挿入時には圧をかけずに挿入し，吸引圧は−20kPa（−150mmHg）を超えないようにして吸引する．

救命救急処置

289 ☐☐☐

101回 午後13 必修
104回 午後12 必修
107回 午後23 必修
111回 午後17 必修

てんかんなどの全身性のけいれん発作時や意識障害のある場合には気道確保を優先し，呼吸が正常な場合は回復体位にする．

97回 午前24 必修　108回 午前5 必修
99回 午前75　110回 午前25 必修
101回 午後24 必修　110回 午後40
101回 午後88　112回 午後21 必修
103回 午後50　113回 午前57
106回 午前24 必修　113回 午後70

倒れている人を見つけた場合，意識の有無の確認のために大きな声で呼びかけ，周囲にも助けを求め，呼吸停止を確認したら，医療従事者はただちに気道確保を行い，続いて成人では5cmの深さで胸骨圧迫を行う．

291 □□□
113回 午前57

救命救急時の意識レベル判定では，肩を軽く叩き
ながら大声で呼びかけて反応が認められない
場合は「反応なし」とみなす．乳児の場合は，
足底を叩きながら反応を確認する．

292 □□□
97回 午前30 必修
101回 午後24 必修
103回 午前62
104回 午前44
107回 午後41
109回 午前58
111回 午前24 必修
112回 午後21 必修
112回 午後24 必修
113回 午前57

一次救命処置では
胸骨中央部を100〜120回／分で圧迫し，
圧迫30回ごとに2回人工呼吸を行う．
小児の場合，救助者が2名いる場合は圧迫15回ごと
に2回人工呼吸を行う．

293 □□□
98回 午前44
99回 午後25 必修
100回 午前21 必修
103回追試 午前21 必修
105回 午前80
110回 午後71

トリアージの目的は
負傷者の治療優先順位の決定で，
トリアージタッグは原則右手首に装着する．

294 □□□
96回 午前61
97回 午前78
98回 午前44
102回 午前21 必修
108回 午後22 必修
110回 午後71
111回 午前75
113回 午前23 必修

受傷していても歩ける傷病者に装着するトリアージ
タッグの色は緑である．開放骨折やフレイルチェスト
(胸壁動揺)があるときのトリアージタッグの色は赤，
待機的治療群は黄，蘇生する見込みのない傷病者
(死亡群)は黒である．

皮膚・創傷の管理

295 □□□
105回 午後84
106回 午前24 必修
109回 午前22 必修

包帯は目的や部位によって使い分け，
末梢から中枢に向かって巻き，
巻き始めと巻き終わりは環行帯とする．

必修問題

人体の構造と機能

疾病の成り立ちと回復の促進

健康支援と社会保障制度

基礎看護学

成人看護学

老年看護学

小児看護学

母性看護学

精神看護学

在宅看護論／地域・在宅看護論

看護の統合と実践

296

93回 午前57
94回 午前24 必修
95回 午前106
97回 午前68
100回 午後44
102回 午後109
107回 午前24 必修
109回 午後45

皮膚の湿潤や摩擦とずれなどの6項目から褥瘡発生の危険性を評価するのはブレーデンスケール，深達度を表す評価スケールはNPUAPや DESIGN-Rである.

297

94回 午前24 必修
98回 午前40
102回 午後57
107回 午後24 必修
110回 午後70
111回 午後24 必修

NPUAP（米国褥瘡諮問委員会）による分類では，発赤がみられたら褥瘡のステージⅠ，水疱やびらんがみられたら褥瘡のステージⅡ，皮下組織に達しているのは褥瘡のステージⅢ，褥瘡のステージⅣは腱・筋・骨の露出がある.

298

89回 午前54
93回 午前24 必修
102回 午前20 必修
109回 午前24 必修
113回 午後24 必修

仰臥位では仙骨部，後頭部，踵骨部，側臥位では大転子部や肩峰突起部，耳介部などに褥瘡が生じやすいため，褥瘡予防の臥位は30°側臥位が適している.

299

93回 午前24 必修
102回 午前20 必修

仰臥位での褥瘡の最好発部位は仙骨部で，予防には2時間ごとの体位変換や体圧分散寝具による除圧が必要である.

300

99回 午前45
101回 午前25 必修
103回 午前22 必修
104回 午前21 必修
113回 午後39

褥瘡の洗浄液には生理食塩水（0.9％塩化ナトリウム溶液）か水道水を使用し，消毒薬は使用しない.

細胞の構造

301

95回 午後1
102回 午前76
104回 午前77

細胞小器官のミトコンドリアは母親由来のDNAをもち，ATPを合成するために酸素を取り込み二酸化炭素を放出して，内呼吸に関与する．

遺伝子と遺伝情報

302

95回 午後1
100回 午前29
103回 午後27

核内にのみ存在するDNAは二重らせん構造であり，3つの塩基の組み合わせ（コドン）でアミノ酸を決定（コード）する．RNAは単鎖（一本鎖）構造で，核内で合成されて核外に出てDNAのもつ遺伝情報の発現にかかわる．

303

94回 午後16
100回 午前29
102回 午前76
103回 午後27
104回 午前77

DNAのもつ遺伝情報が核内でm-RNAに写し取られることを転写といい，転写された情報をもとにt-RNAがアミノ酸を運び，リボソームで蛋白質が合成される過程を翻訳という．

組織

304

104回 午前28
106回 午前26

食道と肛門管の粘膜は重層扁平上皮であり，胃，小腸，大腸の粘膜は単層円柱上皮，腎盂・尿管・膀胱の粘膜は移行上皮，気道の粘膜は多列線毛円柱上皮である．

305

94回 午後16

心筋細胞，中枢神経細胞，眼の水晶体は再生しにくく，骨格筋，平滑筋は再生能力が低いが，コラーゲン（膠原線維）やエラスチン（弾性線維）などで構成される結合組織，血液細胞，表皮，粘膜上皮，神経膠細胞は再生能力が高い．

必修問題

人体の構造と機能

疾病の成り立ちと回復の促進

健康支援と社会保障制度

基礎看護学

成人看護学

老年看護学

小児看護学

母性看護学

精神看護学

地域・在宅看護論／在宅看護論

看護の統合と実践

306
98回 午後16

肺を包む胸膜，心臓を包む心膜，肝臓や胃・腸を包む腹膜は，漿膜でできている．漿膜は単層扁平上皮と結合組織層からなる半透明の膜で，漿液を分泌する．

生体リズム

307
101回 午後26
107回 午後39
109回 午後35
112回 午前38

成人の睡眠では，ノンレム睡眠－レム睡眠の約90分のサイクルが4～5回繰り返され，レム睡眠では脳波は覚醒時と同じでバイタルサインも変動がみられる．筋弛緩を伴うレム睡眠は加齢とともに減少する．

内部環境の恒常性維持機構

308
94回 午後7
95回 午後16
101回 午前29

変化した状態から元の状態に戻ってホメオスタシスを維持しようと働くのは，負のフィードバック（ネガティブ・フィードバック）である．分娩の進行過程や性周期など変化した状態からさらに変化に向かうのは，正のフィードバック（ポジティブ・フィードバック）である．

309
98回 午後21
113回 午後74

視床下部を刺激して食欲を促進する状態は,①血糖低下,②血中遊離脂肪酸の増加,③脂肪細胞からのレプチンの分泌減少,④寒冷環境,⑤グレリンの分泌増加,⑥セロトニンの分泌不足,⑦プロゲステロンの分泌増加などである．

310
97回 午後9
100回 午前112
101回 午前29
106回 午後73
107回 午後72

高血糖や高ナトリウム血症などの高浸透圧の血液に視床下部の浸透圧受容器が反応し，バソプレシン（抗利尿ホルモン：ADH）の分泌が促進され，口渇，尿量減少の反応が生じる．

神経細胞と神経組織

311
103回 午後28
113回 午前26

シュワン細胞で形成される髄鞘をもつ有髄神経は
活動電位の伝達速度(神経の刺激伝達)が速いため,
髄鞘が障害される脱髄性疾患では神経の刺激伝達に
障害を生じる.

中枢神経系の構造と機能

312
96回 午後51
97回 午前14　必修
104回 午後87
106回 午前117
107回 午前72
110回 午前11　必修
111回 午前77

大脳皮質の前頭葉には運動中枢と運動性言語中枢(ブ
ローカ中枢),前頭連合野が存在し,頭頂葉には体性
感覚中枢が存在する.

313
104回 午後87
107回 午前72
111回 午前77

大脳皮質前頭葉の前頭連合野は,行動の高次制御,
作業や動作に必要な情報を一時的に記憶・処理する
ワーキングメモリー,論理的思考など,統合的な機
能を発揮し,統合中枢ともよばれる.

314
94回 午後96
95回 午後5
97回 午前14　必修
97回 午後6
97回 午後12
99回 午後78
103回 午後26
107回 午前10　必修
111回 午後13　必修
113回 午後12　必修

脳幹は,中脳,橋,延髄で,延髄の下に脊髄が連なる.
脳幹の橋には呼吸のリズム調節の中枢が存在し,延
髄には呼吸・循環,嚥下・構音の中枢が存在する.
延髄の運動神経系の障害を球麻痺という.

315
97回 午前108
103回追試 午後82
104回 午後81
106回 午前14　必修
110回 午前11　必修
113回 午前77

側頭葉には聴覚中枢,後頭葉には視覚中枢がある.
小脳は運動の調節,平衡,姿勢の保持にかかわる.

必修問題

人体の構造と機能

疾病の成り立ちと回復の促進

社会保障制度と健康支援

基礎看護学

成人看護学

老年看護学

小児看護学

母性看護学

精神看護学

在宅看護論 地域・在宅看護論

看護の統合と実践

316

96回 午後6
98回 午後34
105回 午前81

脳幹の中脳には対光反射，輻輳反射，睫毛反射，角膜反射，姿勢反射などの中枢があり，脳幹網様体には意識の中枢がある．

末梢神経系の構造と機能

317

96回 午後6
103回 午前26
104回 午前78
107回 午後26
109回 午前12 必修
111回 午前79

第Ⅶ脳神経の顔面神経は閉眼などの表情筋の支配のほかに，第Ⅸ脳神経の舌咽神経とともに味覚にかかわる．第Ⅴ脳神経の三叉神経は，顔面の知覚と咀嚼筋を支配する．

318

103回追試 午後27
104回 午前84
113回 午前75

呼吸筋である横隔膜を支配する横隔神経は頸髄より起始し，肋間筋を支配する肋間神経は胸髄から起始する．声帯を支配する反回神経は，第Ⅹ脳神経の迷走神経から分岐する．

319

97回 午後7
108回 午前31
112回 午後44

橈骨神経は手関節の背屈，手背の母指側と母指中指の背側の感覚を支配する．正中神経は手指の屈曲，母指から環指母指側1/2までの掌側の感覚を支配する．尺骨神経は，手指の屈曲，小指と環指小指側1/2の掌背側の感覚を支配刷る．

320

96回 午後6
103回 午後29
108回 午後82
109回 午前42
110回 午後82

交感神経は胸神経と腰神経の枝からなる．
副交感神経は脳神経のうちの動眼神経，顔面神経，舌咽神経，迷走神経の4つと，仙骨神経の枝からなる．

321

91回 午前7
93回 午後5
94回 午前6
95回 午前10 必修
98回 午前19

99回 午後72
106回 午後11 必修
107回 午後70
108回 午前84
112回 午前26

交感神経の末端からはノルアドレナリンが放出され，運動神経，交感神経の節前線維，副交感神経の末端からはアセチルコリンが放出される．

322

99回 午前82
100回 午後84
112回 午後11 必修

消化管や気道内の分泌や消化管の蠕動は副交感神経の興奮で亢進し，交感神経の興奮で抑制される．

骨と骨格

323

98回 午後20
104回 午後41
109回 午前36
112回 午後73
113回 午前36

各関節の基本肢位は0°であり，良肢位は関節可動域のほぼ中間位であるが，足関節の良肢位は0°である．肩関節の良肢位は外転10～30°，肘関節の良肢位は屈曲90°，膝関節の良肢位は屈曲10～30°である．

324

95回 午前119
110回 午前35

骨の伸長は骨端軟骨で行われ，睡眠中に分泌が増加する成長ホルモンによって促進される．

骨格筋の構造と機能

325

90回 午前9
93回 午後9
103回 午前27
105回 午前26

骨格筋の収縮は，筋小胞体からCa^{2+}（カルシウムイオン）が放出され，細いアクチンフィラメントが太いミオシンフィラメント上を滑走して生じる．

必修問題

人体の構造と機能

疾病の成り立ちと回復の促進

健康支援と社会保障制度

基礎看護学

成人看護学

老年看護学

小児看護学

母性看護学

精神看護学

在宅看護論/地域・在宅看護論

看護の統合と実践

326 ☐☐☐

96回 午後10
103回追試 午後27
110回 午前26
113回 午前11 必修

上腕の外転にかかわるのは三角筋であり，
内転にかかわるのは大胸筋と広背筋である．
肘関節の屈曲は上腕二頭筋と上腕筋がかかわり，
伸展には上腕三頭筋がかかわる．

327 ☐☐☐

93回 午後10
94回 午後9
95回 午後9
97回 午後7
110回 午前26
111回 午後78

膝関節の屈曲にかかわるのは大腿二頭筋であり，
伸展にかかわるのは大腿四頭筋である．
股関節の屈曲にかかわるのは腸腰筋であり，
伸展にかかわるのは大殿筋である．

328 ☐☐☐

94回 午前18 必修
95回 午後9
96回 午前76
97回 午後7
101回 午後59
109回 午前42
113回 午前10 必修

足関節の背屈にかかわるのは
腓骨神経が支配する前脛骨筋である．
前脛骨筋の筋力低下ではつまずきやすくなる．
腓骨神経麻痺では下垂足や鶏歩がみられ，
拘縮すると尖足になる．

329 ☐☐☐

97回 午後13
105回 午前18 必修

骨盤底筋群の外尿道括約筋・外肛門括約筋は骨格筋
で，運動神経である陰部神経支配であり，随意的に
コントロールされる．

視覚

330 ☐☐☐

95回 午後6
103回 午前28
106回 午後74
109回 午後76
111回 午後78

眼の構造で光の屈曲にかかわるのは角膜と水晶体で
あり，水晶体は毛様体筋によって厚さを変え，遠近
調節にかかわる．入光量は虹彩によって瞳孔の大きさ
を変えて調節する．

73

331 □□□

95回 午後7
106回 午前73

特殊感覚である視覚には明暗順応があり，同じく特殊感覚である嗅覚，味覚，触覚も同じ刺激が続くと順応して感度が低下するが，痛覚は順応しにくい．

聴覚

332 □□□

98回 午後56
102回 午前26
105回 午後26
106回 午前27
110回 午前84
112回 午前75

聴覚器である鼓膜や中耳の耳小骨は伝音にかかわり，内耳の蝸牛は感音にかかわる．平衡覚器の半規管は回転加速度，前庭は直線加速度を感知する．内耳の膜迷路を満たす内リンパ液が聴覚・平衡覚にかかわる．

心臓の構造と機能

333 □□□

107回 午後83
109回 午前26
110回 午後11 必修

横紋筋からなる心筋には特殊心筋と固有心筋があり，筋層は右心室より左心室が3倍厚く，収縮力も強い．心臓の拍動は固有心筋が単収縮することで生じる．

334 □□□

95回 午後4
97回 午後4
100回 午後82
103回 午前29
106回 午後26
112回 午後12 必修

心臓の自動的収縮は，洞（房）結節から始まり，房室結節，ヒス束，右脚・左脚，プルキンエ線維からなる刺激伝導系を形成する特殊心筋の興奮が心室の固有心筋に伝わることで生じる．

血管系の構造と機能

335 □□□

97回 午後5

静脈には平滑筋が少なく，弾性にも乏しいため，逆流を防ぐ静脈弁があり，周囲の筋が収縮して筋ポンプとして働き，血液を送り出す．

必修問題

人体の構造と機能

疾病の成り立ちと回復の促進

健康支援と社会保障制度

基礎看護学

成人看護学

老年看護学

小児看護学

母性看護学

精神看護学

在宅看護論／地域・在宅看護論

看護の統合と実践

336 ☐☐☐
97回 午後5
111回 午前87
113回 午前79

血管壁は，内皮細胞からなる内膜，平滑筋からなる中膜，結合組織からなる外膜の3層構造となっている．動脈は中膜が最も厚く弾性がある．

337 ☐☐☐
93回 午前11 必修
95回 午前11 必修
98回 午前18
100回 午前10 必修
101回 午前10 必修
107回 午後71

肺動脈，臍動脈，門脈には酸素飽和度の低い静脈血が流れ，
肺静脈，臍静脈には酸素飽和度の高い動脈血が流れる．

338 ☐☐☐
90回 午前4
103回 午前24 必修
105回 午前69
111回 午後11 必修
113回 午後11 必修

心臓を栄養する冠状動脈は，上行大動脈の起始部から左右に1本ずつ，右冠状動脈と左冠状動脈が分岐する．左冠状動脈は前下行枝と左回旋枝に分かれる．

339 ☐☐☐
105回 午前27

心臓の冠動脈，脳動脈が好発するウイリス動脈輪より末梢の脳動脈は，吻合をもたない終動脈であるため，梗塞が起こりやすい．

リンパ系の構造と機能

340 ☐☐☐
96回 午後5
98回 午後18
100回 午前27
101回 午前27
104回 午前26
107回 午前68
109回 午後11 必修
110回 午後46
112回 午後27

消化管からのリンパは，小腸で吸収された脂肪を含み，腸リンパ本管に集められてから乳糜槽と胸管を通って左静脈角に注ぐ．

血液の成分と機能

341 ☐☐☐
90回 午前26
111回 午前15 必修
113回 午前13 必修

鉄を含み代謝されてビリルビンになるヘム蛋白をもち，酸素の運搬にかかわる赤血球の基準値は，
成人女性で350～450万/μL，
成人男性で450～550万/μLである．

骨髄と造血

342 ☐☐☐
103回 午前30
103回追試 午前27
108回 午後76

新生児期には，全ての骨髄は各血液細胞に分化する造血幹細胞をつくる赤色骨髄である．思春期以後の四肢の骨は脂肪組織が入り込み，黄色骨髄となる．

止血機構

343 ☐☐☐
103回追試 午後28
106回 午後78

血小板は血管内皮が傷つくと凝集して一次止血を起こして血液凝固にかかわる．基準値は，15万～37万/μLである．

344 ☐☐☐
95回 午後2
102回 午後73
113回 午後74

プラスミノーゲンが活性化されたプラスミンによって，生体内で生じた血栓のフィブリンが溶解されることを線溶という．

345 ☐☐☐
96回 午前11 必修
108回 午後74
110回 午後46
113回 午後74

血液凝固のほか，神経の刺激伝達や，筋肉の収縮に関与するイオンはCa^{2+}（カルシウムイオン）である．

血液型

105回 午前27
111回 午後28

ABO式血液型は，赤血球表面の糖鎖抗原であるA抗原とB抗原の有無で判定する．
A型にはA抗原があり，血清には抗B抗体がある．

96回 午後132
105回 午前27

Rh式血液型はRh抗原（D抗原）の有無で分けたもので日本人では95％がRh（＋），5％がRh（−）である．
Rh型との血液型不適合妊娠は，母親がRh（−）で父親がRh（＋）の場合の第2子以後の妊娠から生じる．

体液の調節

101回 午後81
102回 午前29
104回 午後50
110回 午後44

体液の正常pHは7.35～7.45（7.4±0.05）で，弱アルカリ性である．

101回 午後82
110回 午前85

腎臓は尿中にH^+（水素イオン）を排泄することで酸塩基平衡の調節（腎性調節）を行っている．

非特異的生体防御機構

97回 午後2
104回 午後45

皮膚の表面は皮脂の分泌などによってpHは弱酸性に保たれ，生体防御に役立っている．

必修問題

人体の構造と機能

疾病の成り立ちと回復の促進

健康支援と社会保障制度

基礎看護学

成人看護学

老年看護学

小児看護学

母性看護学

精神看護学

在宅看護論／地域・在宅看護論

看護の統合と実践

351 ☐☐☐
97回 午後2
103回 午後26

鼻腔や口腔の粘膜は重層扁平上皮で，表面では
リゾチームなどを含む殺菌作用のある粘液が
分泌されている．

352 ☐☐☐
99回 午前81
100回 午後26
103回追試 午後26
105回 午後69

皮膚や粘膜のバリアを破って侵入した異物に対して
は，NK（ナチュラルキラー細胞）が攻撃し，
食細胞（マクロファージ，好中球）が貪食を行う．

353 ☐☐☐
95回 午後3   100回 午後26
97回 午後3   104回 午前10 ⟨必修⟩
99回 午前81   111回 午前27
103回 午後30   112回 午前11 ⟨必修⟩

白血球は免疫機能に関与する．白血球数の基準値は
3,100～8,400/μLで，最も多く約半数を占める
のは好中球であり，貪食作用がある．

特異的生体防御反応（免疫系）

354 ☐☐☐
95回 午後3
97回 午後3
99回 午前81
100回 午後26
101回 午後79
103回 午後30
105回 午後69
111回 午前27

免疫担当細胞はリンパ球とマクロファージなどで，
マクロファージや樹状細胞には貪食作用があり，
ヘルパーT細胞に対し，抗原提示を行う．

355 ☐☐☐
96回 午後3
101回 午後79
110回 午前75
111回 午前28

B細胞が分化した形質細胞によって抗体が産生され
る免疫は液性免疫であり，細胞傷害性T（キラーT）
細胞やマクロファージが抗原を直接攻撃するのが，
細胞性免疫である．

必修問題

人体の構造と機能

疾病の成り立ちと回復の促進

健康支援と社会保障制度

基礎看護学

成人看護学

老年看護学

小児看護学

母性看護学

精神看護学

在宅看護論／地域・在宅看護論

看護の統合と実践

356 ☐☐☐

98回 午前17
103回追試 午後26

補体が抗原と結合することや抗原抗体複合体によって活性化されてマクロファージの食作用を高めることをオプソニン効果という.

357 ☐☐☐

93回 午後16
96回 午後3

免疫能低下による細胞性免疫不全では,菌交代症や日和見感染が起こりやすい.

気道の構造と機能

358 ☐☐☐

100回 午後27
103回追試 午前28

右気管支は左気管支よりも,太く,短く,分岐角度が小さいため,誤嚥時に異物が入りやすい.

359 ☐☐☐

94回 午後10
96回 午後11
107回 午前27
109回 午前82

気道内圧は吸気時には陰圧で呼気時には陽圧であるが,胸腔内圧は常に陰圧である.

縦隔

360 ☐☐☐

106回 午前28

右肺と左肺の間の縦隔には,心臓,気管,食道,大静脈,大動脈,迷走神経などが存在する.

呼 吸

361 □□□
96回 午後11
97回 午後11
99回 午後78
104回 午前84

安静時の呼吸にかかわる呼吸筋は外肋間筋と横隔膜で，これらの収縮で吸気が生じ，弛緩するときに呼気が生じる．努力呼吸の吸気時には胸鎖乳突筋，呼気時には内肋間筋や腹筋など補助呼吸筋を用いる．

362 □□□
99回 午後78
109回 午前11 必修

呼吸による成人の1回換気量は500mLで，呼気中に最も多いものは窒素で，次いで酸素が多い．

363 □□□
97回 午後11
99回 午後78

肺胞で酸素と二酸化炭素を交換することを外呼吸という．細胞と細胞間質で酸素と二酸化炭素を交換することを内呼吸という．

364 □□□
101回 午後27
103回追試 午後29

肺活量に残気量1,000～1,200mLを加えたものを全肺気量というが，スパイロメトリーでは残気量は測定できない．

365 □□□
98回 午前21
99回 午後78
103回 午前26
106回 午後73

呼吸の中枢化学受容器は延髄にあり，$PaCO_2$（動脈血二酸化炭素分圧）の上昇とpHの低下に反応する．

咀嚼・嚥下

366 ☐☐☐

103回 午後26
104回 午前86

口腔内で咀嚼され唾液を混入して形成された食塊を胃に運ぶ食道は漿膜に包まれておらず, 蠕動運動は2層の筋層間のアウエルバッハ神経叢に支配される. 粘膜は重層扁平上皮で知覚神経が発達していない.

消化と吸収

367 ☐☐☐

96回 午後12
96回 午後25
103回 午後9 必修

胃底腺の主細胞から分泌されるペプシノーゲンは, 胃底腺の壁細胞から分泌されるpH1～2の強酸性の胃酸の作用で蛋白質分解酵素ペプシンとなる.

368 ☐☐☐

88回 午前4
92回 午前10
96回 午後12
103回追試 午前30
105回 午前29
105回 午後28
106回 午後29
110回 午前12 必修
113回 午後73

胃酸の分泌を促進するホルモンは, 幽門腺のG細胞から分泌されるガストリンである. 胃酸を中和するために, 重炭酸イオン（HCO_3^-）を含む弱アルカリ性の粘液が膵臓から分泌されるのを促進するホルモンは, セクレチンである.

369 ☐☐☐

86回 午前4
103回追試 午前30

コレシストキニンは, 十二指腸粘膜細胞から分泌され, 胆嚢の収縮と膵臓からの消化酵素の分泌を促進する.

370 ☐☐☐

102回 午後82
104回 午後27
109回 午後11 必修
109回 午後79

小腸粘膜上皮の絨毛から血液中に吸収される栄養素は, グルコース, フルクトースなどの単糖類と, アミノ酸であり, 門脈を通って肝臓に送られる.

必修問題

人体の構造と機能

疾病の成り立ちと回復の促進

健康支援と社会保障制度

基礎看護学

成人看護学

老年看護学

小児看護学

母性看護学

精神看護学

在宅看護論 地域・在宅看護論

看護の統合と実践

371 □□□

102回 午前27
108回 午前12 必修
110回 午前74
113回 午後75

肝臓で合成される胆汁はヘモグロビンに由来する
胆汁色素 (ビリルビン) とコレステロールの代謝物で
脂肪を乳化させる胆汁酸塩を含む.

物質代謝

372 □□□

99回 午前51
109回 午前81

同化反応はグリコーゲンや蛋白質の合成など身体の
成分を合成する反応で, 副交感神経の興奮が優位の
ときに促進される.

373 □□□

99回 午前51
102回 午前76
109回 午前41

異化反応はATPの合成やグリコーゲン分解, 糖新生
などで, ストレス状態や術後, 疾病の急性期など
交感神経の興奮が優位のときに促進される.

374 □□□

96回 午後16
99回 午後27
101回 午前30
102回 午後72

酵素は代謝を速める触媒として働く蛋白質で,
高温では失活する. ビタミンは補酵素として代謝に
かかわる.

375 □□□

99回 午後39
100回 午後28
106回 午前120

脂質を運搬するリポ蛋白で, 食事由来のトリグリセリド
(中性脂肪) を運搬するのはカイロミクロンである.
LDLは組織にコレステロールを運搬し, 動脈硬化を促進
する.
HDLは肝臓にコレステロールを運搬し, 動脈硬化改善
に働く.

必修問題

人体の構造と機能

疾病の成り立ちと回復の促進

社会保障制度と健康支援

基礎看護学

成人看護学

老年看護学

小児看護学

母性看護学

精神看護学

在宅看護論／地域・在宅看護論

看護の統合と実践

376
102回 午後72

ビタミンC，ビタミンB類，葉酸は水溶性ビタミンであり，ビタミンA，ビタミンD，ビタミンKは脂溶性ビタミンである．

尿の生成

377
102回 午前77
112回 午前76

腎臓の糸球体では濾過が行われ，原尿が生成されており，尿細管では再吸収や再分泌が行われ，老廃物の排泄や電解質・水分が調節されている．

378
100回 午後83
101回 午後28
104回 午前29
105回 午前83

腎臓では，尿の生成や酸塩基平衡の腎性調節のほかに，ビタミンD活性化やレニンとエリスロポエチンの分泌が行われている．

379
96回 午後13
99回 午前26
100回 午後83
101回 午後28
112回 午前53

腎動脈硬化や血管収縮，血圧低下などで腎血流が減少すると，レニンの分泌が促進されて血圧が上昇し，酸素の運搬量を増やそうとして赤血球の分化を促進するサイトカインとして働くエリスロポエチンの分泌も促進される．

体液量の調節

380
94回 午後13
95回 午後12
99回 午前27
100回 午前28
101回 午後29
102回 午前77
104回 午前27
104回 午前50
106回 午前30
106回 午後27
107回 午後69

バソプレシン（抗利尿ホルモン）は，腎の集合管に作用して水の再吸収を促し，尿量を減少させ，アルドステロンは腎の集合管に作用し，Na^+の再吸収を促して血液を高浸透圧にする．

排尿

381 □□□
104回 午後28

膀胱は，恥骨結合の後ろにある嚢状の器官で，粘膜，3層の筋層，外膜からなり，粘膜は移行上皮である．膀胱底部の尿管開口部と内尿道口を囲む膀胱三角は膀胱炎や膀胱癌や好発し，過活動膀胱にも関与する．

382 □□□
97回 午後13
106回 午後75
108回 午前83
109回 午前78
112回 午後75

排尿と排便を促進する神経は副交感性の骨盤神経で，平滑筋である内尿道括約筋・内肛門括約筋を弛緩させ，膀胱壁の排尿筋の収縮，直腸の蠕動を促進する．

体温の調節

383 □□□
99回 午前85
100回 午前26
105回 午後68

同化反応促進や運動に伴う筋収縮ではエネルギー源であるATPが消費されて体温は上昇する．

384 □□□
100回 午前26
102回 午前87
109回 午前28
112回 午前77
113回 午後38

体温上昇で皮膚の血管は拡張し，血流が増加するため皮膚は赤くなる．体温調節に関与する汗腺はエクリン腺で，発汗は不感蒸泄に含まれない．アポクリン腺は腋窩や外陰部に分布し，体温調節には関与しない．

385 □□□
101回 午前100～102
109回 午後28
112回 午前77

外気温が体温より高い場合は，体表面からの熱放散だけではうつ熱が生じるおそれがあるため，発汗による気化熱で体温を下げる．

必修問題

人体の構造と機能

疾病の成り立ちと回復の促進

健康支援と社会保障制度

基礎看護学

成人看護学

老年看護学

小児看護学

母性看護学

精神看護学

地域・在宅看護論／在宅看護論

看護の統合と実践

386

104回 午前28
105回 午前68
109回 午前28
110回 午後13　必修
111回 午前15　必修
112回 午前77
113回 午後77

外気温が体温より低い場合や体温のセットポイントが上昇した場合は交感神経が興奮して筋肉が収縮し，悪寒・戦慄（シバリング，ふるえ）が起こり，立毛筋も収縮する．

内分泌器官の構造とホルモンの機能

387

100回 午前11　必修
103回追試 午前11　必修
105回 午前11　必修

涙腺や乳腺，消化腺，前立腺などの腺細胞から分泌されたものが導管を通って外皮（皮膚，粘膜）上に放出されることを外分泌といい，甲状腺などからホルモンが血液中に放出されることを内分泌という．

388

101回 午後29
104回 午後65
109回 午前48

下垂体前葉からは副腎皮質刺激ホルモン（ACTH），甲状腺刺激ホルモン（TSH），性腺刺激ホルモン（ゴナドトロピン；Gn）などの刺激ホルモンが分泌される．

389

101回 午後28
101回 午後29
104回 午後27
104回 午後50
104回 午後29
104回 午後83
106回 午前30
109回 午前6　必修
113回 午後76
113回 午後73

成長ホルモンや乳腺での乳汁の産生を促すプロラクチンは下垂体前葉から分泌される．
下垂体後葉からはバソプレシン（抗利尿ホルモン）と，射乳や子宮収縮を促すオキシトシンが分泌される．

390

99回 午前27
102回 午後26
103回 午後82
110回 午後13　必修
113回 午後73

甲状腺から分泌される甲状腺ホルモンは代謝を亢進させて体温上昇にかかわり，カルシトニンは骨形成を促進させて血中カルシウム濃度を低下させ，骨密度を上昇させる．

391 ☐☐☐

副甲状腺（上皮小体）から分泌されるパラソルモンは骨吸収を促進させて血中カルシウム濃度を上昇させ，骨密度を低下させる．

392 ☐☐☐

膵臓から分泌されるホルモンは，肝グリコーゲンを分解して血糖を上昇させるグルカゴン，血糖値を下げるインスリン，グルカゴンとインスリンの分泌を抑制するソマトスタチンである．

393 ☐☐☐

副腎皮質からは，ステロイドホルモンである糖質コルチコイド，アルドステロン，アンドロゲンが分泌され，副腎髄質からはカテコールアミンであるアドレナリン，ノルアドレナリンが分泌される．

394 ☐☐☐

低血糖のときには視床下部から副腎皮質刺激ホルモン放出ホルモン（CRH）が放出され，下垂体前葉から副腎皮質刺激ホルモン（ACTH）が放出される．

395 ☐☐☐

血糖値の上昇に反応し，血糖の低下，グリコーゲンや体脂肪の合成の促進にかかわるホルモンはインスリンである．

必修問題

人体の構造と機能

疾病の成り立ちと回復の促進

健康支援と社会保障制度

基礎看護学

成人看護学

老年看護学

小児看護学

母性看護学

精神看護学

在宅看護論／地域・在宅看護論

看護の統合と実践

396 □□□

106回 午後27
107回 午前69

副腎皮質から分泌されるアルドステロンは,
アンギオテンシンⅡによって分泌が促進され,
腎臓の集合管でナトリウムの再吸収と
カリウムの排泄を促す.

397 □□□

95回 午後12
98回 午前16
103回 午前82
106回 午後113
109回 午後29
110回 午後83

血圧上昇にかかわるホルモンは，レニン，
アルドステロン，バソプレシン，アドレナリン，
ノルアドレナリンなどであり，
血圧を低下させるホルモンはアセチルコリン，
心房性ナトリウム利尿ペプチドである.

女性の生殖器系の構造と機能

398 □□□

92回 午後14
94回 午後14
107回 午前69
110回 午前57

卵巣からは子宮内膜の増殖や骨密度の維持などに
かかわるエストロゲンと，基礎体温の上昇や妊娠の
維持にかかわるプロゲステロンの2種類のホルモン
が分泌される.

男性の生殖器系の構造と機能

399 □□□

96回 午後14
105回 午前30
106回 午前30

男性ホルモンのテストステロンを分泌するのは精巣
のライディッヒ細胞であり，前立腺，カウパー腺，
精嚢では精液がつくられる.

400 □□□

95回 午後14
96回 午後14
97回 午後14
105回 午前30
111回 午前80

精子は卵胞刺激ホルモン（FSH）の刺激を受けて
精巣の精細管でつくられ，精巣上体で成熟し貯蔵され，
精液とともに尿管を通って射出される.

CHAPTER 3

疾病の成り立ちと回復の促進

疾病の要因

401 □□□
99回 午後73
100回 午前30
111回 午後81

疾病の内因は遺伝や免疫など個人の持つ素因である.
外因は外から身体に作用するもので,
化学的要因である喫煙や発癌物質,
物理的要因である紫外線や放射線,
生物学的要因であるウイルスのほか,
ストレスなどがある.

402 □□□
100回 午前77
103回追試 午後83

喫煙とストレスは高血糖と高血圧を引き起こすため,
糖尿病, 脂質異常症, 動脈硬化, 血栓症が生じやすく,
虚血性心疾患のリスクが高いほか, 免疫抑制が生じ
るために感染症の発症や発癌のリスクも高い.

細胞の障害

403 □□□
100回 午前43
103回追試 午後31

創傷治癒の一次治癒は, 組織の欠損が少なく瘢痕を
残さないが, 二次治癒では組織欠損が大きいため,
肉芽組織量が多く, 瘢痕を形成する.

生体の障害

404 □□□
89回 午後24

ショックは急性の全身性の循環不全であるため,
播種性血管内凝固症候群 (DIC) や
多臓器不全 (MOF) を合併しやすい.

405 □□□
89回 午後19
101回 午後100
103回追試 午前34
105回 午後14 必修
105回 午後91
107回 午後72
108回 午後14 必修
113回 午後100～102

うっ血性心不全では
毛細血管静水圧上昇による浮腫がみられ,
ネフローゼ症候群や低栄養で低アルブミン血症の
場合は, 血漿膠質浸透圧低下による浮腫がみられる.

必修問題

人体の構造と機能

疾病の成り立ちと回復の促進

健康支援と社会保障制度

基礎看護学

成人看護学

老年看護学

小児看護学

母性看護学

精神看護学

在宅看護論/地域・在宅看護論

看護の統合と実践

406
□□□

89回 午後19
108回 午後14　必修

虫刺されや熱傷による浮腫は血管の透過性の亢進が生じて起こる，
炎症性浮腫（血管壁の透過性亢進による浮腫）であり，
発赤を伴う．

407
□□□

85回 午後15
89回 午後15
103回 午前45
110回 午後85
111回 午前41

組織が傷害されると細胞から炎症性サイトカイン
（ケミカルメディエーター）が放出され，血管壁の
透過性の亢進が生じて局所に発赤，腫脹（浮腫），
発熱，疼痛を四徴とする炎症が起こる．疼痛にも関
与する炎症物質プロスタグランジンは視床下部の体
温調節中枢に作用し発熱させる．

408
□□□

92回 午後16
106回 午後76
109回 午前24　必修
112回 午前16　必修

急性炎症は炎症の四徴と機能障害が顕著で
CRP（C反応性蛋白）の上昇がみられ，
好中球と単球の浸潤が著しく，慢性炎症では
炎症の四徴は不明瞭でリンパ球と単球，形質細胞の
浸潤が顕著である．

409
□□□

102回 午後29
108回 午前31

橈骨神経麻痺では下垂手，正中神経麻痺では猿手，
尺骨神経麻痺では鷲手がみられる．

410
□□□

95回 午前94　　102回 午後46
98回 午後17　　106回 午後43
99回 午前32　　109回 午後50
100回 午前82　　110回 午後75
101回 午後33　　111回 午後14　必修

花粉症，アトピー性皮膚炎，じんま疹，食物アレル
ギー，アナフィラキシーはI型アレルギーで，IgE抗
体が関与し，ヒスタミンが放出されて好酸球が増加
する．

411

95回 午前81
102回 午前22　必修
106回 午後42
108回 午前30
112回 午前78

低血糖では，異常な空腹感，脱力感，
手指の振戦（ふるえ），発汗（冷汗），動悸（頻脈）
などの自律神経症状がみられる．

412

96回 午後43
102回 午前22　必修
105回 午後103
112回 午後91

高血糖症状では尿中への水分喪失が増加するため，
口渇，多飲，多尿がみられ，脱水のための頻脈や，
高浸透圧高血糖状態（HHS）が生じることもある．

413

103回追試 午前17
104回 午前47
107回 午後44
111回 午前85
112回 午後19　必修

長期安静臥床では呼吸の減弱や心拍出量の減少によ
る起立性低血圧，筋萎縮，骨密度低下に伴う低カル
シウム血症，深部静脈血栓症などの廃用症候群が生
じる危険性がある．

414

102回 午前115
103回追試 午後94
112回 午後19　必修

関節の拘縮は長期安静による廃用性萎縮として生じ，
骨折直後にはみられない．関節拘縮を予防するため
には，関節可動域（ROM）訓練を行う．

415

95回 午後17

上皮性悪性腫瘍を癌腫，
非上皮性悪性腫瘍を肉腫といい，
どちらも一般に癌という．

416
101回 午後34
107回 午前14　必修
109回 午後79

消化器系の癌は血行性に肝転移しやすく，
乳癌や前立腺癌は血行性に骨転移しやすい．

417
103回 午前33
109回 午前21　必修

左鎖骨上窩にみられるウィルヒョウ転移は，
消化器系の癌のリンパ性転移であり，
シュニッツラー転移は播種性転移である．

418
103回 午前33

卵巣にみられるクルッケンベルグ腫瘍は，
上部消化管の癌が血行性またはリンパ行性に
転移したものである．

419
102回 午後80
107回 午後69

放射線被曝後，長期の観察が必要な晩発障害には，
生殖器障害，白血病，肺癌，乳癌，骨肉腫，白内障，
慢性白血球減少症のほかに，小児の甲状腺癌が
注目されている．

420
101回 午前28

一酸化炭素は酸素よりもヘモグロビンと結合しやす
く，一酸化炭素中毒では皮膚はピンク色でSpO_2の
値は正常値になる．

必修問題

人体の構造と機能

疾病の成り立ちと回復の促進

健康支援と社会保障制度

基礎看護学

成人看護学

老年看護学

小児看護学

母性看護学

精神看護学

在宅看護論／地域・在宅看護論

看護の統合と実践

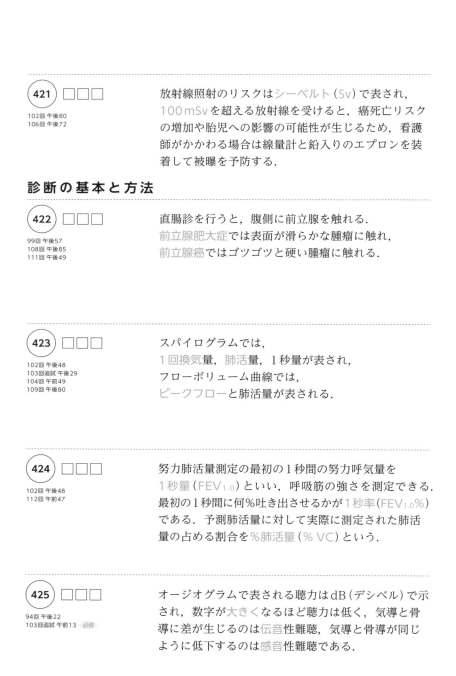

421 ☐☐☐
102回 午後80
106回 午後72

放射線照射のリスクはシーベルト (Sv) で表され，
100 mSv を超える放射線を受けると，癌死亡リスク
の増加や胎児への影響の可能性が生じるため，看護
師がかかわる場合は線量計と鉛入りのエプロンを装
着して被曝を予防する．

診断の基本と方法

422 ☐☐☐
99回 午後57
108回 午後85
111回 午後49

直腸診を行うと，腹側に前立腺を触れる．
前立腺肥大症では表面が滑らかな腫瘤に触れ，
前立腺癌ではゴツゴツと硬い腫瘤に触れる．

423 ☐☐☐
102回 午後48
103回追試 午後29
104回 午前49
109回 午後80

スパイログラムでは，
1回換気量，肺活量，1秒量が表され，
フローボリューム曲線では，
ピークフローと肺活量が表される．

424 ☐☐☐
102回 午後48
112回 午前47

努力肺活量測定の最初の1秒間の努力呼気量を
1秒量 (FEV$_{1.0}$) といい，呼吸筋の強さを測定できる．
最初の1秒間に何%吐き出させるかが1秒率 (FEV$_{1.0}$%)
である．予測肺活量に対して実際に測定された肺活
量の占める割合を%肺活量 (% VC) という．

425 ☐☐☐
94回 午後22
103回追試 午前13　必修

オージオグラムで表される聴力はdB (デシベル) で示
され，数字が大きくなるほど聴力は低く，気導と骨
導に差が生じるのは伝音性難聴，気導と骨導が同じ
ように低下するのは感音性難聴である．

必修問題

人体の構造と機能

疾病の成り立ちと回復の促進

健康支援と社会保障制度

基礎看護学

成人看護学

老年看護学

小児看護学

母性看護学

精神看護学

在宅看護論 地域・在宅看護論

看護の統合と実践

104回 午前51
105回 午前69
105回 午前87
106回 午前85
109回 午後52

眼底検査では，網膜や視神経乳頭の状態，動脈硬化を直視できる．前処置として抗コリン薬を点眼して散瞳させるため，羞明が強くなる．

薬物の特性

93回 午前111
109回 午前52
111回 午後56
112回 午前17　必修

薬物動態には，分布に影響する血液中のアルブミン濃度や，代謝に影響する肝機能と，排泄に影響する腎機能が関係する．

102回 午後79
110回 午前17　必修
112回 午後17　必修

経口内服すると薬物は消化管で吸収され，門脈を通って肝臓に送られる．肝臓で代謝を受けることによる初回通過効果のために作用発現が穏やかになる．

112回 午前28

薬理効果が発現する時間の目安となるのは最高血中濃度到達時間であり，薬物の分解，排泄の速さの指標となるのは，生物学的半壊期（血中濃度半壊期）である．

430

94回 午前61
107回 午前22　必修

塩化カリウムや，抗不整脈薬として使用されるリドカインはワンショット禁止であり，必ず希釈してゆっくり点滴静注する．

431 ☐☐☐

99回 午前17　必修
106回 午後115

高カリウム血症は不整脈（徐脈）を引き起こし，
心停止につながる恐れがある．低カリウム血症は
筋力低下，不整脈（心室細動）を引き起こすおそれ
がある．

432 ☐☐☐

103回 午前52
105回 午前87
107回 午前45
110回 午前43
110回 午前54

易感染性が生じる薬物として
抗癌薬，副腎皮質ステロイドのほか，
抗甲状腺薬（チアマゾール），抗リウマチ薬，
血小板凝集阻害薬のチクロピジン，
非定型抗精神病薬（クロザピン）などがある．

433 ☐☐☐

100回 午前102
101回 午前68
103回 午前52

副腎皮質ステロイドの副作用には易感染性があるた
め，水痘や麻疹などの感染症に対しては禁忌である．

434 ☐☐☐

97回 午前114
102回 午前48
104回 午後46
112回 午後47

吸入ステロイド薬は内服や外用に比べて全身性の副
作用は少ないが，口腔カンジダがみられやすいため，
吸入後に含嗽を行って口腔粘膜に付着した薬剤の除
去を行う．

435 ☐☐☐

99回 午後75
106回 午後120
112回 午後76

副腎皮質ステロイドを長期間服用すると副腎皮質刺
激ホルモン（ACTH）の分泌が減少し，副腎皮質が萎
縮してコルチゾルの分泌が減少するため，服用を急
に中止すると，離脱症状でショックを起こす可能性
がある．

必修問題

人体の構造と機能

疾病の成り立ちと回復の促進

健康支援と社会保障制度

基礎看護学

成人看護学

老年看護学

小児看護学

母性看護学

精神看護学

在宅看護論／地域・在宅看護論

看護の統合と実践

436 □□□

102回 午後38
107回 午後106

中枢性鎮咳薬であるリン酸コデインは市販薬にも含まれるが，麻薬であるため依存性があるので注意が必要である．副作用は，便秘や呼吸抑制である．

437 □□□

95回 午後85
102回 午後74
103回 午後31
110回 午後16 　必修

降圧利尿薬はナトリウムの排泄を促進して尿量を増やすため，血中ナトリウム濃度は低下する．スピロノラクトンなどカリウム保持性利尿薬は，副作用として高カリウム血症を引き起こす．

438 □□□

95回 午前85
102回 午後74
104回 午後22 　必修
110回 午後16 　必修

ジギタリス（ジゴキシン）と併用注意の利尿薬は，低カリウム血症を引き起こすループ系（フロセミド：ラシックス）とサイアザイド系（トリクロルメチアジド：フルイトラン）である．

439 □□□

102回 午後50
104回 午前104
104回 午後84
110回 午後62
112回 午後50

抗コリン作用があり散瞳作用があるアトロピンや三環系抗うつ薬，ベンゾジアゼピン系全身麻酔薬（ミダゾラム），抗てんかん薬（トピラマート），毛様体浮腫を起こすスルホンアミド系薬剤などは副作用として緑内障がみられる．

440 □□□

95回 午前93
98回 午後22
102回 午後24 　必修
107回 午後16 　必修
113回 午前17 　必修

NSAIDs（非ステロイド性抗炎症薬）の副作用では共通して消化性潰瘍がみられやすく，インドメタシンでは，めまい，肝障害，腎障害にも気をつける．

441 ☐☐☐
95回 午後22
97回 午後46
103回 午前15　必修
113回 午後16　必修

市販の鎮痛薬・風邪薬などに含まれる低用量
アスピリンには抗血小板作用があるため，
抗血栓薬の併用や出血を伴う検査や手術などの
治療時は注意する．

442 ☐☐☐
100回 午前14　必修
109回 午前60

サリチル酸（アスピリン），メフェナム酸，
ジクロフェナクナトリウムは，ライ症候群や
インフルエンザ脳症との関与が疑われるため，
小児のインフルエンザには使用しない．

443 ☐☐☐
103回追試 午後48

鎮痛薬や小児の解熱剤として用いられる
アセトアミノフェンは，安全性が比較的高いが，
副作用に肝障害，腎障害，心筋障害がある．

444 ☐☐☐
97回 午前37
102回 午後38
110回 午後39

アレルギー疾患に用いられるH_1ブロッカー，消化性
潰瘍に用いられるH_2ブロッカーなどの抗ヒスタミン
薬は，眠気を生じるため高齢者の転倒の原因となり，
アルコールと併用すると有害作用が強く出る．

445 ☐☐☐
102回 午後103
103回追試 午後80
111回 午前115

レボドパ（L-dopa）の副作用で最も多いのは
不随意運動であり，起立性低血圧や便秘もみられる．
レボドパ（L-dopa）使用時は，ビタミンB_6
を多く含むアボカドなどの摂取に注意する．

必修問題

人体の構造と機能

疾病の成り立ちと回復の促進

健康支援と社会保障制度

基礎看護学

成人看護学

老年看護学

小児看護学

母性看護学

精神看護学

在宅看護論／地域・在宅看護論

看護の統合と実践

446

103回追試 午後80
105回 午後17 必修
110回 午前17 必修
112回 午前92

カルシウム拮抗薬 (ニフェジピン) や
免疫抑制薬 (シクロスポリン, タクロリムス) 使用時は,
グレープフルーツジュースの摂取を禁止する.

447

104回 午前16
105回 午後58
108回 午後16 必修
112回 午後50
113回 午後25 必修

抗てんかん薬フェニトインの副作用には,
多毛や歯肉の肥厚などがみられる.

448

91回 午前92
95回 午後25
97回 午前94
103回 午後95
112回 午後50

抗癌薬の副作用としてシスプラチンの尿細管壊死,
シクロホスファミドでは出血性膀胱炎, ビンクリス
チンでは末梢神経障害がみられる.

449

97回 午前94
109回 午前53
112回 午後50

関節リウマチの治療薬メトトレキサートや,
ブスルファン, ブレオマイシン, ゲフィニチブなど
の抗癌薬の副作用として, 間質性肺炎や肺線維症が
みられる.

450

91回 午前92
103回 午後95
112回 午後50

抗癌薬イリノテカンの副作用には
下痢と間質性肺炎がみられ,
ドキソルビシン, ダウノルビシンの副作用には
心筋障害がみられる.

451
94回 午後1

抗癌薬による顆粒球減少には，
顆粒球コロニー刺激因子（G-CSF）を用いる．

452
102回 午前79
103回 追試午後14 必修

ペニシリンの有害作用には，ペニシリンショックに
よる呼吸困難や抗菌スペクトルが広いための
菌交代症による下痢がみられることがある．

453
93回 午後20
96回 午後20
102回 午後38
107回 午後29

アミノグリコシド系抗結核薬ストレプトマイシンの
副作用は，第Ⅷ脳神経障害による難聴であり，
エタンブトールの副作用は視力障害である．

454
93回 午後20

抗結核薬のイソニアジドの副作用として末梢神経炎，
リファンピシンとピラジナミドの副作用として
肝障害がみられる．

455
102回 午後38
109回 午後43
112回 午前78

インスリンやスルホニル尿素薬などの経口血糖降下
薬使用時には，低血糖に注意し，高カロリー輸液で
は高血糖に注意する．

必修問題

人体の構造と機能

疾病の成り立ちと回復の促進

健康支援と社会保障制度

基礎看護学

成人看護学

老年看護学

小児看護学

母性看護学

精神看護学

在宅看護論／地域・在宅看護論

看護の統合と実践

456 □□□
96回 午後41

β刺激薬の代表はイソプロテレノールで，強心作用や気管支拡張作用がある．

457 □□□
103回 午前30

左心室の収縮力を抑制するβ遮断薬の代表は，プロプラノロールで，降圧，抗不整脈，気管支収縮作用があるため，気管支喘息や心不全には禁忌である．

458 □□□
101回 午後100
101回 午後102
104回 午後34

α遮断薬には血管拡張作用があり，カルシウム拮抗薬には血管拡張作用や心収縮抑制作用がある．

459 □□□
97回 午前37

降圧薬である，カプトプリルなどのACE阻害薬は，副作用に咳嗽や発疹がある．

治療方法

460 □□□
95回 午前100
97回 午前111
98回 午後59
104回 午前53

子宮や膀胱など骨盤内腔の手術後は，骨盤神経麻痺による排尿障害が生じやすい．

医療による健康被害

461 □□□

93回 午後18
95回 午後19
100回 午前81

輸血による感染防止対策で検査されるのは,
梅毒, C型肝炎, B型肝炎, エイズ, 成人T細胞白血
病, ヒトパルボウイルスB19(リンゴ病の病原)である.

呼吸器系の疾患の病態と診断・治療

462 □□□

98回 午前77
100回 午後106
102回 午後71
104回 午後100
108回 午後100
112回 午後103

SpO_2 91%以下は喘息の大発作であり, 起坐位を保
って呼吸を安楽にし, 水分補給や気管支拡張薬など
を(経静脈的)点滴で投与する.

463 □□□

98回 午前106
103回 午後42
105回 午後100

急性呼吸不全が生じる気管支喘息での気管支収縮な
どによる気道狭窄では連続性副雑音, 痰の貯留があ
るときには粗い断続性副雑音が聴取される.

464 □□□

100回 午前20
103回 午後44
104回 午前24
105回 午前93
108回 午前41

痰の喀出を促すためには, 去痰薬やネブライザー,
体位ドレナージなどによる排痰に対する支援が
行われる.

465 □□□

107回 午後28
110回 午後44
112回 午前23

$PaO_2 \leqq 60mmHg$ は呼吸不全であり, 酸素療法の適
応となる.
$PaCO_2 \leqq 45mmHg$ はⅠ型呼吸不全,
$PaCO_2 > 45mmHg$ はⅡ型呼吸不全である.

必修問題

人体の構造と機能

疾病の成り立ちと回復の促進

健康支援と社会保障制度

基礎看護学

成人看護学

老年看護学

小児看護学

母性看護学

精神看護学

在宅看護論／地域・在宅看護論

看護の統合と実践

466

96回 午後21
101回 午後52
101回 午前98
102回 午後48
104回 午前49
106回 午後28
107回 午前98
112回 午前47

閉塞性換気障害を生じる肺疾患では呼気性呼吸困難と湿性咳嗽がみられ，肺コンプライアンスが上昇するため肺の弾性収縮力が低下して1秒率（FEV$_{1.0}$%）が低下する.

467

94回 午前84
96回 午後21
103回 午前92
104回 午後50
105回 午前91
105回 午後100
106回 午後28
107回 午前42
110回 午後44
111回 午後43
112回 午後97
113回 午前94

慢性肺気腫などの慢性閉塞性肺疾患（COPD）は，喫煙との関係が深く，残気量の増加とビール樽状胸郭がみられ，呼気は延長し，PaCO$_2$上昇（高二酸化炭素血症）により呼吸性アシドーシスになりやすい.

468

100回 午前53
100回 午前102
101回 午前52
103回 午前91
108回 午後101

肺気腫，COPDや，気管支喘息の発作時などの閉塞性肺疾患の呼気性呼吸困難に対しては口すぼめ呼吸と腹式呼吸を指導し，排痰を促す支援を行う.

469

97回 午前98
102回 午後48
107回 午前91・92
112回 午前47
113回 午後91

拘束性換気障害を生じる肺疾患には間質性肺炎，肺線維症などがあり，肺コンプライアンスが低下し，吸気性呼吸困難と乾性咳嗽がみられ，%肺活量（% VC）が低下する.

470

102回 午後92
105回 午後13 必修

肺水腫では夜間発作性呼吸困難と，初期には乾性咳嗽がみられ，進行すると血性泡沫様痰がみられる.

471 □□□

気胸は突然の胸痛と呼吸困難で発症する. 事故や肺切除術に伴う外傷性気胸や, やせ型の若い男性に多い自然気胸がある.

472 □□□

肺癌で最も多い腺癌は喫煙との関係は少なく, 非喫煙者や女性に多い.
最も予後が悪い肺癌は小細胞癌である.

心臓の疾患の病態と診断・治療

473 □□□

心室中隔欠損や僧帽弁閉鎖不全では収縮期心雑音, 僧帽弁狭窄症や三尖弁狭窄, 大動脈弁閉鎖不全症では拡張期心雑音が聴取される.

474 □□□

僧帽弁疾患の既往がある場合や心房細動がみられる場合は, 左心房に血栓が生じやすく, 脳塞栓や下肢動脈閉塞を引き起こしやすい.

475 □□□

急性心筋梗塞では, 心電図ではSTが上昇し, 心筋壊死が生じるため, 心筋マーカーのトロポニンT, クレアチンキナーゼ (CK, CPK), AST (GOT), LDHなどの血清酵素の上昇がみられる.

必修問題

人体の構造と機能

疾病の成り立ちと回復の促進

健康支援と社会保障制度

基礎看護学

成人看護学

老年看護学

小児看護学

母性看護学

精神看護学

在宅看護論 地域・在宅看護論

看護の統合と実践

476 ☐☐☐

97回 午前115
100回 午後94
104回 午後94
107回 午前115
112回 午前80

心筋梗塞では6時間以内，脳血栓では4.5時間以内に血栓溶解薬（t-PAなど）を使用するのが効果的である．

477 ☐☐☐

96回 午前87
102回 午前84
103回 午後33
105回 午後13 必修
105回 午前91
109回 午前95
111回 午後18 必修
111回 午後112

左心不全では最初に肺うっ血がみられ，息切れ，喘息様の咳嗽，起坐呼吸，夜間発作性呼吸困難が起こる．

478 ☐☐☐

102回 午前84
104回 午前91
105回 午後13 必修
105回 午前91
109回 午前95

右心不全では最初に両下肢の浮腫がみられ，頸静脈怒張，顔面・上肢の浮腫，肝腫大などが現れる．

血管系の疾患の病態と診断・治療

479 ☐☐☐

97回 午前33
102回 午前84
103回 午後94
112回 午前48
113回 午後94

上大静脈症候群は，パンコースト型肺癌や右頸部の腫瘤による圧迫で生じ，頸静脈の怒張や顔面・上肢の浮腫がみられる．
パンコースト型肺癌では上肢の疼痛やホルネル症候群（縮瞳，眼瞼下垂，顔面・手掌の発汗減少）もみられる．

480 ☐☐☐

107回 午前28
111回 午前82
113回 午前79

大動脈解離では，中膜に解離が起こり，血管内の真腔に対する偽腔が形成されて血液が流れ込む．
上行大動脈に解離があるStanford〈スタンフォード〉分類A型では緊急手術を要する．原因疾患には高血圧，マルファン症候群，ベーチェット病などがある．

481 ☐☐☐

102回 午前80
103回 午前32
110回 午後76

下肢に好発する閉塞性動脈硬化症の症状は，
末梢の冷感やしびれ感，間欠性跛行，
安静時疼痛などである．

482 ☐☐☐

98回 午前51
106回 午後62
110回 午前118
112回 午後119
113回 午前73

圧挫症候群（クラッシュシンドローム）は，
高カリウム血症により心室細動や心停止が起こり，
高ミオグロビン血症により急性腎不全を生じる危険
性が高い．

483 ☐☐☐

100回 午前80
101回 午前31
103回 午前32
110回 午前93
110回 午後112
113回 午前73

長時間の安静臥床後や脱水がある場合，災害時に自
家用車で宿泊している場合は，下肢（深部）静脈血栓が
肺動脈を閉塞する肺塞栓症が生じる危険性がある．

血圧異常の病態と診断・治療

484 ☐☐☐

94回 午前144
95回 午前111
100回 午後17 　必修
104回 午前47
106回 午前74

起立性低血圧は，脱水などによる循環血液量減少，
抗コリン薬，ニトログリセリンなどの血管拡張薬，
利尿薬の副作用，パーキンソン病の自律神経症状，
廃用症候群などでみられる．

ショックの病態と診断・治療

485 ☐☐☐

94回 午前81
99回 午後74
105回 午後45
105回 午後12 　必修
108回 午後28
110回 午後41
113回 午後83

心筋梗塞，心室細動，急性心不全などでは
心原性ショック，心タンポナーデや気胸では
拘束（閉塞）性ショックがみられ，
中心静脈圧（CVP）が上昇する．

必修問題

人体の構造と機能

疾病の成り立ちと回復の促進

健康支援と社会保障制度

基礎看護学

成人看護学

老年看護学

小児看護学

母性看護学

精神看護学

在宅看護論／地域・在宅看護論

看護の統合と実践

486　□□□

95回 午後15
99回 午後74
105回 午後12　必修
108回 午前91
108回 午後118
109回 午後87

大量出血や広範囲熱傷，脱水では低容量性（循環血液量減少性）ショックがみられ，中心静脈圧（CVP）は低下し，末梢血管抵抗は増大する．

487　□□□

95回 午後15
99回 午後74
111回 午後14　必修

末梢血管抵抗が低下するのは，細菌感染で起こる敗血症性（エンドトキシン）ショックとⅠ型アレルギーのアナフィラキシーショックである．

488　□□□

99回 午後74
110回 午前28
110回 午前75
111回 午後43
113回 午後83

敗血症性（エンドトキシン）ショックは，全身炎症性反応が認められ，皮膚が紅潮して温かいためにウォームショックとよばれる．どのショックでも，ショック状態が続くと多臓器不全が生じる．

489　□□□

100回 午前82
102回 午後46
105回 午後12　必修
108回 午後84
111回 午後14　必修
113回 午前43

スズメバチの毒やペニシリンによるショックはⅠ型アレルギーのアナフィラキシーショックで，抗原に感作後数分で気道粘膜に浮腫が生じ，窒息するリスクがある．抗原に曝露したら30分は観察する．

上部消化管の疾患の病態と診断・治療

490　□□□

106回 午後79
108回 午前18　必修
109回 午後88

胃食道逆流症は下部食道括約筋の弛緩が原因となる．治療は胃酸分泌を抑えるプロトンポンプ阻害薬やH₂受容体拮抗薬が用いられる．バレット上皮がみられる場合は食道腺癌の発生リスクが高い．

下部消化管の疾患の病態と診断・治療

491 ☐☐☐

99回 午前84
101回 午前33
103回 午前40
103回追試 午前79
104回 午前38
110回 午後27

腸閉塞やイレウスでは，立位での腹部単純X線撮影で共通してニボー像を認めるが，腹部聴診における金属音は機械的腸閉塞のみで認められる．

492 ☐☐☐

101回 午前33
104回 午後38
110回 午後27
112回 午後25 必修

腸の通過障害は，機械的閉塞による腸閉塞と，腸管麻痺によるイレウスに分類される．腸閉塞は，癒着性腸閉塞などの単純性腸閉塞や，絞扼性腸閉塞などの複雑性腸閉塞に分類される．

493 ☐☐☐

95回 午前99
98回 午前26
100回 午前52
101回 午前33

全身麻酔やモルヒネ使用，脊髄損傷では腸管麻痺によるイレウスが生じ，開腹術後や腹膜炎では癒着性腸閉塞が生じやすい．

494 ☐☐☐

102回 午前86
103回追試 午前81
109回 午前46

急性虫垂炎は心窩部痛からはじまり右下腹部痛への移動がみられ，白血球数とCRPの上昇，ブルンベルグ徴候などの腹膜刺激症状を認める．

495 ☐☐☐

103回 午後86
112回 午後38

クローン病は口腔から肛門までの消化管に縦走潰瘍や敷石状病変などが非連続性にみられる．
腸管合併症として末梢関節炎，強直性脊椎炎症，貧血，口腔内アフタ，皮膚症状，虹彩炎などがある．

必修問題

人体の構造と機能

疾病の成り立ちと回復の促進

健康支援と社会保障制度

基礎看護学

成人看護学

老年看護学

小児看護学

母性看護学

精神看護学

在宅看護論 地域・在宅看護論

看護の統合と実践

496 □□□

95回 午後23
103回 午後86
104回 午後38
106回 午後82
107回 午後12　必修
113回 午後82

潰瘍性大腸炎は大腸のみに病変がみられ，
直腸に好発し，初発症状は粘血便で，長期化すると
大腸癌のリスクが高まる．
大腸癌検診では便潜血検査が行われる．

497 □□□

95回 午前17　　106回 午後82
95回 午後23　　107回 午後12　必修
96回 午後18　　108回 午前49
97回 午前40　　110回 午後79
103回 午後86

指定難病であるクローン病と潰瘍性大腸炎は
若年者に多く，共通して滲出性下痢や貧血がみられる．
遺伝性のある家族性大腸ポリポーシスなどの
大腸腺腫は，癌化しやすい．

肝臓・胆・膵臓の疾患の病態と診断・治療

498 □□□

96回 午前95
104回 午後34
105回 午後16　必修
106回 午後51
113回 午前15　必修

経口感染するＡ型肝炎は生ガキからの感染が多く，
基本治療は安静だが，劇症肝炎を生じることがある．
血液感染するＢ型・Ｃ型肝炎ウイルスには
インターフェロンを用いるが，自殺企図に注意する．

499 □□□

93回 午後44
96回 午前90
99回 午前56
103回 午後84
107回 午後72
108回 午後91
110回 午前42
110回 午後86
112回 午前50

肝硬変では，蛋白質代謝障害に伴う血液凝固異常，
血清アルブミン合成障害に伴う血漿膠質浸透圧低下
による浮腫，門脈圧亢進による食道静脈瘤，ホルモ
ン代謝障害による手掌紅斑やクモ状血管腫，アンモ
ニア代謝障害による血中アンモニア値上昇が生じる．

500 □□□

96回 午前90
103回 午後84
110回 午前42
110回 午後86
112回 午前50
112回 午後91

肝硬変などで肝機能が低下すると，
アルブミン合成障害による低アルブミン血症に伴う
腹水，アンモニアの代謝障害による羽ばたき振戦や
肝性昏睡がみられる．

501 ☐☐☐

103回追試 午前81
104回 午後51
111回 午前87
113回 午前91

胆道癌(胆管癌, 膵頭部癌)では, 無痛性の胆囊腫大であるクールボアジェ徴候が認められる.
急性胆管炎では, 腹痛(右上腹部痛), 発熱, 黄疸胆石症のシャルコー3徴がみられる.

502 ☐☐☐

96回 午後15
98回 午後84
99回 午後94
106回 午前91
109回 午前84
110回 午後80
111回 午前45
112回 午後48

急性膵炎の原因はアルコールと胆石で, 激しい上腹部痛と血清アミラーゼの上昇がみられ, 治療は絶食と鎮痛薬である.
慢性膵炎は, 飲酒や喫煙などの生活習慣が関与するため, アルコール制限, 禁煙, 脂肪制限が行われる.

内分泌系の疾患の病態と診断・治療

503 ☐☐☐

103回 午前52
104回 午後83
110回 午前43

クッシング病は下垂体前葉からの副腎皮質刺激ホルモン(ACTH)の分泌過剰によるもので, クッシング症候群は副腎皮質ステロイド薬の副作用などによって生じる.

504 ☐☐☐

98回 午前28
99回 午後30
103回 午前87
105回 午後46
110回 午前43

クッシング病やクッシング症候群では, 血糖上昇, 中心性肥満, 血圧上昇が生じ, アジソン病では, 血糖低下, 体重減少, 血圧低下が生じる.

505 ☐☐☐

93回 午後25
100回 午前83
105回 午前87
105回 午後14 必修
107回 午後86

バセドウ病(グレーブス病)は, 甲状腺機能亢進症であり, 甲状腺腫大, 頻脈(動悸), 眼球突出のメルセブルグの三徴や, 高(心)拍出性心不全が生じる.

必修問題

人体の構造と機能

疾病の成り立ちと回復の促進

健康支援と社会保障制度

基礎看護学

成人看護学

老年看護学

小児看護学

母性看護学

精神看護学

在宅看護論／地域・在宅看護論

看護の統合と実践

506 □□□

96回 午後24
98回 午前58
104回 午後13 必修
107回 午後86

橋本病とクレチン症は，甲状腺機能低下症であり，圧痕を残さない特殊な浮腫である粘液水腫，低血糖，低体温がみられる．

507 □□□

96回 午後8
97回 午前42
101回 午後82
103回追試 午後53
110回 午後13

副甲状腺機能の亢進により，血中カルシウム濃度は上昇し，肝不全や腎不全ではビタミンD活性化不全のため，血中カルシウム濃度は低下する．

代謝異常の疾患の病態と診断・治療

508 □□□

96回 午後43　　109回 午後103
97回 午後70　　110回 午後44
100回 午前112　112回 午前14 必修
104回 午後50　112回 午後91
105回 午後103　113回 午後25 必修
109回 午後14 必修

1型糖尿病の急性合併症の糖尿病ケトアシドーシス（DKA）では，β酸化亢進によってケトン体が増加し，尿中ケトン体陽性，代謝性アシドーシス，代償性のクスマウル呼吸，重炭酸イオンの減少，尿素窒素の増加がみられ，ケトン性昏睡がみられることがある．

509 □□□

98回 午後52
103回追試 午前61

2型糖尿病では食事療法と運動療法から開始するが，1型糖尿病ではインスリン療法から開始し，生涯継続する．

510 □□□

96回 午前91
100回 午前31
101回 午後31
104回 午後30
109回 午前94
109回 午前116
112回 午後93

糖尿病神経障害では末梢神経障害がみられ，自律神経障害や下肢の知（痛）覚が障害されるため，足病変がみられやすい．

511

102回 午後28

脂質異常症と診断されるのは，
中性脂肪（トリグリセリド）または
低比重リポ蛋白（LDL）の高値と，
高比重リポ蛋白（HDL）の低値である．

512

97回 午前35　　110回 午前74
98回 午後53　　110回 午後15　必修
103回追試 午後52　111回 午前45
104回 午後53　　112回 午後78
108回 午前52　　113回 午後37
109回 午前77

痛風発作はアミノ酸や核酸（DNAやRNA）に含まれる
プリン体の代謝異常により血清尿酸値が7.0mg/dL
を超える高尿酸血症で生じる．中年の肥満した男性
に多く，飲酒と激しい運動で誘発される．

513

96回 午前17　必修
101回 午前30
105回 午後71
105回 午後81
107回 午後27
110回 午後25　必修
110回 午後99

ビタミンAの欠乏では夜盲症や皮膚・粘膜の乾燥，
ビタミンDの欠乏ではくる病や骨軟化症が生じる．
ビタミンDの過剰症では高カルシウム血症や
軟組織の石灰化が生じる．

514

103回追試 午後53
104回 午前96

肝不全や腎不全の末期には，ビタミンD活性化が低
下するため，腸でのカルシウムの吸収が阻害され，
骨粗鬆症や出血傾向が生じる．

515

96回 午前17　必修
100回 午後33
101回 午前30
105回 午後71
110回 午前86
110回 午後25　必修
110回 午後62
113回 午前19　必修

ビタミンB$_1$の欠乏では脚気やウェルニッケ脳症，
ビタミンB$_{12}$の欠乏では巨赤芽球性貧血の
悪性貧血や末梢神経障害が生じる．

必修問題

人体の構造と機能

疾病の成り立ちと回復の促進

健康支援と社会保障制度

基礎看護学

成人看護学

老年看護学

小児看護学

母性看護学

精神看護学

在宅看護論／地域・在宅看護論

看護の統合と実践

516 ☐☐☐

101回 午前30
105回 午後71
110回 午後25 必修

ビタミンCの欠乏では壊血病がみられる.
ニコチン酸の欠乏では,皮膚炎,胃腸炎,認知機能障害を伴うペラグラ（ナイアシン欠乏症）が生じる.

517 ☐☐☐

93回 午前138　　105回 午後25 必修
96回 午後16　　　105回 午後71
99回 午後27　　　107回 午後27
101回 午前30　　　110回 午後25 必修
102回 午後72

肝臓で行われる血液凝固第Ⅱ因子プロトロンビンの合成に関与するビタミンKの欠乏では,出血傾向が生じる.ビタミンEの欠乏では貧血や脱毛が生じる.

518 ☐☐☐

96回 午前92
108回 午前52
111回 午後51
113回 午後37

甲状腺疾患に対するヨード制限食では海藻類,昆布加工品,昆布エキス含有食品が禁止される.
痛風に対するプリン体制限食では,肉,魚介類,大豆製品,卵などの蛋白質食品の過剰摂取を避け,肉汁やレバーなども制限する.

体液調節の疾患の病態と診断・治療

519 ☐☐☐

101回 午後82
102回 午前29
104回 午後50
105回 午後83
110回 午前44
113回 午前25 必修

慢性腎不全では乏尿によって酸塩基平衡の腎性調節が不足するため代謝性アシドーシスがみられやすく,代償性にクスマウル呼吸が生じる.

520 ☐☐☐

98回 午前21
101回 午後81
102回 午前29
107回 午後74
110回 午前44
112回 午前27

過換気症候群では,$PaCO_2$低下の代償として体内のアルカリの代表イオンであるHCO_3^-（重炭酸イオン）の減少によりpHが上昇した呼吸性アルカローシスになる.

血液・造血器の疾患の病態と診断・治療

521 ☐☐☐
102回 午後83
109回 午前99

貧血の症状は，ヘモグロビンの減少によって末梢への酸素供給不足が生じるため，四肢冷感，皮膚の蒼白，動悸，息切れ，全身倦怠感などがみられる．

522 ☐☐☐
102回 午後83
109回 午前47
110回 午前86

鉄欠乏性貧血ではスプーン状爪や異食症がみられ，悪性貧血では神経障害や舌炎，溶血性貧血では黄疸がみられる．

523 ☐☐☐
99回 午前31

再生不良性貧血では汎血球減少症がみられるため，出血傾向や易感染を伴う．

524 ☐☐☐
97回 午前43
104回 午後82
110回 午前94

血小板減少症では紫斑や点状出血がみられ，白血球減少症（好中球減少症，無顆粒球症）では感染しやすくなる．

525 ☐☐☐
94回 午後70〜72
98回 午前109〜111
98回 午後24
109回 午後31

白血病では病的白血球増加と汎血球減少を認める．慢性骨髄性白血病ではフィラデルフィア染色体や巨大脾腫がみられる．

必修問題

人体の構造と機能

疾病の成り立ちと回復の促進

健康支援と社会保障制度

基礎看護学

成人看護学

老年看護学

小児看護学

母性看護学

精神看護学

在宅看護論 地域・在宅看護論

看護の統合と実践

526

92回 午後3
98回 午後24
101回 午後32

急性前骨髄球性白血病や常位胎盤早期剥離，ショックに合併しやすい播種性血管内凝固（DIC）では，血小板とフィブリノーゲンの減少，プロトロンビン時間延長，Dダイマーなどのフィブリン分解産物（FDP）増加がみられる．

527

100回 午前32
112回 午前29

多発性骨髄腫は形質細胞の悪性腫瘍であり，貧血，腰背部痛，Mタンパクによる腎機能低下，脊椎の圧迫骨折，骨打ち抜き像などがみられる．

感染性疾患の病態と診断・治療

528

96回 午前109

インフルエンザ治療薬には，オセルタミビル（タミフル）や，吸入薬のザナミビル（リレンザ）がある．

529

102回 午後77
104回 午前31
107回 午前87
109回 午前45
111回 午前46
112回 午前33

ヒト免疫不全ウイルス（HIV）は，RNAウイルスであり，逆転写酵素をもつレトロウイルスでもあり，血液を介してヘルパーT細胞（CD4陽性細胞）に選択的に感染し，無症候期を経て後天性免疫不全を生じ，日和見感染を起こす．

530

98回 午前101

HIV感染症には抗HIV薬として抗レトロウイルス薬のジドブジン，ジダノシン，サキナビル，リトナビルなどが用いられるが，HIV感染症を完治させることはできない．

531 ☐☐☐
99回 午後3　必修
100回 午後29
101回 午前82
110回 午前78

カンピロバクターの感染源は，生の鶏肉や牛肉，牛乳である．カンピロバクター腸炎は自己免疫疾患であるギラン・バレー症候群の先行感染症となることがある．

532 ☐☐☐
101回 午前82
104回 午後3　必修
110回 午前30
113回 午前3　必修

感染性食中毒ではサルモネラが最も致死的で，生卵が感染源になりやすいが，食中毒予防の原則である中心温度75℃1分間以上の加熱が有効である．

533 ☐☐☐
101回 午前82
110回 午前30
113回 午前3　必修

黄色ブドウ球菌や致死的なボツリヌス菌による食中毒は，毒素性食中毒で，食前の加熱は無効である．

534 ☐☐☐
101回 午前82

毒素性腸管出血性大腸菌は牛肉などの生肉が感染源となるため，生肉を提供するときは表面を加熱処理することが義務づけられている．

535 ☐☐☐
102回 午前86

クループ症候群は，ジフテリア感染やその他の上気道感染で発症し，吸気性喘鳴と犬吠様咳嗽を特徴とする．

必修問題

人体の構造と機能

疾病の成り立ちと回復の促進

社会保障制度と健康支援

基礎看護学

成人看護学

老年看護学

小児看護学

母性看護学

精神看護学

在宅看護論/地域・在宅看護論

看護の統合と実践

536 □□□
103回追試 午後84
113回 午前83

DOTS戦略は，WHOの提唱した結核患者に対する直接監視下短期化学療法で，患者への服薬管理を徹底し確実に治療を行うために，医療者の面前で，1日1回大量の抗結核薬を内服するものである．

537 □□□
99回 午後76

屋外で外傷を負った後に開口障害，呼吸困難，けいれんがみられたら破傷風菌による破傷風を疑う．

538 □□□
103回 午前84
105回 午後70

日和見感染の起炎菌である緑膿菌のほか，大腸菌，エンテロバクターにはポリミキシンB硫酸塩を用いる．

539 □□□
99回 午後3　必修

ヘリコバクターピロリ菌感染にはクラリスロマイシン，アモキシシリン，プロトンポンプ阻害薬の3剤を併用する．

540 □□□
102回 午前30
105回 午後70
106回 午前2　必修
107回 午前87
107回 午後14　必修
107回 午後48
111回 午前36

クラミジア，淋菌，梅毒トレポネーマ，HIV（ヒト免疫不全ウイルス），ヘルペスウイルス，成人T細胞白血病ウイルス（HTLV-1）は性感染症（STI）の原因菌で，垂直感染もある．

541 ☐☐☐
93回 午後20
97回 午前44
99回 午後16 必修
105回 午前106

カンジダ腟炎では,
激しい掻痒感と酒かす様(カッテージチーズ状)帯下,
トリコモナス腟炎では,激しい掻痒感と
泡沫状帯下がみられる.治療には抗真菌薬である
アムホテリシンBやミコナゾールを用いる.

自己免疫疾患の病態と診断・治療

542 ☐☐☐
98回 午後55　　106回 午後119
100回 午前100　109回 午後86
101回 午前77　　110回 午前44
103回追試 午後54　111回 午前29
105回 午後82　　112回 午前94・96

全身性エリテマトーデス(SLE)は遺伝素因が関与し,
症状は顔面の蝶形紅斑,ディスコイド疹,光線過敏
症,自己抗体による溶血性貧血などであり,
ループス腎炎や中枢神経症状が合併する場合は
予後が悪い.

543 ☐☐☐
96回 午後26
99回 午後29
100回 午後32
103回 午後34
110回 午後77

膠原病で最も多い関節リウマチ(RA)では,
主症状として滑膜の炎症を認め,関節の病変が
両側性に生じ,関節の朝のこわばりがみられる.

544 ☐☐☐
100回 午後32
101回 午後56
110回 午後77

患者数の多い関節リウマチは指定難病ではない.
悪性関節リウマチは,血管炎や内臓病変を伴う
特定疾患治療研究事業対象疾患である.

545 ☐☐☐
100回 午後32

関節リウマチ(RA)の変形にはムチランス変形,
ボタンホール変形,スワンネック変形などがある.
遠位指節間関節(DIP関節)は障害されにくい.

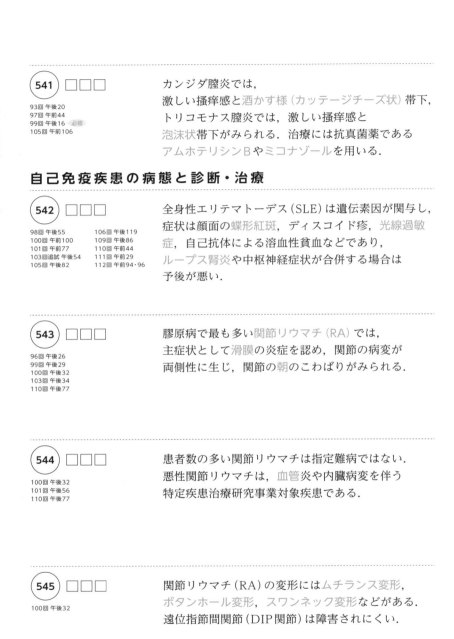

116

必修問題

人体の構造と機能

疾病の成り立ちと回復の促進

健康支援と社会保障制度

基礎看護学

成人看護学

老年看護学

小児看護学

母性看護学

精神看護学

在宅看護論／地域・在宅看護論

看護の統合と実践

546
☐☐☐
99回 午後55
105回 午後80
106回 午後40
113回 午前46

関節リウマチでは関節保護のため，蛇口をレバー式にしたり，長柄ブラシや万能カフなど関節への負担を軽減する自助具を用い，かばんは肩にかける．

547
☐☐☐
101回 午後56
107回 午後30

関節リウマチ（RA）や全身性エリテマトーデス（SLE）ではγ-グロブリン，自己抗体（抗核抗体，リウマトイド因子）の上昇がみられる．

548
☐☐☐
83回 午前113
107回 午後30
110回 午前44
113回 午後84

シェーグレン症候群は中高年の女性に多く，原発性のものと膠原病に合併する二次性のものがある．主症状は涙液や唾液の分泌低下による眼球結膜乾燥，口腔乾燥などである．

549
☐☐☐
101回 午前77
103回 午前63
109回 午前46

全身性強皮症は，レイノー現象が初発症状のことが多く，皮膚の硬化や肺線維症がみられる．
レイノー現象は全身性エリテマトーデス（SLE）やシェーグレン症候群にもみられる．

550
☐☐☐
83回 午前113
111回 午前29

多発性筋炎・皮膚筋炎は，体幹，四肢近位筋群，頸筋，咽頭筋の筋力低下が起こり，皮膚筋炎は，両上眼瞼部に紫紅性紅斑のヘリオトロープ疹やゴットロン徴候がみられる．

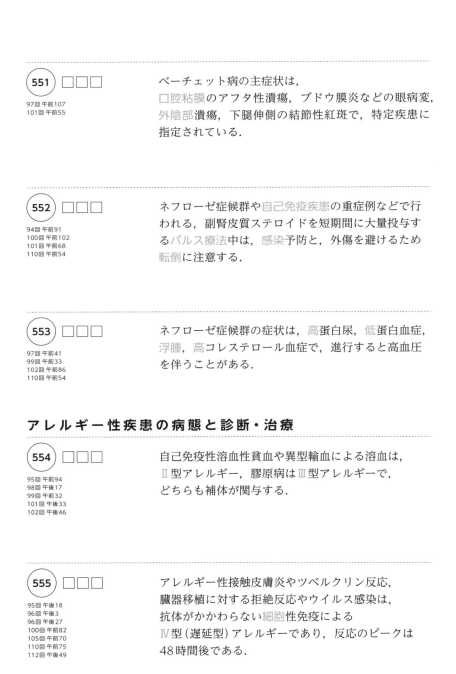

551 ☐☐☐
97回 午前107
101回 午前55

ベーチェット病の主症状は,
口腔粘膜のアフタ性潰瘍,ブドウ膜炎などの眼病変,
外陰部潰瘍,下腿伸側の結節性紅斑で,特定疾患に
指定されている.

552 ☐☐☐
94回 午前91
100回 午前102
101回 午前68
110回 午前54

ネフローゼ症候群や自己免疫疾患の重症例などで行
われる,副腎皮質ステロイドを短期間に大量投与す
るパルス療法中は,感染予防と,外傷を避けるため
転倒に注意する.

553 ☐☐☐
97回 午前41
99回 午前33
102回 午前86
110回 午前54

ネフローゼ症候群の症状は,高蛋白尿,低蛋白血症,
浮腫,高コレステロール血症で,進行すると高血圧
を伴うことがある.

アレルギー性疾患の病態と診断・治療

554 ☐☐☐
95回 午前94
98回 午後17
99回 午前32
101回 午後33
102回 午後46

自己免疫性溶血性貧血や異型輸血による溶血は,
II型アレルギー,膠原病はIII型アレルギーで,
どちらも補体が関与する.

555 ☐☐☐
95回 午後18
96回 午後3
96回 午後27
100回 午前82
105回 午前70
110回 午前75
112回 午後49

アレルギー性接触皮膚炎やツベルクリン反応,
臓器移植に対する拒絶反応やウイルス感染は,
抗体がかかわらない細胞性免疫による
IV型(遅延型)アレルギーであり,反応のピークは
48時間後である.

必修問題

人体の構造と機能

疾病の成り立ちと回復の促進

健康支援と社会保障制度

基礎看護学

成人看護学

老年看護学

小児看護学

母性看護学

精神看護学

在宅看護論／地域・在宅看護論

看護の統合と実践

556
98回 午後82
102回 午前79
103回 午後62
108回 午後84
111回 午後14 必修

アナフィラキシーショックの治療では，第一選択薬のアドレナリン（エピネフリン）のほか，副腎皮質ステロイド薬や気管支拡張薬（テオフィリンなど），抗ヒスタミン薬も使用される．

中枢神経系の疾患の病態と診断・治療

557
102回 午前28
103回追試 午後87
113回 午後15 必修

脳出血の60％が高血圧性脳出血で，被殻での出血が最も多い．急性期には激しい頭痛，意識障害などがみられる．

558
102回 午前28
103回追試 午後87

被殻出血では病巣側への共同偏視，同名性半盲，反対側の片麻痺，顔面神経麻痺がみられる．

559
102回 午前28
105回 午後94

視床出血では，鼻先をにらむ下方共同偏視や知覚麻痺がみられる．
橋出血では，昏睡，ピンポイント縮瞳，呼吸異常，除脳硬直などがみられる．

560
97回 午前108
103回追試 午後87
106回 午前14 必修
112回 午後91

小脳出血などで小脳が障害されるとめまい，運動失調，手の巧緻動作の障害，姿勢保持困難がみられる．

561 ☐☐☐

101回 午後97
101回 午後98
105回 午前59
112回 午前30

くも膜下出血の原因は脳底動脈輪の動脈瘤が多く，
急性期には，脳脊髄液検査で血性髄液，または
キサントクロミーを認め，発症後24時間以内に再出血
することが多く，不整脈の出現にも注意が必要である．

562 ☐☐☐

102回 午前98
104回 午後94
107回 午後95

くも膜下出血の発症4～14日目には脳血管攣縮
（スパズム）が生じやすく，発症後1か月くらいには，
認知症，歩行障害，尿失禁を三徴候とする
正常圧水頭症がみられやすい．

563 ☐☐☐

98回 午前69
99回 午前58
104回 午前96
105回 午前14 必修
107回 午後115
108回 午前45

一過性脳虚血（TIA）や脳梗塞の発症では
運動麻痺や失語がみられる．

564 ☐☐☐

104回 午前85
109回 午前28

くも膜下出血や脳出血の早期はCT検査が行われる．
多発性硬化症や早期の脳梗塞の診断にはMRIが有効
である．

565 ☐☐☐

98回 午前54
107回 午後45
108回 午後40
110回 午前51
112回 午前43

頭部MRI検査では，検査中に非常に大きな音が出るため，
耳栓か騒音対策用のヘッドホンを使用することが多い．
強力な磁石を用いるため，携帯電話，腕時計，補聴器，
使い捨てカイロ，眼鏡，ヘアピン，入れ歯，キャッシュ
カード，などの磁気カードは持ち込めない．

必修問題

人体の構造と機能

疾病の成り立ちと回復の促進

健康支援と社会保障制度

基礎看護学

成人看護学

老年看護学

小児看護学

母性看護学

精神看護学

在宅看護論／地域・在宅看護論

看護の統合と実践

566 □□□

102回 午後43
105回 午後49
105回 午後96
109回 午後98

脳梗塞や頭部外傷でみられる高次脳機能障害には，大脳左半球の障害でみられる錯語や喚語困難などの失語，右頭頂葉の障害でみられる左半側空間無視のほか，記憶障害，注意障害などがある．

567 □□□

97回 午後52
98回 午後24
99回 午前58
101回 午前56

脳浮腫や脳内血腫の急性増悪などによる急性頭蓋内圧亢進症状は，激しい頭痛，嘔吐，髄膜刺激症状などである．

568 □□□

98回 午前24
99回 午前58
101回 午前56
112回 午後95

急性頭蓋内圧亢進では，収縮期血圧上昇，徐脈，徐呼吸などのクッシング徴候や，病変側の瞳孔が散大する瞳孔反射異常（瞳孔不同）がみられる．

569 □□□

101回 午前56
105回 午後87

慢性頭蓋内圧亢進は脳腫瘍や慢性高血圧で生じ，眼底検査でうっ血乳頭がみられる．

570 □□□

94回 午前96
98回 午前24
100回 午後30
102回 午前98
107回 午後94
112回 午後95

頭蓋内圧亢進が進むとみられるテント切痕ヘルニアでは，中脳圧迫症状の瞳孔反射異常，意識障害，姿勢反射異常（除脳硬直など）がみられ，大後頭孔ヘルニアが起こると延髄が圧迫されて呼吸異常が生じる．

571 ☐☐☐

101回 午後30
104回 午後61
107回 午後112

中脳黒質の病変で生じるパーキンソン病の4大症状は，振戦，無動，筋固縮，姿勢反射障害である．

572 ☐☐☐

98回 午前89
99回 午前109
103回追試 午前83
105回 午前59
109回 午前46
113回 午後46

髄膜炎では髄膜刺激症状（頭痛，嘔吐，項部硬直，ケルニッヒ徴候，ブルジンスキー徴候），羞明がみられるため部屋の照明を暗くし刺激を少なくする．
脳脊髄液検査で白血球数（好中球またはリンパ球）増加を認める．

末梢神経系の病態と診断・治療

573 ☐☐☐

101回 午後58
105回 午前86

第1～2頸髄での脊髄損傷では自発呼吸はみられないが，第3頸髄より下位の脊髄損傷では腹式呼吸による自発呼吸がみられる．

574 ☐☐☐

99回 午前78
101回 午後58
105回 午前86

腰髄以上での脊髄損傷では自動性膀胱，仙髄以下の障害では自律性膀胱となり，どちらも尿意はない．

感覚器系の疾患の病態と診断・治療

575 ☐☐☐

102回 午前88
104回 午前13　必修
106回 午前85
107回 午後47
109回 午後52
112回 午前86

緑内障では眼内圧亢進のために頭痛が生じ，網膜の圧迫が生じて視神経が萎縮し，視野狭窄が起こる．
診断には眼圧測定と眼底検査が行われる．

必修問題

人体の構造と機能

疾病の成り立ちと回復の促進

健康支援と社会保障制度

基礎看護学

成人看護学

老年看護学

小児看護学

母性看護学

精神看護学

在宅看護論／地域・在宅看護論

看護の統合と実践

576 □□□

102回 午前88
107回 午前47
109回 午後83

失明原因は，緑内障，糖尿病網膜症，加齢黄斑変性，網膜色素変性症で，緑内障による失明が最も多い．

577 □□□

99回 午前106
101回 午後66
112回 午前97・98

白内障は水晶体の病変で，霧視，羞明等の症状があるが，手術後2時間の安静で日帰りが可能である．

578 □□□

94回 午後49
101回 午前60
102回 午前2　必修
107回 午前75
109回 午後32

職業性（騒音性）難聴と老人性難聴は感音性難聴で，高音域から障害される．
メニエール病では低音域から障害される感音性難聴のほか，回転性めまいや耳鳴りが起こる．

579 □□□

96回 午後20
106回 午後85
111回 午後47
113回 午前52

中耳炎や真珠腫，鼓膜穿孔，耳垢の蓄積では伝音性難聴がみられる．
鼓室形成術などの治療後は，中耳内圧をかけないよう片方ずつ鼻をかむ．

580 □□□

105回 午前47
108回 午後46
111回 午前48

慢性副鼻腔炎では，炎症が眼窩内に波及して眼瞼蜂窩織炎，眼窩内膿瘍などを生じる危険性がある．治療にはマクロライド系抗菌薬の投与や手術が行われるが，視力障害や複視などの眼症状に注意する．

運動器系の疾患の病態と診断・治療

581 ☐☐☐

98回 午前71
101回 午後59
102回 午前66
111回 午後48
113回 午後91・93

大腿骨頸部骨折の人工骨頭置換術後は，腓骨神経麻痺予防のため，患肢を外転中間位に保持する．手術時間が長く下肢深部静脈血栓が生じやすいため，下腿の発赤や腫脹，下腿後面の痛み，ホーマンズ徴候などを観察する．

582 ☐☐☐

93回 午後27
95回 午前98
100回 午後34
102回 午前115
102回 午後47
103回追試 午前86
110回 午前104

小児に多い上腕骨顆上骨折や上肢のギプス固定でみられるフォルクマン拘縮の徴候は，知覚異常，疼痛，腫脹，蒼白やチアノーゼ，橈骨動脈の脈拍減弱，前腕屈筋の麻痺である．

583 ☐☐☐

102回 午前86
103回 午後35
107回 午前71
109回 午前79

重症筋無力症は筋の脱力を特徴とする自己免疫疾患で，眼瞼下垂，複視，嚥下困難，胸腺腫などがみられる．

584 ☐☐☐

103回 午後35

重症筋無力症や術後の腸管麻痺に使用されるネオスチグミンは，代表的なコリン作動薬である．

泌尿器系の疾患の病態と診断・治療

585 ☐☐☐

103回 午前34
104回 午前53
109回 午後33

腎盂腎炎は，グラム陰性桿菌である大腸菌が原因で，片腎に発症することが多く，高熱，患側の腰痛，肋骨脊柱角の叩打痛がみられる．

必修問題

人体の構造と機能

疾病の成り立ちと回復の促進

社会保障制度健康支援と

基礎看護学

成人看護学

老年看護学

小児看護学

母性看護学

精神看護学

在宅看護論地域・在宅看護論

看護の統合と実践

586 □□□

103回 午前81
104回 午前96
108回 午後49

慢性腎臓病（CKD）は蛋白尿などの腎障害もしくは糸球体濾過値（GFR）が60mL/分/1.73m²未満の腎機能低下が3か月続く場合に診断され，心血管疾患のリスクが高い.

587 □□□

101回 午後28

慢性腎臓病（CKD）ステージG3a，G3b（慢性腎不全の代償期）では夜間多尿，ステージG4（慢性腎不全非代償期）では乏尿や貧血がみられ，腎性貧血にはエリスロポエチンが投与される.

588 □□□

98回 午後54
101回 午後82
103回 午前81
106回 午後116
108回 午後49
108回 午後83
112回 午後79

慢性腎臓病（CKD）では，蛋白質，塩分，カリウム，水分の制限が行われ，ステージG5（慢性腎不全尿毒症期）は透析を必要とし，尿毒症性昏睡に注意する.

589 □□□

95回 午前91
102回 午後45
104回 午前94
105回 午後44
106回 午後115
108回 午後25 必修
111回 午後80

慢性腎不全で透析導入の指標となる検査は血清クレアチニン値やクレアチニン・クリアランス，血清クレアチニン値から推定する糸球体濾過値（糸球体濾過量：GFR）である.

590 □□□

97回 午前106
100回 午前56
105回 午後45
111回 午後94
112回 午後79

連続携行式腹膜透析法（CAPD）中の患者は高血糖になりやすいので低エネルギー食にし，血液透析では不均衡症候群，血圧低下，筋痙攣，不整脈に注意する.

591 ☐☐☐

101回 午後82
102回 午後81
104回 午前95
105回 午前96
108回 午後83
112回 午後79

透析導入患者の原疾患として最も多いのは
糖尿病腎症であり，次いでIgA腎症などによる慢性
糸球体腎炎，腎硬化症が多い．

生殖器系の疾患の病態と診断・治療

592 ☐☐☐

100回 午前59

子宮筋腫はホルモン依存性の良性腫瘍で，
過多月経のため貧血がみられる．
子宮筋腫摘出術後は貧血の改善が期待される．

593 ☐☐☐

98回 午後26

胞状奇胎は，絨毛癌の前癌病変でもあるため，
hCGを腫瘍マーカーとして経過観察する．

594 ☐☐☐

89回 午後19
93回 午前101
100回 午前104
102回 午前84
107回 午後89
108回 午後14　必修

乳癌の手術でリンパ節郭清を行った場合には，
リンパ性浮腫を予防し，患側上肢の感染に
注意する必要がある．

595 ☐☐☐

98回 午後58
101回 午後34
108回 午後85
111回 午後49

男性ホルモンに影響される前立腺肥大症は内腺病変
で，外腺に発症する前立腺癌には移行しないが，ど
ちらも高齢男性に多く，血清PSA(前立腺特異抗原)
値が高値となる．

必修問題

人体の構造と機能

疾病の成り立ちと回復の促進

健康支援と社会保障制度

基礎看護学

成人看護学

老年看護学

小児看護学

母性看護学

精神看護学

在宅看護論／地域・在宅看護論

看護の統合と実践

596

105回 午前88
105回 午後82
108回 午後85

前立腺癌や神経因性膀胱，尿閉は，残尿が増加するため水腎症の原因となり，腎不全につながることがある．

597

97回 午前44
104回 午前64
105回 午前77
107回 午後49
112回 午後59

閉経後にみられる老人性膣炎は，エストロゲン低下によってデーテルライン桿菌が減少して膣の自浄作用が低下することと，膣壁が薄くなる萎縮性膣炎で，血性帯下や性交痛がみられる．

精神・心身の疾患の病態と診断・治療

598

104回 午後84
106回 午前33
106回 午後58
107回 午後80
112回 午後59
113回 午前97

アルツハイマー病では脳にアミロイドβ蛋白が蓄積し，CT所見では脳の全般性萎縮がみられる．
前頭側頭型認知症（ピック病）では前頭葉と側頭葉の萎縮が特徴的で脱抑制がみられ，レビー小体型認知症では脳にレビー小体が蓄積し，幻視，パーキンソン症状，レム睡眠行動障害などの症状が特徴である．

599

99回 午前49
101回 午後57
103回 午前80
108回 午後62
110回 午前92
111回 午前109
113回 午前65

いびきがひどく，肥満や扁桃肥大がみられる場合は睡眠時無呼吸症候群を疑い，昼間の過剰な眠気や入眠時の幻視，睡眠と覚醒の移行時の金縛り（睡眠麻痺）がみられる場合は，ナルコレプシーを疑う．

600

101回 午前74
102回 午前53
109回 午後113
111回 午前89
113回 午前112

自閉症スペクトラム障害は，先天性の脳機能障害で，社会性，コミュニケーション能力，思考・想像力の3分野の発達の障害を認める．
非言語的なコミュニケーションの障害のために対人関係に困難を来たしやすい．

CHAPTER 4

健康支援と社会保障制度

生活単位の変化：人口構造

601
98回 午前29
101回 午前58
109回 午前75

65歳以上の老年人口割合である高齢化率が7％を超えると高齢化社会，14％を超えると高齢社会，21％を超えると超高齢社会といわれ，現在の日本は，国際的にも高齢化率が最も高い超高齢社会である．

家族機能の変化

602
93回 午前116
99回 午前34
108回 午前70
110回 午前29

令和4年の国民生活基礎調査によると，同居の主な介護者の年齢は，男女とも約7割が60歳以上であり，男女とも60～69歳が最も多い．
女性の介護者は約70％，男性の介護者は約30％である．

603
111回 午前30

育児・介護休業法※の介護休業制度において，労働者は要介護状態にある家族の介護に対して1人につき3回まで，通算93日まで休業できる．
令和2年の介護休業の利用者は3.2％，短時間勤務は2.3％，介護休暇は2.3％などと少ない．

※ 育児休業，介護休業等育児又は家族介護を行う労働者の福祉に関する法律

ライフスタイルの変化

604
88回 午前136
96回 午前35
104回 午前31
113回 午前28

女性の労働力率は増加傾向で，20歳代と40歳代をピーク（30～34歳を谷）とする台形に近いM字型曲線となっている．非正規の職員・従業員が多い．働きながら家族の介護を担う女性も多く，介護のために離職・転職した人の80％超が女性で，増加している．

地域や職場における機能

605
98回 午後27
107回 午後31
110回 午前31

ソーシャルサポートの種類は，情緒的サポート，情報的サポート，道具（手段）的サポート，評価的サポートに分けられ，公的な保健医療福祉サービスであるフォーマルサポートと，ボランティアや友人などのインフォーマルサポートがある．

必修問題

人体の構造と機能

疾病の成り立ちと回復の促進

健康支援と社会保障制度

基礎看護学

成人看護学

老年看護学

小児看護学

母性看護学

精神看護学

在宅看護論／地域・在宅看護論

看護の統合と実践

606
☐☐☐
98回 午後27
109回 午後66
110回 午前31

情緒的サポートには，話を聴く，相談にのる，肯定するなどがあり，道具（手段）的サポートには，経済的援助や病気のときの看病・世話などがある．

607
☐☐☐
102回 午前32
106回 午後88
110回 午前60
112回 午前117
113回 午前70

同じ問題や悩みを抱えた人々が助け合う活動をピアサポートといい，患者の会や家族会などの活動がある．

労働 と 健康

608
☐☐☐
97回 午前46
106回 午前35
106回 午後37
108回 午後3
110回 午前87
112回 午前73
113回 午後3

雇用主に対して職業病や労働災害の予防，労働者の健康診断やストレスチェックを義務付けているのは労働安全衛生法であり，労働災害に対する医療や介護の補償給付は労働者災害補償保険法に規定がある．

609
☐☐☐
106回 午前35
108回 午前87
110回 午前87
113回 午前82

労働者災害補償保険法に規定される労働者災害補償保険の保険者は国で，事業主が加入する．業務上の事故による療養，休業，障害，遺族に対する補償給付，葬祭料，傷病補償年金があり，通勤中の事故も補償される．

610
☐☐☐
100回 午前33

令和3年度の雇用均等基本調査における育児休業取得者の割合は，女性が85.1％，男性が14.0％で，女性は横ばいで，男性は増加傾向にある．

129

611

98回 午後90
102回 午後117
110回 午後32

育児・介護休業法※による育児休業は原則1年間で,
休業中は雇用保険法による育児休業給付がある.
子の看護休暇は小学校就学前の子が対象で,
1人であれば年5日,2人以上は年10日である.

※育児休業,介護休業等育児又は家族介護を行う労働者の福祉に関する法律

社会保障の理念

612

95回 午前33
101回 午前34
104回 午後35

国家による自由である社会権には,生存権,教育を
受ける権利,勤労の権利,労働基本権があり,憲法
第25条には,国民の生存権と,国の義務としての
社会福祉,社会保障及び公衆衛生の向上が明記され
ている.

社会保障制度

613

100回 午前34
101回 午後35
107回 午前29

令和3年度の社会保障給付費の総額は
約138兆円で増加傾向である.年金が最も多く,
全体の40.2%を占め,次いで医療費が34.2%を占
める.令和4年度の福祉用具購入費や住宅改修費を除
いた介護保険給付費は,約11兆円である.

614

98回 午前30
105回 午後33
106回 午前3 必修
110回 午後3 必修

令和3年度の国民医療費は約45兆円で増加し続けて
いる.国内総生産(GDP)に対する比率は8.2%であ
る.高齢者によるものが多く,令和3年度は65歳以
上が約61%,そのうち75歳以上が約38%となって
いる.

615

97回 午前5 必修
98回 午前30
105回 午後33
110回 午後3 必修

令和2年度の医療費は循環器疾患が最も多く約6兆円
で約19%を占めている.人口1人当たりの国民医療費
は約36万円であるが,65歳以上では約75万円で,
65歳未満の約4倍,75歳以上では約92万円で,
65歳未満の約5倍になる.

医療保険制度

616

96回 午前31
98回 午後28
100回 午前2　必修
105回 午前32
107回 午前64
109回 午後34
111回 午前4　必修

医療保険には，被用者保険（職域保険），国民健康保険（地域保険），75歳以上が加入する後期高齢者医療制度があり，被用者保険には健康保険，船員保険，共済組合（短期給付）がある．高額療養費制度には年齢制限がない．

介護保険制度

617

97回 午前47
105回 午前118
108回 午後29
109回 午前3　必修

40歳から64歳までの介護保険の第2号被保険者は，16の特定疾病によって要介護等になった場合には介護保険を利用できる．

618

96回 午前35
101回 午前36
111回 午後86
112回 午前55

介護予防は健康寿命の延伸，介護負担の軽減，介護費用の抑制を目的として，要支援者に対して常時介護を要する状態の軽減，もしくは悪化防止のためのサービスを行う．

619

102回 午前63
112回 午前32

老人福祉法と介護保険法を根拠とする老人デイサービスセンターで提供される介護予防通所介護（デイサービス）では，食事や入浴の支援，生活機能の維持向上のための体操や筋力トレーニングを行う．

620

103回 午後58
112回 午前70

居宅介護サービスと施設サービスは都道府県が指定する．市区町村が指定する地域密着型サービスは，その市区町村の住民しか利用できない．

必修問題

人体の構造と機能

疾病の成り立ちと回復の促進

健康支援と社会保障制度

基礎看護学

成人看護学

老年看護学

小児看護学

母性看護学

精神看護学

在宅看護論／地域・在宅看護論

看護の統合と実践

社会福祉制度

621 □□□
99回 午前60
104回 午後36
111回 午前31

社会福祉協議会は，社会福祉法に基づいて全ての都道府県・市町村に設置される，非営利の民間組織である．ボランティア活動の推進や，日常生活自立支援事業を実施する．

生活保護に関する制度

622 □□□
103回追試 午後37
104回 午後32
110回 午後63
113回 午前29

生活保護の実施機関は，居住地を管轄する福祉事務所であり，受給には，本人が福祉事務所に保護申請することが必要である．生活保護の給付には8種類の扶助と，母子加算，児童養育加算，障害者加算などの8つの加算がある．

623 □□□
102回 午後78
103回追試 午後37
110回 午前79
112回 午後32

生活保護制度の扶助は，①生活扶助，②教育扶助，③住宅扶助，④医療扶助，⑤介護扶助，⑥出産扶助，⑦生業扶助，⑧葬祭扶助の8種類であり，高等学校などへの進学の費用は生業扶助として給付される．

624 □□□
97回 午前48
103回追試 午後37

令和4年6月の生活保護受給者数は約204万人であり，開始理由は貯金等の減少・喪失が約4割と最も多く，被保護世帯数は単身の高齢者世帯が最も多い．

625 □□□
95回 午前35
102回 午後78

生活保護費の内訳は，医療扶助費が保護費総額の約半分を占める．そのうちの約6割が入院費で，精神関連疾患の入院者の割合が高く，その中でも統合失調症が最も多い．

障害者（児）に関する法と施策

626 □□□
93回 午前31
102回 午後31
103回 午後36
106回 午前89

障害者基本法は，身体障害，精神障害，発達障害，知的障害を対象に，ノーマライゼーションが実現される共生社会をめざし，障害者の自立及び社会参加の支援のためバリアフリー化の計画的推進をはかることとされている．

627 □□□
98回 午後80
110回 午後68

障害者総合支援法のサービス対象は，身体障害者，知的障害者，精神障害者，発達障害者，高次脳機能障害者，指定難病である．

628 □□□
98回 午後80
99回 午後31
105回 午後83
110回 午後63
113回 午後63

身体障害者手帳や精神保健福祉手帳の交付は都道府県知事が行い，取得によって所得税と住民税が控除される．障害者総合支援法のサービス受給のためには市町村に障害支援区分認定申請を行う必要があり，自己負担は原則1割である．

629 □□□
103回 午前71
106回 午前89
106回 午後59
109回 午前96
112回 午前67
113回 午後63

障害者総合支援法のサービスには，自立支援医療として精神通院医療の公費負担，身体障害児に対する育成医療，身体障害者に対する更生医療の医療給付がある．

630 □□□
105回 午前117
108回 午後115
110回 午後68
111回 午前111
112回 午前116

常時看護師によって観察が行われる療養通所介護は，介護保険の地域密着型サービスで，難病の重度要介護者や末期がん患者が利用できる．重度訪問介護は，障害者総合支援法によるサービスで，重度の肢体不自由者，知的障害者，精神障害者が利用できる．

必修問題

人体の構造と機能

疾病の成り立ちと回復の促進

健康支援と社会保障制度

基礎看護学

成人看護学

老年看護学

小児看護学

母性看護学

精神看護学

在宅看護論／地域・在宅看護論

看護の統合と実践

631 □□□

94回 午前94
99回 午後31
110回 午後63
112回 午前33

HIV陽性者は身体障害者に認定され身体障害者手帳が交付されて，発達障害者と高次脳機能障害は精神障害者として精神障害者保健福祉手帳が交付される．HIV検査は，保健所で無料・匿名で受けることができる．

632 □□□

106回 午前89
108回 午前67
108回 午後30
109回 午後112〜114
110回 午前52

発達障害者支援法では，発達障害を，自閉症，アスペルガー症候群，その他の広汎性発達障害，学習障害（LD），注意欠陥多動性障害（ADHD）などの脳機能の障害であって，その症状が通常低年齢において発現するものと定義している．

児童に関する制度

633 □□□

92回 午前33
96回 午前34
100回 午前35
105回 午前50
106回 午後84
112回 午後100

児童福祉法における児童とは18歳未満の者で，児童福祉は障害児を含めすべての児童が対象となる．その第一線機関は児童相談所であり，児童福祉司が配置される．

634 □□□

89回 午前34
106回 午前60
107回 午前30
108回 午後53
111回 午後108
112回 午前60・100

児童福祉法には入院助産や小児慢性特定疾病（16疾患群）などの医療費助成や，助産施設，乳児院，母子生活支援施設，保育所などの児童福祉施設，特定妊婦，乳児家庭全戸訪問事業（こんにちは赤ちゃん事業）についての規定がある．

635 □□□

102回 午後117

保育所は児童福祉法に基づき設置され，入所は労働基準法による母親の産後休業が終了した生後57日以上の児が対象となるが，施設によって入所可能な年齢は異なる．

636

105回 午前34

地域子育て支援センターは児童福祉法を根拠法とし，エンゼルプランに整備が掲げられ，社会全体で子育てを支援するために次世代育成支援対策推進法が制定された．

637

101回 午前83
105回 午後83
108回 午前81

児童の虐待を発見した市民には，児童の一時保護ができる児童相談所のほか，福祉事務所，市町村に通報する義務があり，都道府県知事は児童相談所の職員等に被虐待児の住居への立入調査を行わせることができる．

638

100回 午前35
109回 午後59

警察の検挙数が最も多い児童虐待は身体的虐待で，次いでネグレクトであり，実母によるものが最も多い．被虐待児童は小学生が最も多く3分の1以上を占める．

639

89回 午前34
100回 午前35
105回 午後83
109回 午後59
113回 午前58

平成16年に児童が同居している家庭での配偶者に対する暴力の面前DVが児童虐待と認められてから，児童相談所への養護相談で児童虐待に関するものは増加し続け，令和4年度では約22万件となっている．最も多いのは，平成25年以後心理的虐待となっている．

640

99回 午後31
101回 午後90
109回 午前29
110回 午後63

療育の給付は児童福祉法に基づく結核児に対する医療費などの給付であり，療育手帳は知的障害児（者）に配布される手帳で，法的規定はない．

必修問題

人体の構造と機能

疾病の成り立ちと回復の促進

健康支援と社会保障制度

基礎看護学

成人看護学

老年看護学

小児看護学

母性看護学

精神看護学

在宅看護論
地域・在宅看護論

看護の統合と実践

高齢者に関する制度

641 ☐☐☐

97回 午後20
98回 午後62
101回 午前62
104回 午後57
107回 午後79
109回 午後35

高齢者の虐待には，身体的虐待，心理的虐待，ネグレクト，性的虐待，経済的虐待があり，身体的虐待が最も多い．被虐待高齢者の保護のために特別養護老人ホームなどへの入所措置がある．

642 ☐☐☐

98回 午後62
101回 午前62
103回追試 午前36
107回 午前60
108回 午前11 必修
108回 午前68
112回 午前31

高齢者の虐待が疑われるものを発見した市民は，市町村や権利擁護事業を行う地域包括支援センターに通報する義務が高齢者虐待防止法に明記されている．在宅高齢者の虐待発見の通報を行った者で最も多いのは介護支援専門員である．

その他の制度

643 ☐☐☐

96回 午前33
97回 午前49
105回 午後84
106回 午前62
106回 午後30
111回 午後63

事実上の婚姻関係を含む配偶者からの身体的暴力や言葉による暴力などのDVを発見した場合の通報先は，警察または配偶者暴力相談支援センターである．DV被害者の一時保護などを行う配偶者暴力相談支援センターとして機能するのは，婦人相談所と市町村の施設である．

644 ☐☐☐

99回 午前35
101回 午前83
105回 午前84
111回 午後63

配偶者からの暴力の防止及び被害者の保護等に関する法律（DV防止法）では，平成19年の改正で，暴力被害者への接近禁止命令の対象が被害者と被害者の子となった．

645 ☐☐☐

105回 午後76

臓器移植法は2010年（平成22年）の法改正で脳死臓器提供者の年齢制限がなくなり，本人の意思が不明な場合にも家族の書面による承諾によって臓器提供が可能になった．

必修問題

人体の構造と機能

疾病の成り立ちと回復の促進

健康支援と社会保障制度

基礎看護学

成人看護学

老年看護学

小児看護学

母性看護学

精神看護学

在宅看護論／地域・在宅看護論

看護の統合と実践

646 □□□

111回 午後31

依存症が社会問題となり，2013年にはアルコール健康障害対策基本法が制定され，麻薬及び向精神薬取締法改正法が施行された．2018年にはギャンブル等依存症対策基本法が制定された．

公衆衛生の理念

647 □□□

97回 午前50	106回 午前36
101回 午前37	107回 午後36
103回追試 午前40	108回 午前1　必修
104回 午前15　必修	112回 午後88

一次予防は，健康な時期に生活習慣や生活環境を整えて健康増進をはかり，疾病の予防を行うものであり，性感染症予防のためのコンドーム使用や予防接種が含まれる．二次予防は早期発見・早期治療，三次予防はリハビリテーションによる社会復帰である．

疫学的方法に基づく公衆衛生

648 □□□

102回 午前8　必修
110回 午後53

令和4年の年齢階級別の死因は，
10～39歳では自殺，
40～89歳では悪性新生物，
90歳以上では老衰が最も多い．

649 □□□

95回 午前1　必修
102回 午後32

悪性新生物による死亡で，減少傾向なのは胃癌，増加傾向だった大腸癌と減少傾向だった子宮頸部癌は横ばい，膵癌は微増傾向，女性の乳癌は昭和40年以来，増加し続けている．

650 □□□

94回 午前102
94回 午前121
96回 午前103
100回 午前6　必修
102回 午前8　必修
108回 午後52

令和4年の不慮の事故による死因は，転倒・転落・墜落が最も多く，中でも平面上での転倒が最も多い．次いで溺死及び溺水，窒息，交通事故が多い．
0歳では窒息，15～64歳では交通事故，65歳以上では転倒・転落・墜落が最も多い．

651

110回 午前56
111回 午前62

妊娠中又は妊娠終了後満42日未満の妊産婦死亡は，間接産科的死亡より，分娩前後の出血などが原因の直接産科的死亡が多い．死亡届が必要な死産は，妊娠満12週（妊娠第4月）以後の死産で，自然死産数より人工死産数のほうが多い．

652

93回 午後29
97回 午前2　必修
101回 午前1　必修
102回 午後1　必修
108回 午前35
111回 午前9　必修
113回 午前32

令和元年の日本の健康寿命を男女別でみると，男性72.68年，女性75.38年と延びているが，平均寿命との差が男性は約9年，女性は約12年と大きいことが問題となっている．

653

86回 午前29
110回 午後29

令和2年患者調査において，傷病分類別入院受療率の第1位は精神及び行動の障害，第2位は循環器系の疾患で，その約6割が脳血管疾患である．

654

98回 午前29
110回 午後29

令和2年患者調査において，全入院患者に65歳以上が占める割合は約75%（約7割），75歳以上が占める割合は約55%（約5割）である．

感染症の基本

655

94回 午前36
97回 午前52
99回 午後33
100回 午前89
101回 午前37
103回 午前85
105回 午後77

定期予防接種は予防接種法に基づき行われ，A類疾病は小児が対象で，B類疾病のインフルエンザ，肺炎球菌は高齢者が対象である．

必修問題

人体の構造と機能

疾病の成り立ちと回復の促進

健康支援と社会保障制度

基礎看護学

成人看護学

老年看護学

小児看護学

母性看護学

精神看護学

在宅看護論／地域・在宅看護論

看護の統合と実践

656 □□□

98回 午後29
99回 午後33
105回 午後77
109回 午後56
111回 午後88
112回 午前85

予防接種のA類疾病で最も早期に投与されるのはロタウイルスであり，次いでHib，肺炎球菌，B型肝炎，ジフテリア，百日せき，破傷風，急性灰白髄炎（ポリオ），結核の生ワクチンであるBCGの標準的な接種は，生後5か月から8か月の間に行うこととされている．

657 □□□

94回 午前36
98回 午後29
99回 午後33
109回 午後56
111回 午後87
112回 午前85

A類疾病のMRワクチンは麻疹と風疹の混合の生ワクチンで，生後12か月以降に投与される．生ワクチン接種後は次の予防接種まで27日以上間隔をあける．

658 □□□

96回 午前119
101回 午後37
106回 午前86
112回 午前85

予防接種の回数は，
DPT-IPVは4回，
麻疹は2回（1期1回，2期1回），
日本脳炎は4回（1期3回，2期1回），
BCGは1回である．

主要な感染症と動向：人獣共通感染症

659 □□□

106回 午前76

人獣共通感染症は，同一の病原体でヒトとヒト以外の脊椎動物が罹患する感染症で，黄熱病，アニサキス症，オウム病，ツツガムシ病，鳥インフルエンザ，狂犬病，エキノコックス症，クリプトスポリジウム症などがある．

地球環境

660 □□□

97回 午前53
105回 午後3　

パリ協定では地球温暖化の予防のために二酸化炭素などの温室効果ガスの削減を目標としているが，わが国の温室効果ガス総排出量は，基準年（1990年）に比べ増加している．

139

661 □□□
103回追試 午後38
104回 午前33
110回 午前3 必修

公害の水俣病の原因は工場の排液に含まれていた
メチル水銀，イタイイタイ病の原因は鉱山から排出
されたカドミウムである．

662 □□□
106回 午後67

水道水質ではトリハロメタンのほか，
クリプトスポリジウムなどの耐塩素性病原生物が
問題となっている．上水道は水道法と環境基本法，
生活排水は環境基本法，工場や事業場からの排水は
水質汚濁防止法に規定がある．

663 □□□
100回 午前36
104回 午前33
104回 午前34
106回 午後3 必修
107回 午後3 必修
110回 午前3 必修

大気汚染では光化学オキシダントやPM2.5などの
微小粒子状物質，酸性雨の原因となる二酸化硫黄
(SO_2) が問題となっている．

664 □□□
101回 午前35
106回 午後72

大気汚染物質の浮遊粒子状物質PM2.5が高濃度で
あると，呼吸器疾患や心疾患による死亡率が高くな
るため，N95マスクで予防する．

665 □□□
98回 午前32
104回 午前33
106回 午後3 必修
109回 午後3 必修
110回 午前3 必修
111回 午前3 必修

ポリ塩化ビフェニル（PCB）などの不完全燃焼で生じ
るダイオキシン類や，フロンガスや火山噴火による
オゾン層破壊（オゾンホールの発生）によって増加す
る紫外線には発癌性がある．

必修問題

人体の構造と機能

疾病の成り立ちと回復の促進

健康支援と社会保障制度

基礎看護学

成人看護学

老年看護学

小児看護学

母性看護学

精神看護学

在宅看護論／地域・在宅看護論

看護の統合と実践

666
98回 午前32
109回 午後3

内分泌撹乱化学物質は，ダイオキシンや
殺虫剤（DDT），植物性ホルモンなどで，
生殖系・免疫系・神経性に悪影響を及ぼす．

ごみ・廃棄物

667
96回 午前38
103回 午後37
104回 午前39
109回 午前30
110回 午後70
111回 午後69

感染性医療廃棄物は，感染性一般廃棄物と感染性産
業廃棄物に分けられる．血液の付着したガーゼ包帯，
臓器や組織は，感染性一般廃棄物であり，針や鋭利
な刃物や血液は，感染性産業廃棄物である．
家庭での使用済みオムツは一般廃棄物である．

精神保健

668
106回 午前89
108回 午後31
110回 午前60

自殺対策基本法による自殺総合対策大綱では，悩んで
いる人に寄り添い，かかわりを通して孤立・孤独を防
ぎ，支援するゲートキーパーの養成を重点対策として，
かかりつけの医師，教職員，保健師，看護師，ケアマ
ネジャー，民生委員，児童委員など関連するあらゆる
分野の人材に対する研修を行うことが規定されている．

669
95回 午前39
100回 午後36
104回 午後2
106回 午前89
110回 午前60
110回 午後53
113回 午後63

自殺対策基本法では，自殺の多い3月を自殺対策強化
月間としている．自殺予防の早期対応の中心的人材
となるゲートキーパーの養成は，地域自殺対策緊急
強化基金を積極的に活用し，市町村や保健所，
精神保健福祉センターが行う．

その他の保健活動の基盤となる法や制度

670
102回 午前34
107回 午前43
107回 午後84

難病の患者に対する医療等に関する法律（難病法）は，
指定難病に対する治療研究の推進と医療費の助成制
度について規定しているが，劇症肝炎は対象外である．

生活習慣病の予防

671 ☐☐☐
103回追試 午前84
108回 午前34

腹囲測定を特徴とする特定健康診査は,
高齢者の医療の確保に関する法律に基づいて行われ,
医療保険者が実施する.

672 ☐☐☐
94回 午前37
105回 午後2 必修
109回 午後47
110回 午後29
111回 午後86

健康増進法に基づいて行われる国民健康・栄養調査
によると,喫煙習慣は男性は低下傾向,女性は横ば
い傾向であり,飲酒習慣は男女とも横ばいである.

673 ☐☐☐
94回 午前37
102回 午前35
109回 午後37
111回 午後31
111回 午後86

受動喫煙の防止は2002年に制定された健康増進法,
未成年者の喫煙の禁止は明治33年に制定された
未成年者喫煙禁止法に規定されている.

674 ☐☐☐
98回 午後30

令和元年国民健康・栄養調査によると,食塩摂取量
は減少傾向である.平成30年国民健康・栄養調査に
よると,主食・主菜・副菜を組み合わせた食事の摂
取頻度は所得格差が大きい.

675 ☐☐☐
98回 午後30

令和元年国民健康・栄養調査によると,収縮期血圧
が140mmHg以上の者の割合は男性約30%,
女性約25%であり,女性で血清総コレステロール値
が上昇している.

必修問題

人体の構造と機能

疾病の成り立ちと回復の促進

健康支援と社会保障制度

基礎看護学

成人看護学

老年看護学

小児看護学

母性看護学

精神看護学

在宅看護論／地域・在宅看護論

看護の統合と実践

676 □□□
94回 午前37

がん検診，歯周疾患検診，骨粗鬆症検診，
肝炎ウイルス検診は，健康増進法の事業として
市町村が実施する．

職場の健康管理

677 □□□
97回 午前46
111回 午前33

労働安全衛生法に基づく労働衛生管理の基本となる
労働衛生の3管理とは，作業環境管理，作業管理，
健康管理である．総括管理と労働衛生教育を加えて
5管理とすることもある．

看護職に関する法

678 □□□
97回 午前55
106回 午前45
110回 午後5　必修

看護師の業務停止については保健師助産師看護師法
により行政処分が行われ，医療事故による業務上過
失致死傷罪については刑法，損害賠償は民法によっ
て責任が問われる．

679 □□□
93回 午前39
96回 午前63
98回 午前45
108回 午後72

看護師等の人材確保の促進に関する法律に基づき設
置される都道府県ナースセンターでは，
無料の職業紹介や離職の届出の受理を行っている．

サービスの提供体制

680 □□□
100回 午後37
103回 午後75
105回 午前65
106回 午前9　必修
110回 午後9　必修
111回 午後33

医療法による特定機能病院は，400人以上の患者入
院施設を有し，指定された10以上の診療科と，通常
の基準以上の医療従事者と施設をもち，高度の医療
提供能力を有すると厚生労働大臣が承認したもので
ある．

5 基礎看護学

看護の本質

681 □□□

93回 午前40
106回 午後5 必修

ICN（国際看護師協会）によると，広範囲のヘルスケアにおいて，看護師にとってとくに関心のある現象は，個人，家族，集団の健康問題に対する人間の反応であり，看護師の基本的責任は，健康の増進，疾病の予防，健康の回復，苦痛の緩和の4つである．

看護の対象

682 □□□

98回 午後35
103回 午後39
104回 午前67
106回 午後54
107回 午前80
109回 午後65
111回 午前85

人間には，承認の欲求，自己実現の欲求などの
社会的欲求または自我欲求があり，
心理的ストレスから自我を守るために，
抑圧や逃避，合理化，代償，反動形成などの
防衛機制が働く．

683 □□□

95回 午前41
103回追試 午前3 必修
105回 午後42
109回 午後66

ストレスが生じたときに，意識的にストレスに対処するのがコーピングであり，問題解決型と情動中心型に分けられるが，どちらも重要である．

健康と生活

684 □□□

94回 午前40
99回 午後35

健康の定義は地域や文化，時代で変わり，
現在では健康と疾病は連続し，障害をもっていても
その人なりの健康があるとされている．

看護における倫理

685 □□□

93回 午前43
94回 午前41
98回 午後32
99回 午前39
100回 午前37
103回追試 午前39
113回 午前33

看護師の守秘義務によって，患者に関する情報は
本人の承諾なしに提供することはできず，
とくに電話によるものは相手が確認できないため，
提供してはならない．

対象との関係の形成

686 ☐☐☐

96回 午前44　　104回 午前37
100回 午後38　　106回 午前37
103回 午後40　　108回 午前98
103回追試 午前41　110回 午前31
104回 午前36　　110回 午前80

対人関係において信頼しあう関係をラポールという.
信頼関係の構築には，患者の価値観を尊重し，カウンセリングの基本的態度である，受容・傾聴・共感・非審判的態度で接することが重要である.

看護における連携と協働

687 ☐☐☐

96回 午前62
101回 午後9　必修
104回 午前9　必修
105回 午前64
109回 午後46
110回 午前70
111回 午後73

1人の患者を1人の看護師が入院から退院まで継続して受け持つのは，プライマリーナーシング，
患者をいくつかのグループに分け看護師がチームで受け持つのは，チームナーシング，看護業務を内容別に分担して実施するのは機能別看護方式である.

コミュニケーション

688 ☐☐☐

98回 午後33
110回 午前35

タッチングは，看護者の身体の一部である手を道具として用いるコミュニケーション技術であり，感情に作用するオキシトシンの分泌を促して，
不安や苦痛，緊張の緩和に効果がある.

学習支援

689 ☐☐☐

103回 午後41
105回 午後43

学習は，新しい知識の獲得や，よい習慣の形成などの目標に向かって努力する意識的行動であり，
永続的な行動変容がみられるとともに，
報酬によって強化され，環境の影響を受ける.

690 ☐☐☐

93回 午前76
95回 午前40
99回 午前53
105回 午後43
112回 午後105・106

セルフケア行動は本人のニーズが反映され，
行動の習慣化と周囲の肯定的支援によって
促進される.

必修問題

人体の構造と機能

疾病の成り立ちと回復の促進

健康支援と社会保障制度

基礎看護学

成人看護学

老年看護学

小児看護学

母性看護学

精神看護学

在宅看護論　地域・在宅看護論

看護の統合と実践

691 □□□

96回 午前45
97回 午前59
105回 午前43

集団指導におけるグループワークでは，個人が集団から影響を受けるグループダイナミクスが効果的に活用されるために，お互いの顔が見え，活発に意見交換しやすい座席配置にする．

看護過程

692 □□□

98回 午前35
107回 午前33
112回 午前56

看護計画は，看護上必要な観察項目である観察（OP），患者に直接行う身体的・心理的ケアなどの処置（TP），患者への説明・指導などの教育的援助（EP）に分けられ，退院後の生活を予測して家族を含めて立てられる．

693 □□□

102回 午前36
107回 午前33
110回 午前32
111回 午後34
112回 午後84

看護計画における看護上の問題は，医師と共有する共同問題も含み，原因は不明の場合も複数である場合もあり，絶えず情報収集してアセスメントを行い，看護目標の達成度を評価する．必要時には計画変更するため，優先順位は変化する．

694 □□□

102回 午前37
106回 午前38
109回 午後39
110回 午前18　必修

看護記録は，患者の言葉で述べられた主観的情報（Sデータ）と，実施したケアの内容や検査データなどの客観的情報（Oデータ）に整理され，看護者の感想は含まない．

フィジカルアセスメント

695 □□□

105回 午前92
105回 午後100
109回 午前91
110回 午前41
110回 午後34

呼吸音の左右差，減弱・消失部位がある場合は無気肺や胸水の貯留，気胸が考えられ，呼気が延長している場合は気管支喘息やCOPDなどの閉塞性肺疾患が考えられる．

必修問題

人体の構造と機能

疾病の成り立ちと回復の促進

健康支援と社会保障制度

基礎看護学

成人看護学

老年看護学

小児看護学

母性看護学

精神看護学

在宅看護論／地域・在宅看護論

看護の統合と実践

696 □□□

102回 午前82
108回 午前17 必修
112回 午前79
113回 午前34

心音は，第5肋間と左鎖骨中線との交点の僧帽弁領域，と第4肋間胸骨左縁の三尖弁領域ではⅠ音がⅡ音より大きく聴こえ，第2肋間胸骨右縁の大動脈弁領域と第2肋間胸骨左縁の肺動脈弁領域ではⅡ音がⅠ音より大きく聴こえる．第3肋間胸骨左縁のエルブ領域はⅠ・Ⅱ音が均一に聴こえる．

697 □□□

99回 午前40
101回 午前40
102回 午前43
102回 午前82
105回 午前39
110回 午後19 必修

発疹などの皮膚症状や瞳孔の対光反射，側彎は視診で観察される．声音振盪，リンパ節の腫脹や腫瘤の有無，圧痛の有無などは触診で観察される．呼吸音や心音，腸蠕動は聴診で観察される．

698 □□□

93回 午後60
101回 午前44
110回 午前99
111回 午後19 必修
112回 午前36

臨死期にみられる代表的な異常呼吸には，下顎呼吸のほかに，浅い呼吸から深い呼吸になり，また浅くなって無呼吸になることを繰り返すチェーンストークス呼吸がある．

感染防止対策

699 □□□

97回 午後60
97回 午前119
104回 午前40
110回 午前21 必修
111回 午後104

感染予防の基本は看護師が処置ごとに行う手洗いで，手洗い後は水分を拭き取る必要があるが，擦式手指消毒薬の使用後は，拭き取る必要はない．家族がケアする場合も，ケア後に手洗いをすることを指導する．

700 □□□

102回 午後34
111回 午後34

結核菌に消毒効果があるのは，アルコール（エタノール，イソプロパノール），グルタルアルデヒド（グルタラール），ポビドンヨード，次亜塩素酸ナトリウムなどである．

701 □□□

93回 午前45
100回 午後40
111回 午後34

次亜塩素酸ナトリウムやグルタルアルデヒド
（グルタラール）は肝炎ウイルスにも消毒効果がある
が，眼、鼻の刺激、頭痛、皮膚炎等の症状があるため，
人体に接触する物や場所の消毒には用いない．

702 □□□

103回 午前41
109回 午前32
111回 午後34

金属製品の滅菌には高圧蒸気滅菌が適しているが，
高温や高圧が適さないガラス製品やプラスチック製品，
紙類には酸化エチレンガス（エチレンオキサイドガス）
滅菌，軟性内視鏡にはグルタラール，フタラール，過
酢酸など高度作用消毒薬を用いる．

安全管理＜セーフティマネジメント＞

703 □□□

93回 午前416
105回 午前40
106回 午前22　必修
112回 午後36

針刺し事故予防には，針のリキャップ禁止と針の
専用容器への廃棄を徹底する．針刺し事故が発生
したら，直ちに傷口から血液を押し出して水道水
で洗浄して消毒する．同時に責任者に報告する．

704 □□□

92回 午前59
100回 午後42
104回 午後52
108回 午後21　必修

高カロリー輸液のために鎖骨下静脈から中心静脈カ
テーテルを挿入した直後に呼吸困難が出現した場合
は，医原性気胸を疑い，ただちに胸部Ｘ線撮影が行
われる．

安楽の確保

705 □□□

100回 午前40
103回 午前91
103回追試 午後86
104回 午前42
104回 午前92
109回 午前92

喘息など強度の呼吸困難では，起坐位が最も呼吸
を安楽にし，心不全や腹水がある場合には，
ファウラー位が安楽な姿勢である．

必修問題

人体の構造と機能

疾病の成り立ちと回復の促進

健康支援と社会保障制度

基礎看護学

成人看護学

老年看護学

小児看護学

母性看護学

精神看護学

在宅看護論／地域・在宅看護論

看護の統合と実践

706
94回 午前56
102回 午後35

四肢に障害のない患者を仰臥位から側臥位に変換する場合は，両膝を高く立て，足を殿部に近づけ，トルクの原理を活用するとより少ない力で行える．

707
92回 午前97
103回 午前42
107回 午前46

椎間板ヘルニアの好発部位は第4〜5腰椎間であるため，作業時は膝を曲げて重心を低くして，腰部に最も負担の少ない脊柱直立位を心がける．

708
93回 午前12　必修
100回 午後109
102回 午後19　必修
105回 午前42

冷罨法は血管が収縮して血流が減少するため，細胞の新陳代謝を抑制し，炎症抑制や疼痛緩和，止血促進，下腹部では子宮収縮の効果がある．

終末期のケア

709
96回 午前55
101回 午前39
104回 午後43
108回 午後34

死後の処置は，チューブ・カテーテルをすべて抜去し，体内にある排泄物をすべて排泄させ脱脂綿を詰めてから青梅綿を詰め，和式着物のひもは縦結びにする．

710
99回 午前42
101回 午前11　必修
104回 午後43

死後硬直は死後1〜2時間から始まり，6〜8時間で全身に及ぶ．死後の処置は死後硬直が始まる前に行うが，家族と患者だけで過ごすお別れの時間を15分ほどとって，家族に声かけしてから行うなど配慮する．

環境

(711)

病室の広さは医療法により1人あたり6.4m²以上，
法規定はないがベッドの間隔は1.2～1.8m，
温度は冬期23℃前後，夏期26℃前後，
湿度は50%前後，照度は100～200ルクス，
騒音は50dB以下とされる．

食事と栄養

(712)

誤嚥予防には，上体を起こして顎を引いて嚥下させ，
食後30分～1時間，坐位を保つとよい．半身麻痺
がある場合は患側を向いて嚥下させるのが基本であ
り，食前のアイスマッサージも効果がある．

(713)

経鼻経管栄養法におけるチューブの挿入時は，
患者をファウラー位にして，チューブの先端が
咽頭部に達したら頭部を前屈させて先へ進め，
咳嗽が生じたらただちに抜去する．

排泄

(714)

膀胱留置カテーテルでは，
バルーン内には滅菌蒸留水を入れ，
カテーテル閉塞予防のための膀胱洗浄には，
体温程度に温めた生理食塩水を用いる．

(715)

肛門周囲皮膚障害予防には，弱酸性の洗浄剤で洗浄
した後に保護オイルを塗布する．

必修問題

人体の構造と機能

疾病の成り立ちと回復の促進

健康支援と社会保障制度

基礎看護学

成人看護学

老年看護学

小児看護学

母性看護学

精神看護学

在宅看護論／地域・在宅看護論

看護の統合と実践

716 □□□

93回 午前23　必修
98回 午前39
101回 午前79
103回 午前16　必修
107回 午前16　必修

グリセリン浣腸では，直腸温より高い40〜42℃に温めた浣腸液を10秒/50mL以上かけて注入し，注入後3〜5分待って排便を促す.

717 □□□

93回 午前48　　109回 午前120
95回 午前109　110回 午前117
98回 午後38　　111回 午前39
107回 午前20 必修　111回 午前100
108回 午前20 必修　113回 午後37

ベッドの高さは端坐位で足底が床につくようにし，半身麻痺がある場合，車椅子・床頭台・ポータブルトイレは健側の頭部側に置く.

活動

718 □□□

99回 午後45
100回 午後97
101回 午前20　必修
108回 午前92・93
112回 午前45

安静臥床時や術後は，関節拘縮を予防するために関節可動域訓練を行うが，関節を固定している場合は筋等尺性運動を行い，麻痺がある場合には他動的に関節可動域運動を行う必要がある.

清潔・衣生活

719 □□□

97回 午前67
97回 午後35
98回 午前12　必修
101回 午後51
102回 午後37
105回 午前99
105回 午後117

口腔ケアが不足すると，プラークやバイオフィルムが形成されてミュータンス菌などの細菌が繁殖し，pHが酸性に傾いて，う歯や歯周病，口臭，不顕性誤嚥性肺炎の原因となる.

720 □□□

96回 午前59
98回 午後37
101回 午後43
107回 午前38
108回 午後36
109回 午後20　必修
112回 午後20　必修

入浴の3大効果（温熱効果による血管の拡張，静水圧効果による血液還流の促進，浮力によって身体が浮くこと）により，療養中の入浴は39〜40℃とし，半身浴を15分以内にすることが望ましい.

呼吸，循環，体温調整

721 □□□
101回 午前17 必修
104回 午後19 必修
105回 午後6 必修
108回 午前91
109回 午後58
111回 午前8 必修
112回 午前83

成人の脈拍数は，60回/分未満は徐脈，
100回/分以上は頻脈であり，
新生児の脈拍数は，120〜140回/分，
学童期の脈拍数では70〜110回/分が正常である．

722 □□□
95回 午前92
109回 午前38
109回 午後77
110回 午後30

熱帯地方に渡航後，高熱と平熱が数時間から数日の
間隔で繰り返される波状熱がみられる場合は，
マラリアを疑う．
水または米のとぎ汁様の下痢が頻回に起こる場合は
コレラを疑う．

723 □□□
94回 午前47
97回 午前23 必修
105回 午前73
110回 午後38
112回 午後17 必修

成人の血圧測定で使用されるマンシェットの幅は
13〜17cmであり，マンシェットのゴム嚢の中心が
上腕動脈にかかるようにして，すき間に2横指入る
程度に巻く．

724 □□□
94回 午前47
96回 午前48
110回 午後38

マンシェットの幅が広いと血圧測定値は低くなり，
マンシェットの巻き方が緩いと血圧測定値は高くな
る．

725 □□□
98回 午後40
104回 午前43
105回 午前24 必修
108回 午後37

酸素吸入濃度を最も高濃度にできる器具は
リザーバー付きマスクで，100％まで調節できる．
ベンチュリーマスクは色分けされたダイリュータで
酸素濃度調節が可能で，最大50％まで調節できる．

必修問題

人体の構造と機能

疾病の成り立ちと回復の促進

健康支援と社会保障制度

基礎看護学

成人看護学

老年看護学

小児看護学

母性看護学

精神看護学

在宅看護論／地域・在宅看護論

看護の統合と実践

726 □□□
98回 午後40
110回 午前92

酸素吸入器具で最も低濃度となる鼻カニューレは，
装着したまま食事ができる，会話がしやすい
などの利点がある．

727 □□□
101回 午後44

酸素吸入の加湿器には滅菌蒸留水を使用し，
気管内チューブのカフには空気を注入する．

728 □□□
103回 午前44
103回 午前44
104回 午前24　必修
104回 午後102
105回 午前93
113回 午前39

痰の吸引は，スクイージングなどの用手圧迫法や，
吸入療法後に痰の貯留部位を高くした
体位ドレナージ法を行った後で行うと効果的である．

729 □□□
94回 午前59
100回 午後43
102回 午後90
107回 午前90
112回 午前90

15MPa/500L酸素ボンベの内圧計が4.5MPaを示
している場合，酸素の残量は150Lである．
酸素残量＝ボンベの体積×圧力計の指針÷充填圧
　　　　　　(L)　　　　(L)　　　　(残圧)　　(14.7MPa)

730 □□□
99回 午後41
101回 午後45
102回 午前41
108回 午前47

胸腔ドレナージは，水封式の閉鎖式回路で
－12～－15cmH₂Oの陰圧で持続吸引され，水封室
の水面が呼吸に合わせて上下する呼吸性移動は正常
である．気胸のドレナージや，術後でエアリークが
ある場合は，水封室に連続的気泡がみられる．

731 □□□

95回 午前82
101回 午後45
110回 午前41

胸腔ドレナージは，呼吸困難が消失しても肺の再膨張を確認するまで持続され，胸水貯留時は歩行時にクランプを行うが，気胸の場合はクランプしない．

皮膚・創傷管理

732 □□□

93回 午前57
95回 午後37
107回 午前76
110回 午後70

ファウラー位や車椅子での斜め座りでは坐骨結節部に圧迫や摩擦による褥瘡が生じやすいため，褥瘡予防には，ベッドのギャッジアップは30°以下とするか，90°坐位を保つ．

733 □□□

93回 午前57
99回 午前25 必修
99回 午前45
100回 午前43
102回 午後110
108回 午前23 必修
110回 午前82
113回 午後42

創治癒を遅らせる要因は
感染，乾燥，低栄養，循環障害などで，
創治癒の促進には湿潤環境が適しているため，
洗浄した後にドレッシング材を使用する．

734 □□□

93回 午前57
98回 午前23

デブリードマン（壊死組織の除去）は
褥瘡のステージⅣで，肉芽形成促進を目的に行う．

与薬

735 □□□

94回 午前61
95回 午前46
97回 午前71
106回 午後17 必修

血漿の浸透圧と等しい5％ブドウ糖液200mLに
含まれるブドウ糖（グルコース）は10gである．

154

必修問題

人体の構造と機能

疾病の成り立ちと回復の促進

健康支援と社会保障制度

基礎看護学

成人看護学

老年看護学

小児看護学

母性看護学

精神看護学

在宅看護論／地域・在宅看護論

看護の統合と実践

736
97回 午前61
99回 午前46

皮内注射では，26〜27Gの針を皮膚に対してほぼ平行になるように刺入し，マッサージは行わない．

737
96回 午前86
101回 午前43
104回 午後46
108回 午後38
111回 午後38
112回 午後41

点眼薬は無菌的に扱うため睫毛に触れないように注意しながら，下眼瞼結膜の中央に，水性の薬剤を先に滴下して軟膏や油性の薬剤は最後に使用する．点眼後はしばらく目を閉じるか涙嚢部を押さえる．

738
103回追試 午後44
112回 午後41
113回 午前22　必修

直腸坐薬は直腸粘膜から吸収され，門脈を通らないため初回通過効果を受けず下大静脈から直接心臓に送られるため作用が早い．挿入するときは肛門内括約筋よりも内側に入るように，肛門から4〜5cm挿入し，1〜2分肛門を押さえる．

輸液・輸血管理

739
109回 午後22　必修
111回 午後39
112回 午前41

輸血用血液製剤の保存は，全血製剤と赤血球製剤は2〜6℃で採血後21日間，新鮮凍結血漿は−20℃以下で採血後1年間である．血小板製剤は採血後4日間のみ使用可能で，20〜24℃で振盪保存する．低温保存した赤血球製剤は温めずに室温で輸血する．

740
109回 午後22　必修
111回 午後39

輸血実施前には，ABO式血液型，RhD因子などの血液型検査，不規則抗体検査，交差適合試験（クロスマッチ）を実施する．侵襲的検査の際にも血液型検査は行う．

救命救急処置

741 ☐☐☐
99回 午後43
103回 午前46
106回 午前44
111回 午後40

動脈性出血の間接圧迫止血では,
外出血部より中枢側の動脈を用手圧迫するか
幅3cm以上の止血帯で圧迫し,圧迫開始時刻の
記録を行って30〜60分に1回は圧迫解除する.

742 ☐☐☐
100回 午後45
101回 午後88
103回 午前50
110回 午後40

意識消失と心肺停止,心電図モニターで心室細動が
確認された場合には,周囲にAEDの準備を依頼し,
ただちに胸骨圧迫を行う.

743 ☐☐☐
96回 午前85
102回 午後20 必修
109回 午前44
110回 午後24 必修
112回 午後42
113回 午後23 必修

AEDは電極パッドを患者の右胸と左脇腹に心臓を挟
むようにして貼り,通電中は患者の身体に触れず,
通電が終わったらただちに胸骨圧迫を行う.

744 ☐☐☐
105回 午前43

薬物のオーバードーズ(過剰摂取)や毒物を摂取した
場合,1時間以内であれば左側臥位にして微温湯か
生理的食塩水で胃洗浄を行う.

生体機能のモニタリング

745 ☐☐☐
98回 午前41
99回 午前47
107回 午後22 必修

静脈血を採血する場合,採血部の消毒は
刺入部位の中心から外側に向かって行い,駆血は
長くなると血液濃縮を生じるおそれがあるため,
1〜2分を目安とする.

必修問題

人体の構造と機能

疾病の成り立ちと回復の促進

健康支援と社会保障制度

基礎看護学

成人看護学

老年看護学

小児看護学

母性看護学

精神看護学

在宅看護論・地域・在宅看護論

看護の統合と実践

746 □□□
100回 午後41
103回 午後54
113回 午後42

BMI 18.5未満，血清アルブミン値3.5g/dL以下は低栄養状態を疑う．

747 □□□
96回 午後23
101回 午後55
106回 午前91

肝炎のときの濃い茶色の尿は，直接ビリルビンの存在によるもので，尿潜血反応は，尿中ヘモグロビンの存在によるものである．

748 □□□
95回 午後43
96回 午後40
108回 午前86
110回 午後92
112回 午後77

12誘導心電図測定では，左右の第4肋間と左前胸部4か所の合わせて6か所と，四肢に電極を装着する．

749 □□□
97回 午前39
108回 午後13 必修

心室性期外収縮では動悸・脈拍欠損が自覚または他覚され，R on T型やShort-run型，多源性，多発性の場合は心室細動に移行する可能性が高い．

750 □□□
99回 午前44
101回 午前41
101回 午前42
105回 午前85
107回 午前84
112回 午前23 必修

指先や耳たぶに装着するパルスオキシメーターによる経皮的動脈血酸素飽和度（SpO_2）の測定値90％は，動脈血酸素分圧（PaO_2）60mmHgで，呼吸不全であるために酸素吸入が必要である．

成人期の特徴と生活

751 □□□

100回 午後51
102回 午前44
104回 午後76
109回 午後41
112回 午後72

成人期の学習は，小さな成功体験を積み重ねて
自己効力感を高めるとともに，自己の興味や関心など，
内発的動機づけによって促進され，
自己評価が重要であり，学習者の経験が資源となる．

生活習慣病に関連する健康課題

752 □□□

100回 午前50

生活習慣病である2型糖尿病が発生する原因は，
加齢に伴うインスリンの分泌低下に，
インスリン感受性の低下が加わるためである．

職業に関連する健康課題

753 □□□

97回 午前90
99回 午前50
108回 午前44

VDT機器の作業規定は，一連の作業時間は1時間を
超えない，作業間に10〜15分の休止時間を設ける，
ディスプレイの照度は500ルクス以下，
手元の照度は300ルクス以上としている．

救急看護・クリティカルケアの基本

754 □□□

99回 午後49
106回 午後38

気管挿管を行うときには，義歯がないことを確認し，
スタイレットをチューブの先端から1cm短めに挿入
する．挿管後はカフに空気を入れ，両肺の呼吸音を
確認する．

755 □□□

102回 午前118
103回追試 午後49
110回 午後100
110回 午後118
111回 午後103

急性胃腸炎で高熱と水様性下痢がみられる患者には，
脱水のリスクが高いため，発汗状態や尿量，尿比重，
皮膚のツルゴール（張り，皮膚緊張感）を観察する．

必修問題

人体の構造と機能

疾病の成り立ちと回復の促進

健康支援と社会保障制度

基礎看護学

成人看護学

老年看護学

小児看護学

母性看護学

精神看護学

在宅看護論／地域・在宅看護論

看護の統合と実践

756 □□□
97回 午後92
106回 午後25 　必修
111回 午後116

顔面に熱風を受けた場合，気道熱傷の危険性が高いので，気道確保のために最優先で気管挿管が行われる．

757 □□□
100回 午前51

毒ガスのサリンや，農薬の有機リン酸，パラチオンは，コリンエステラーゼ阻害作用があり，急激な縮瞳，流涎，呼吸障害，けいれんなどの中毒症状が生じる．

758 □□□
101回 午前100
105回 午後14 　必修
107回 午前100
110回 午前112

熱中症では身体を冷やして電解質を含む水分の補給を行い，脱水で血液が濃縮して生じる深部静脈血栓の症状に注意する．症状は下肢の痛みや肺塞栓による呼吸困難などである．

術前の看護

759 □□□
97回 午後44
101回 午後95
107回 午前41
113回 午前87

術後合併症の無気肺を予防するため，術前から腹式呼吸や深呼吸，閉塞性肺疾患がある場合は□すぼめ呼吸，排痰のための咳嗽の訓練，インセンティブ・スパイロメトリーによる呼吸練習などが行われる．

760 □□□
101回 午後94
103回 午前49

手術部位感染（SSI）の術前の危険因子は，喫煙，糖尿病，ステロイド投与，栄養失調，黄色ブドウ球菌の鼻腔内定着などで，とくに心臓手術前は30日間の禁煙が必要とされる．

術中の看護

761 ☐☐☐
95回 午前78
99回 午前55
102回 午後42

麻酔薬の効果は，鎮痛，筋弛緩，健忘で，
全身麻酔を行った手術後は，呼吸抑制による
無気肺や，腸蠕動抑制によるイレウス，
離床後の肺塞栓症に注意する．

762 ☐☐☐
97回 午前36
104回 午前104
106回 午後38

麻酔前投薬には，抗不安を目的にジアゼパム，
気道内分泌抑制を目的にアトロピンが用いられる．
気管挿管では右片肺挿管が起こりやすい．

763 ☐☐☐
96回 午前76
99回 午後50
106回 午前48
109回 午前42
112回 午後44

砕石位で手術した場合，腓骨神経麻痺が
起こりやすく，側臥位で手術した場合は
上腕神経叢麻痺，仰臥位で手術した場合には
腕神経叢麻痺が起こりやすい．

764 ☐☐☐
102回 午前98
104回 午後93
105回 午前46

全身麻酔下で手術中に高熱と筋の硬直がみられた場
合は悪性高熱症を疑う．
術後数日経って38.0℃以上の高熱がみられた場
合は，尿路感染症，肺炎，手術部位感染（SSI），
カテーテル感染，下痢症などの術後感染症を疑う．

術後の看護

765 ☐☐☐
99回 午前51
109回 午前41
112回 午後44
113回 午前92

外科的侵襲直後から2〜4日の傷害期には，交感神経
が優位となって，尿量の減少のほか，蛋白異化の亢進，
糖新生による脂肪の分解，血糖値の上昇，頻脈，血
圧の上昇，体温の上昇などの生体反応がみられる．

必修問題

人体の構造と機能

疾病の成り立ちと回復の促進

健康支援と社会保障制度

基礎看護学

成人看護学

老年看護学

小児看護学

母性看護学

精神看護学

在宅看護論/地域・在宅看護論

看護の統合と実践

766 □□□

94回 午前96
102回 午前98

開頭術後の急激な意識レベルの低下は，術後頭蓋内出血とそれに伴う脳浮腫による，頭蓋内圧亢進が最も疑われ，脳ヘルニアの危険性が高い．

767 □□□

99回 午前105
101回 午後99
102回 午前99
103回 午後51
104回 午後95
105回 午後95
108回 午前51
111回 午後94
112回 午後96

開頭術後は，脳浮腫による頭蓋内圧亢進を予防するため，頭部を15〜30°挙上，絶対安静，酸素吸入，下剤による排便コントロールが実施され，頭部の冷罨法は禁止する．

768 □□□

102回 午後93
104回 午後98
105回 午後101
106回 午前15
106回 午後55
107回 午後117
108回 午前66
109回 午後98

術後せん妄は高齢者に多く，不安，環境の変化，手術による疼痛，身体拘束などの要因により発症する．

769 □□□

98回 午前104
103回追試 午後51
104回 午後93
113回 午前42

腹腔ドレーンからの排液は，血性から，3〜5日に淡血性〜淡々血性〜淡黄色となり，赤ワイン色や灰色は膵液漏，濃い黄色は胆汁漏，褐色で悪臭があるときは，縫合不全を疑う．

術後合併症と予防

770 □□□

93回 午前79
95回 午後47
101回 午後95
104回 午後93
108回 午前27

術後24〜48時間には，後出血や無気肺が出現する可能性が高く，3日後に腸蠕動を認めない場合は術後イレウスが疑われ，術後5日前後には縫合不全が生じやすい．

771 □□□

91回 午前87
92回 午前21
93回 午前79
97回 午前111
102回 午前95・96
106回 午前109
107回 午前95
112回 午前49

胃全摘術後は，悪性貧血や鉄欠乏性貧血，
蛋白質や脂肪の消化吸収阻害による下痢がみられる．
ダンピング症候群，小胃症候群の予防のために，
食事は1回量を少なく，回数を多くする．

772 □□□

103回 午前96
103回追試 午前93
110回 午前45

観血的手術後に血管拡張や循環促進による
血流増加が生じると出血を助長するため，
退院後1週間は，長時間の入浴やサウナは禁止し，
シャワー浴がすすめられる．

773 □□□

95回 午前99
100回 午前52
100回 午後56
101回 午前57
103回 午前49
103回追試 午前79

開腹術では腸の癒着が起こり，時間経過後に
約7割に癒着性腸閉塞が生じるといわれる．
癒着性腸閉塞は，突然の腹痛，悪心，嘔吐，腹部膨
満感，排ガス停止や便秘などで発症する．

774 □□□

95回 午前100
98回 午後59
100回 午後56
104回 午後91
112回 午前52

直腸癌や卵巣癌，子宮体癌などで骨盤内手術をした
場合は，骨盤神経障害による排尿障害が生じるため，
膀胱訓練と残尿測定を行う．

775 □□□

98回 午前61
103回追試 午後86
103回追試 午後95
106回 午後95
111回 午前49

下肢切断後は，切断肢断端部に弾性包帯を巻き，
断端部の痛みや発赤，浮腫の有無を観察する．
切断し喪失した部位には，幻肢痛を訴えることがある．

がん患者の集学的治療と看護

776

98回 午後47
100回 午前88
100回 午前99
103回 午後95
104回 午前16　必修
108回 午前96

抗癌薬の副作用は，投与直後には吐き気や嘔吐が生じ，2〜7日後には倦怠感や食欲不振，口内炎，下痢等の消化器症状がみられ，白血球減少等の骨髄抑制症状は1〜2週間後に現れる．

777

99回 午後52
100回 午後53
101回 午前50
102回 午前46
103回 午前52
104回 午後49
111回 午後95
111回 午後96
113回 午後118

放射線治療の急性反応は，全身倦怠感や嘔気，頭痛，発熱などの放射線宿酔症状や皮膚炎，骨髄抑制による易感染，遅発性反応は，照射部位の局所壊死による脱毛，肺炎や肺線維症などである．

緩和ケアを必要とする患者と家族への看護

778

102回 午前47
110回 午前40
111回 午前73

緩和ケアは家族も対象に含み，鎮痛薬の使用はWHOがん疼痛治療ラダーによって進められ，第一選択薬は非オピオイド鎮痛薬のNSAIDs（非ステロイド性抗炎症薬）である．

779

96回 午前83
98回 午後48
102回 午前47
110回 午前40

オピオイドには麻薬性オピオイドと非麻薬性オピオイドがある．麻薬性オピオイドの代表薬はモルヒネであり，モルヒネ拮抗薬にはナロキソン，レバロルファンがある．

780

96回 午前83
98回 午後48
103回 午後48
103回追試 午後48
104回 午後17　必修

モルヒネを使用中のレスキュードーズ（臨時追加薬）としては，フェンタニルの貼付薬は即効性がなく，モルヒネ即効性薬かモルヒネ注射薬，塩酸モルヒネ水を用いる．

必修問題
人体の構造と機能
疾病の成り立ちと回復の促進
健康支援と社会保障制度
基礎看護学
成人看護学
老年看護学
小児看護学
母性看護学
精神看護学
在宅看護論/地域・在宅看護論
看護の統合と実践

781 □□□
102回 午後44

神経因性疼痛（神経障害性疼痛）はオピオイドに反応しにくいため，鎮痛補助薬（抗うつ薬，抗けいれん薬）の使用を検討する．

エンド・オブ・ライフ・ケア＜end-of-life-care＞

782 □□□
101回 午後53
103回 午後48

癌の末期に呼吸困難がある場合には，呼吸苦を和らげるために，呼吸抑制の副作用のあるモルヒネの追加や増量が検討される．

臨死期の看護

783 □□□
97回 午前87　　110回 午前98・99
99回 午後93　　112回 午前36
102回 午前47　　112回 午後46
105回 午後51　　113回 午後120
109回 午前117

終末期看護の役割には，家族の予期悲嘆への援助として感情の表出を促すことや，臨死期の死前喘鳴や下顎呼吸の出現など，死に至るまでの過程を伝えておく死の教育（デス・エデュケーション）などがある．

呼吸機能障害のある患者の看護

784 □□□
93回 午前90
94回 午前88
97回 午前43
98回 午前53
98回 午後39
101回 午後48
109回 午後99

気管支鏡検査では検査前の1食は禁止，上部消化管内視鏡検査では前日の夕食後から飲食禁止となる．

785 □□□
98回 午前53
100回 午前46
107回 午前40

気管支鏡検査は喉頭麻酔で半坐位または仰臥位，上部消化管内視鏡検査は咽頭麻酔で左側臥位で行われ，検査後1〜2時間は飲食禁止である．

必修問題

人体の構造と機能

疾病の成り立ちと回復の促進

健康支援と社会保障制度

基礎看護学

成人看護学

老年看護学

小児看護学

母性看護学

精神看護学

在宅看護論／地域・在宅看護論

看護の統合と実践

786 □□□

97回 午後43
98回 午後53
109回 午後49

気管支鏡を挿入するときは腹式呼吸とし，
検査中は低酸素血症の出現に注意し，
会話ができないため苦しいときに合図する方法を
決めておく必要がある．

787 □□□

101回 午後54
108回 午前43
112回 午前39

胸腔穿刺は坐位または半坐位で，
脱気目的では鎖骨中線第2～3肋間，
排液目的では穿刺側の上肢は頭上に上げて後腋窩線
第7～9肋間を穿刺し，咳嗽や深呼吸は禁止する．

788 □□□

101回 午後54

胸腔穿刺終了後は，穿刺部位からの胸水の漏出や
出血を防ぐため，消毒後滅菌的に圧迫固定して感染
予防を行い，2～3時間以上安静にし，24時間は
観察する．

789 □□□

93回 午前21
99回 午前104
101回 午前52
101回 午前98
103回 午後49
112回 午前24
112回 午後98

肺気腫やCOPDでは，低酸素血症に対して
高濃度酸素吸入を増量すると，CO₂ナルコーシス
による動脈血二酸化炭素分圧（PaCO₂）の上昇
（高二酸化炭素血症）のために頭痛や傾眠などの
意識障害が生じるため注意する．

790 □□□

97回 午前114
102回 午前48
104回 午後46

喘息発作予防として用いる副腎皮質ステロイド吸入
療法は，内服より副作用が少ない利点がある．効果
的使用法は，非発作時の食事の前に吸入して，吸入
後はうがいをすることである．

循環機能障害のある患者の看護

791
□□□

95回 午後43
102回 午後91
112回 午後47

心原性ショック，開心術後のショック，低心拍出量症候群では，大動脈内バルーンパンピングによる補助循環が行われることが多い．

792
□□□

93回 午前59
96回 午前42
98回 午前54
99回 午前98・99
109回 午後43
110回 午後91〜93

人工ペースメーカーの植え込みが必要なのは洞不全症候群や完全房室ブロックであり，植え込み中は毎日自己検脈を行い，MRI検査や電磁調理器具の使用，電子商品監視装置の通過には注意が必要である．

793
□□□

100回 午前54
102回 午後92
103回追試 午前94
104回 午前91
105回 午後13　必修
109回 午前95
111回 午前97

心不全の急性増悪では，浮腫の増悪による体重増加，肺水腫による喘息様の咳嗽や血性泡沫様痰，頻脈，乏尿などがみられる．

消化・吸収機能障害のある患者への看護

794
□□□

98回 午後39
101回 午前48

上部消化管造影中は発泡剤による噯気（げっぷ，おくび）は我慢させ，検査後は下剤を服用して水分摂取を促し，便が造影剤によって白色になることを説明する．

795
□□□

95回 午前87
97回 午前102
102回 午後84
103回追試 午前92
108回 午前55

下部消化管内視鏡では，前日夕食から低残渣食で当日6時から腸管洗浄液を内服し，検査中は迷走神経反射である徐脈と低血圧に注意し，検査後は鼓腸や下血に注意する．

必修問題

人体の構造と機能

疾病の成り立ちと回復の促進

健康支援と社会保障制度

基礎看護学

成人看護学

老年看護学

小児看護学

母性看護学

精神看護学

在宅看護論 地域・在宅看護論

看護の統合と実践

96回 午前57
98回 午前42

腹腔穿刺検査前には必ず排尿させ，半坐位または仰臥位で行い，腹腔内圧の急激な低下による低血圧を予防するため1度に多量に排液せず，実施後は腹帯で固定して2～3時間観察する．

103回 午前94・95

全身麻酔による腹腔鏡下胆嚢摘出術の合併症には，胆汁漏，皮下気腫，肺塞栓症，気腹法による無気肺，肺炎，消化管穿孔による腹腔内出血，創感染などがある．

99回 午前55
101回 午後94
103回追試 午前85
104回 午前86
109回 午前83
113回 午後14 必修

食道癌は，気管分岐部に位置する胸部中部食道癌が最も多く，反回神経麻痺による嗄声や嚥下困難，食物の通過障害とそれに伴う低栄養状態により血清アルブミン値の低下がみられる．

栄養代謝機能障害のある患者の看護

96回 午前90
102回 午前50
103回 午前84
110回 午前42
112回 午前50
113回 午前88

肝硬変の食事は，高アンモニア血症による異常行動，羽ばたき振戦がみられる肝性脳症，肝性昏睡の予防のために低蛋白・高繊維食，腹水の改善のために塩分制限食，脂肪代謝障害に対して低脂肪食とする．

800
98回 午後53
103回追試 午後52
104回 午後53
108回 午後52
111回 午後45
113回 午前47

高尿酸血症の治療薬は，尿酸代謝や排泄を促すプロベネシド，アロプリノールである．痛風発作にはコルヒチン，NSAIDs（非ステロイド性抗炎症薬），副腎皮質ステロイド，コルヒチンの順で用いられる．発作予防には過度の運動の制限を行い，飲水を2L以上行って排尿を促進する．

内分泌機能障害のある患者の看護

801 ☐☐☐

94回 午前31
101回 午前80
103回 午後82
105回 午前23 必修
105回 午前44
108回 午前88
109回 午前94
109回 午後116

糖尿病による下肢先端の壊疽や潰瘍の危険因子は，HbA1cが8%以上，神経障害がある，腎症や網膜症の合併などであり，自己血糖測定と下肢先端の観察とフットケアを毎日行う必要がある．

身体防御機能の障害のある患者の看護

802 ☐☐☐

94回 午前70
96回 午前101
98回 午前42
108回 午前43
110回 午前94
111回 午後41

骨髄穿刺は胸骨では仰臥位，腸骨では腹臥位または側臥位で行い，終了後は穿刺部に滅菌ガーゼをあてて砂嚢などで圧迫固定し，1時間安静にする．

803 ☐☐☐

100回 午後59
107回 午前39
110回 午前95
112回 午前39

造血幹細胞移植後1～2週間で皮疹，発熱，黄疸，下痢などがみられたら，
急性移植片対宿主病（GVHD）を疑う．
GVHD予防のために移植前処置として，
大量化学療法や全身放射線照射が行われる．

脳・神経機能障害のある患者の看護

804 ☐☐☐

93回 午前123
100回 午後60
105回 午後59
108回 午前43
112回 午前39

腰椎穿刺による髄液採取の終了後は，脳脊髄液圧低下予防のため，1～2時間は頭を水平にして絶対安静，6～24時間は床上安静が必要である．
また，頭蓋内圧亢進時には禁止とする．

805 ☐☐☐

96回 午後51
101回 午前38
103回追試 午前52
104回 午後96
105回 午後49
108回 午前11 必修
111回 午後101

言語は理解できるが発語が困難なのは
ブローカ（運動性）失語，言葉が理解できなくなり，
流暢に意味不明の言葉を話すのは
ウェルニッケ（感覚性）失語である．

必修問題

人体の構造と機能

疾病の成り立ちと回復の促進

健康支援と社会保障制度

基礎看護学

成人看護学

老年看護学

小児看護学

母性看護学

精神看護学

在宅看護論／地域・在宅看護論

看護の統合と実践

806　□□□

97回 午後33
103回追試 午後43
105回 午前41
106回 午後39
110回 午前117
110回 午前14　必修
112回 午前100

脳梗塞で片麻痺があるなど姿勢を保ちにくい場合，食事のときは患側に傾かないように姿勢を保持し，自力摂取を促すには自助具などを利用する．介助は患側で行い，杖を使用している患者が階段を上るときには，介助者は患者の患側で一段下に立つ．

感覚機能障害のある患者の看護

807　□□□

99回 午前30
103回追試 午後92
110回 午後88

突発性難聴は，突然生じる原因不明の感音性難聴で，耳鳴や耳閉感，めまい，吐き気を生じるが，耳以外の神経症状は認めず，飲酒と喫煙を控え，急性期は安静にすることが重要である．

運動機能障害のある患者の看護

808　□□□

95回 午前98
95回 午前26
96回 午後64
100回 午後34
103回追試 午前86
104回 午前60
106回 午前94
110回 午前91
110回 午前103〜105

長期ギプス固定の合併症として，不良肢位や圧迫による血行障害のための圧迫創や知覚障害が生じ，上腕ではフォルクマン拘縮がみられやすく，膝を含む下腿では尖足がみられやすい．

809　□□□

97回 午後22
100回 午前48
100回 午後99
103回追試 午前53
105回 午後80
110回 午後47
112回 午前81

113回 午前100・101

変形性膝関節症や変形性股関節症の人工関節置換術後は体重のコントロールを行い，関節を曲げすぎて負担をかけないように，身体を患側にねじる動作，正座や和式トイレの使用を避け，就寝時はベッドを使用する．

乳腺機能障害のある患者の看護

810　□□□

93回 午前101
100回 午前103・104
102回 午前51

乳癌手術直後の患側上肢は，内転位で固定して臥位では体幹より高くし，末梢から中枢へマッサージして，患側の肘関節より末梢の関節可動域訓練（ROM）を行って浮腫を予防する．

老年期の発達と変化

811 ☐☐☐

96回 午前106   107回 午前47
98回 午後60   108回 午後32
102回 午後61   110回 午前8　必修
103回追試 午前56 111回 午前52
105回 午前49   112回 午前8　必修

老年期の発達課題として，ハヴィガーストは
身体の健康の衰退や配偶者の死への適応，
社会的役割の変化への柔軟な受け入れなどをあげ，
エリクソンは統合性と絶望，ペックは引退の危機，
身体的健康の危機，死の3つの段階をあげている．

高齢者のいる家族の理解

812 ☐☐☐

101回 午前61
103回追試 午後55
107回 午前48

令和4年の65歳以上の者のいる世帯では，
夫婦のみの世帯が32.1%で最も多く，
次いで単独世帯が31.8%であり，
合わせると6割を超えている．

813 ☐☐☐

95回 午前117
99回 午前34
109回 午後54
113回 午後65

介護者は同居する家族が5割以上で，女性が7割を
占める．続柄では配偶者が最も多く（約24%），
年齢は60〜69歳が最も多いが，70〜79歳の
要介護者等を70〜79歳が介護している割合が
56%であり，老老介護が深刻な問題となっ
ている．

814 ☐☐☐

96回 午前117
103回 午後60
106回 午後45

平成28年国民生活基礎調査で，同居している
主な介護者の約7割がストレスを感じており，
ストレスや悩みの相談は，「家族の病気や介護」が
男性で約7割，女性で約8割と最も多い．

その人らしい生活の継続

815 ☐☐☐

102回 午後58
106回 午前54
108回 午前53

高齢者の生活全体を豊かにするケアの実践として，
高齢者の生活史の聞き取りや回想法（ライフレビュ
ー）は，高齢者自身が生きてきた時代背景など過去の
記憶を想起させ，生きてきた証の確認となり，自己
肯定感向上につながる．

必修問題

人体の構造と機能

疾病の成り立ちと回復の促進

健康支援と社会保障制度

基礎看護学

成人看護学

老年看護学

小児看護学

母性看護学

精神看護学

在宅看護論 地域・在宅看護論

看護の統合と実践

816
103回追試 午前55
105回 午後61
113回 午前2 必修

高齢者の5割以上は自宅で最期を迎えたいと希望しているが，実際の死亡場所は，やや減少傾向とはいえ病院が約7割で，介護保険施設での死亡が増加，孤立死も問題になっている．

高齢者の健康と疾病

817
100回 午前60
112回 午後52

令和元年の国民生活基礎調査では，65歳以上の4割強（43.3%）が有訴者（自覚症状のある者）であり，症状別では腰痛が最も多い．

818
101回 午後63
111回 午後27

高齢者の健康状態は自律性反応など予備能力が低下しているため，環境からの影響を受けやすく，疾病がADLに影響を与えやすいが，個人差は大きい．

819
97回 午後19
98回 午前67
101回 午後63
108回 午後97
113回 午前89

高齢者の疾患の特徴は，多臓器癌など複数の臓器に障害が出やすく，症状は非定型的であり，原疾患とは関係のない老年症候群が発生しやすい．

老年期における身体機能の変化

820
102回 午後75
103回 午後55

加齢による毛様体筋の萎縮と，水晶体の弾力低下による調節障害で老視は生じ，眼瞼下垂や瞳孔散大筋の萎縮による老人性縮瞳によって，視野狭窄が起こる．

821
☐☐☐
97回 午後16
105回 午後88
110回 午前49
111回 午後52

後期高齢者の外来通院者の傷病で最も多いものは高血圧で，高齢者の場合，収縮期血圧は上昇し，拡張期血圧は低下するため，脈圧は増大する．

822
☐☐☐
100回 午前61
102回 午前62
105回 午後88
109回 午後55
111回 午後52
112回 午前84

高齢者は心室壁が厚くなる心肥大と肺の残気量増大，前立腺肥大がみられるほかは，すべての臓器の細胞数が減少して萎縮し小さくなり，機能は低下する．腎臓の尿の濃縮機能が低下するため尿の比重は低下し，膀胱容量が減少するため，排尿回数は増加する．

823
☐☐☐
98回 午前66
100回 午前63
109回 午前50

高齢者は胸腺と脾臓が著しく萎縮するため，T細胞とB細胞はともに減少し，細胞性免疫の低下が激しく，液性免疫も低下するが，炎症性サイトカインの産生が増加するため自己免疫疾患は増加する．

824
☐☐☐
101回 午後62
109回 午後8 必修
113回 午後8 必修

加齢によるホルモンの変化では，副腎皮質刺激ホルモン（ACTH）や副腎皮質糖質コルチコイド（コルチゾル）の分泌は変化せず，松果体から分泌されるメラトニンや性腺から分泌される性ホルモンの減少が著しい．

825
☐☐☐
100回 午前61　110回 午後97
102回 午前62　111回 午前54
105回 午後7 必修　111回 午後51
106回 午後49　111回 午後52
109回 午後55

高齢者は残気量が増大して，肺活量，最大換気量，1秒率が低下するうえに，運動時の心拍出量が減少するため，最大酸素摂取量が減少して息切れしやすくなる．筋力の低下や円背によって重心が動揺しやすくなり，良肢位が保ちにくくなる．

老年期における心理・社会的変化と健康への影響

826 □□□
99回 午後58
100回 午後62
110回 午後52
111回 午後55
111回 午後114

高齢者が自己効力感を感じて積極的に活動するためには，シルバー人材センターによる就労や高齢者サロンの利用で社会参加して生きがいや役割をもつことが重要である．高齢者では健康・スポーツ活動への参加が多い．

827 □□□
106回 午後46
111回 午前1 必修

令和4年の労働力人口は、6,902万人（約7千万人）で，労働力人口総数に占める65歳以上の者の割合は13.4%である。
65歳以上70歳未満の高齢者は，男性では約6割が就労しており，65歳以上の雇用者は増加しているが，就労者の約7割が非正規雇用である．

828 □□□
97回 午後15
105回 午後47
108回 午前54

高齢者世帯で収入の全てが公的年金・恩給であるのは半数弱で，稼働所得がある世帯は半数以上だが，約6割の世帯が暮らし向きに心配ないと感じている．

老年看護に用いられる概念・モデル・理論

829 □□□
101回 午前59
104回 午前90
107回 午前82
112回 午前66

高齢者の看護に活用される理論には，援助者が高齢者の強みを見出すストレングスモデルや，緩和・安心・超越の3つのコンフォートが満たされると経験が強化されるとするコンフォート理論などがある．

老年看護の倫理

830 □□□
100回 午前63
103回 午後55
104回 午前59
105回 午前50
105回 午後48
109回 午後56
113回 午後50

高齢者という理由だけで，能力が劣っているとか無益であるなどと，偏見をもって差別することをエイジズムという．

必修問題
人体の構造と機能
疾病の成り立ちと回復の促進
健康支援と社会保障制度
基礎看護学
成人看護学
老年看護学
小児看護学
母性看護学
精神看護学
在宅看護論／地域・在宅看護論
看護の統合と実践

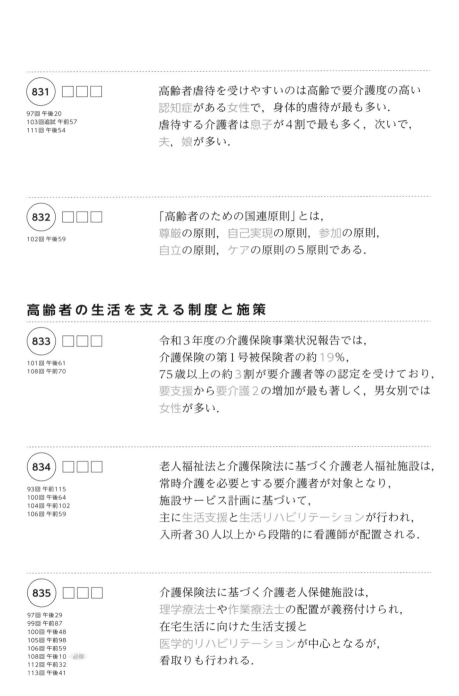

831 □□□
97回 午後20
103回追試 午前57
111回 午後54

高齢者虐待を受けやすいのは高齢で要介護度の高い
認知症がある女性で，身体的虐待が最も多い．
虐待する介護者は息子が4割で最も多く，次いで，
夫，娘が多い．

832 □□□
102回 午後59

「高齢者のための国連原則」とは，
尊厳の原則，自己実現の原則，参加の原則，
自立の原則，ケアの原則の5原則である．

高齢者の生活を支える制度と施策

833 □□□
101回 午後61
108回 午前70

令和3年度の介護保険事業状況報告では，
介護保険の第1号被保険者の約19%，
75歳以上の約3割が要介護者等の認定を受けており，
要支援から要介護2の増加が最も著しく，男女別では
女性が多い．

834 □□□
93回 午前115
100回 午後64
104回 午前102
106回 午前59

老人福祉法と介護保険法に基づく介護老人福祉施設は，
常時介護を必要とする要介護者が対象となり，
施設サービス計画に基づいて，
主に生活支援と生活リハビリテーションが行われ，
入所者30人以上から段階的に看護師が配置される．

835 □□□
97回 午後29
99回 午前87
100回 午後48
105回 午前98
106回 午前59
108回 午前10 必修
112回 午前32
113回 午後41

介護保険法に基づく介護老人保健施設は，
理学療法士や作業療法士の配置が義務付けられ，
在宅生活に向けた生活支援と
医学的リハビリテーションが中心となるが，
看取りも行われる．

836

95回 午前115
98回 午前72
99回 午後61
102回 午前67
102回 午後63
104回 午前102
105回 午前74
108回 午後51
111回 午前53

認知症対応型共同生活介護 (グループホーム) は，介護保険法に基づく制度による地域密着型サービスで，ユニットケアを実施する．要支援1の判定の者は利用できない．

837

98回 午前72
102回 午前67
105回 午後74
111回 午前53

認知症対応型共同生活介護 (グループホーム) では，5～9人の少人数でケア付きの共同生活が行われ，看取りも行う．看護職員の配置は義務ではないが，配置されると医療連携体制加算が算定される．

838

101回 午後92
105回 午前117

療養通所介護は，常に看護師による観察を必要とする難病，認知症，脳血管疾患後遺症等の重度要介護者またはがん末期患者を対象にした，介護保険の居宅サービスである．

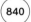

839

96回 午前114
99回 午前83
100回 午前66
104回 午前89
109回 午後54
110回 午後69
112回 午前68

成年後見制度には法定後見制度と任意後見制度があり，財産管理や法的手続きの代行が行われる．
成年後見制度にかかわる公的機関は家庭裁判所であり，法定後見人の選定や任意後見監督人の選任を行う．

840

99回 午前60
99回 午前83
100回 午前66
104回 午後36
104回 午前89
108回 午後48
110回 午後69
113回 午前98

認知症高齢者などに対する日常生活自立支援事業は，社会福祉協議会が主体となって日常的金銭管理や通帳・印鑑・権利書の保管，福祉サービスの利用援助などを行う．

必修問題

人体の構造と機能

疾病の成り立ちと回復の促進

健康支援と社会保障制度

基礎看護学

成人看護学

老年看護学

小児看護学

母性看護学

精神看護学

在宅看護論／地域・在宅看護論

看護の統合と実践

高齢者の食事・食生活の特徴と援助

841 □□□

101回 午前63
110回 午後67
110回 午後119

高齢者の食事は，高血圧の治療で塩分制限が行われることが多いが，夏の発汗や冬の乾燥で低張性脱水を起こしやすいため注意する．

842 □□□

95回 午前107
103回 午後54
105回 午前97
106回 午前56
107回 午前116
108回 午前118
110回 午前90
113回 午後52

高齢者は咀嚼・嚥下機能が低下するため，咳嗽反射が低下し誤嚥を生じやすく，栄養摂取では蛋白質が不足して，サルコペニアの原因となり，要介護状態のリスクのフレイルにつながると問題になっている．予防には十分な蛋白質の摂取と適度な運動を促す．

843 □□□

100回 午前62
103回追試 午後98
108回 午前71
113回 午前4 必修

日常生活動作（ADL）の低下で買い物や調理が困難になった場合の食生活に対しては，居宅サービスの訪問介護や介護保険法による地域支援事業の生活支援サービスの1つである配食サービスの利用が適している．

高齢者の排泄の特徴と援助

844 □□□

94回 午後56
95回 午前105
96回 午前111
101回 午後101
102回 午前109
105回 午前96
110回 午前34
112回 午前84
113回 午後99

高齢者の尿失禁には，尿失禁用パッドの使用を勧め，排尿パターンを把握してタイミングよく声をかけて誘導する．膀胱炎を予防するためには，パッドの交換を頻回にする．

845 □□□

94回 午後55
98回 午前107
100回 午前38
102回 午後25 必修
110回 午前34
110回 午前101
112回 午前68

高齢者の機能性尿失禁は認知症や脳血管疾患後遺症に多くみられ，尿意は感じているが排尿行動がとれないために生じる．

必修問題

人体の構造と機能

疾病の成り立ちと回復の促進

健康支援と社会保障制度

基礎看護学

成人看護学

老年看護学

小児看護学

母性看護学

精神看護学

在宅看護論 地域・在宅看護論

看護の統合と実践

846 □ □ □

97回 午後24
102回 午前64
106回 午前98
106回 午後47
110回 午前50

高齢者には，長期臥床による運動不足や食事が原因となる腸蠕動の低下による弛緩性便秘が多くみられ，肛門括約筋の収縮力の低下による便失禁もみられる．下痢では脱水になりやすい．

高齢者の清潔と衣生活の特徴と援助

847 □ □ □

105回 午前19 必修
111回 午前19 必修

義歯は流水と義歯用歯ブラシで洗浄し，保管時は乾燥させないように，ぬるま湯に義歯洗浄剤を入れて，義歯を浸漬する．就寝時には義歯を外す．

高齢者の活動と休息のバランスの特徴と援助

848 □ □ □

98回 午後63   111回 午前98
103回追試 午前58 111回 午後99
106回 午前55   112回 午後86
108回 午前39   112回 午後114
108回 午前114   113回 午後51
110回 午前48

高齢者の睡眠は，入眠までの時間が長いうえ中途覚醒が多く，また，早朝覚醒もみられるため熟眠感を得にくい．睡眠を促すには午前中に日光を浴びて日中の活動を増やし，ぬるめの湯で入浴するとよい．30分程度の昼寝は夜の睡眠に影響しない．

高齢者における性＜セクシュアリティ＞

849 □ □ □

103回追試 午後56
104回 午後59
109回 午前51

「男である」「女である」という意識などセクシュアリティは高齢者にとってもアイデンティティの重要な部分であり，自尊感情が満たされ，生活意欲の向上につながる．

終末期にある高齢者と家族への看護

850 □ □ □

98回 午後103
103回 午前59
104回 午前101
104回 午後73
108回 午後120
110回 午後43

高齢者の意思を尊重した終末期までのケアを事前に話し合うのはアドバンス・ケア・プランニングである．高齢者自身の終末期についての意向を事前に医師に口頭や文書で指示するアドバンスディレクティブにはリビングウイルやDNR（心肺蘇生拒否）がある．

高齢者に特有な疾患・障害の病態と要因

851 ☐☐☐

97回 午後17
98回 午後88
102回 午後86
105回 午前13　必修
108回 午後99
109回 午後57
110回 午後51
110回 午後67
110回 午後119
112回 午前87
112回 午後112
113回 午後98

高齢者は，筋肉細胞の減少によって細胞内液が減少して体水分量が体重の約55%に減少することに加え，視床下部の渇中枢の感受性の低下によって口渇を感じにくく，脱水になりやすい．

852 ☐☐☐

96回 午後105
97回 午後17
101回 午前64
102回 午後86
106回 午後93
107回 午後50
108回 午後71
109回 午前68
111回 午後55
111回 午前21　必修
113回 午前89

高齢者は脱水になりやすく，肝臓や腎臓の機能低下等もあるため，薬物血中濃度が高くなって薬の有害作用がみられやすく，眠気や降圧薬による低血圧でふらつきや転倒が起こりやすい．

高齢者に特有な疾患・障害の治療

853 ☐☐☐

101回 午前107・108

骨粗鬆症がある場合に，尻もちをついただけで生じやすい腰椎圧迫骨折では，日中はコルセットを着用し就寝中ははずして，体幹の回旋運動を禁止する．

854 ☐☐☐

96回 午前108
99回 午前106
101回 午後66
102回 午後75
105回 午後75

加齢による白内障では，水晶体が白く混濁するため，霧がかかったようにものがぼやけて見える霧視が生じる．水晶体摘出術後には，感染や網膜剝離を起こす危険性がある．

高齢者に特有な疾患・障害の予防と看護

855 ☐☐☐

103回追試 午前59
110回午後98・99

高齢者は転倒による大腿骨頸部骨折で寝たきりになりやすいため，予防策として，適度な運動による筋力の維持と，日中のヒッププロテクター装着をすすめる．

必修問題

人体の構造と機能

疾病の成り立ちと回復の促進

健康支援と社会保障制度

基礎看護学

成人看護学

老年看護学

小児看護学

母性看護学

精神看護学

在宅看護論／地域・在宅看護論

看護の統合と実践

856 □□□

102回 午前65
105回 午前101
106回 午前97
109回 午前84
112回 午前35

高齢者施設に多い感染症の疥癬が生じた場合には,居室はこまめに清掃して消毒は行わないが,ノロウイルス感染では次亜塩素酸ナトリウムによる消毒が必要である.

857 □□□

95回 午前108
98回 午前70
103回 午前57

老人性皮膚掻痒症は,下腿に発症しやすく乾燥で増悪するため,皮脂を奪う薬用石けんや硫黄系入浴剤は使用せず,入浴後は保湿を行う.

858 □□□

96回 午前9 必修
97回 午後17
98回 午前68
98回 午後5 必修
101回 午前60
103回 午前56
106回 午前57
107回 午前8 必修
108回 午前56
112回 午前97
113回 午後49

老人性難聴は両側性に生じる感音性難聴で高音域から障害され,語音の弁別能力が低下するため,補聴器を試したり,低い声でゆっくり,はっきりと話してもらう必要があるが,大声で話す必要はない.

859 □□□

99回 午後60
103回 午後58
106回 午後48
110回 午後52

高齢者のうつ病は認知症との区別がつきにくく,悲哀感や不安,身体症状の訴えや心気症状が多く,選択的セロトニン再取り込み阻害薬(SSRI)を第一選択薬とする.難治性の場合は電気けいれん療法が行われる.

認知機能が低下した高齢者の看護

860 □□□

94回 午前113
98回 午前108
105回 午前38
105回 午後102
106回 午後94
107回 午後98
110回 午前102
110回 午後49
111回 午後98

認知症の行動・心理症状(BPSD)は不安によって生じることが多い.話は否定せず傾聴し,何度もゆっくり説明し,高齢者が「家に帰る」といって徘徊するときは目的があるため,寄り添って話をしたり,一緒に歩いてみるとよい.

小児医療・小児看護の変遷と課題

861
99回 午前66

小児の誤飲事故は，タバコ，医薬品・医薬部外品，食品の順で多く，乳幼児では加熱式を含むタバコの誤飲による中毒，5歳以下では豆やナッツによる窒息に対して注意喚起されている．

862
100回 午後70
102回 午後69

令和4年の乳児の死因の第4位である乳幼児突然死症候群（SIDS）のリスク因子は，うつぶせ寝，非母乳保育，両親の喫煙である．

子どもの成長・発達の原則と影響因子

863
99回 午前63
101回 午後68
102回 午後68
110回 午後26
112回 午後55

成長・発達において諸機能の獲得・成熟が決定づけられる時期を臨界期といい，それぞれ異なる．脳神経系は乳幼児期に急速に発達し，胸腺やリンパなど免疫系は思春期に成人の2倍まで発達してから低下，生殖系は思春期から急激に発達する．

864
99回 午前63
101回 午後68
102回 午後68
112回 午後55
113回 午後6 必修

原則的に発達は中枢から末梢へ，頭部から下部へ，全体から部分へ，粗大から微細へなどの方向性があり，遺伝と環境両方の影響を受ける．

865
95回 午前118
98回 午後69
99回 午後64
109回 午後6 必修
112回 午後8 必修

エリクソンによる発達課題は，幼児初（前）期は，自律性対恥・疑惑，幼児期は，主導性（積極性）対罪責感，学童期は，勤勉性対劣等感である．

子どもの成長・発達のアセスメント

866 ☐☐☐

93回 午前118
95回 午前119
100回 午前68
110回 午前53
111回 午後116
111回 午後120
112回 午前57

同年代での身体発達の計測値が
小さいほうから10%を10パーセンタイル,
大きいほうから10%を90パーセンタイルといい,
標準からの逸脱の目安とする.

867 ☐☐☐

97回 午前122
103回追試 午後90
106回 午後50
111回 午後58

小児の肥満は摂取エネルギー過剰による単純性肥満
が多く,放置すると生活習慣病につながる.
小児の肥満度は[体重−標準体重]÷標準体重×100(%)
で計算され,幼児期で15%以上を太りぎみ,
学童期で20%以上を軽度肥満とする.

868 ☐☐☐

87回 午前124
90回 午前143
98回 午前73
104回 午前89
109回 午前55

小児の発達評価は,「個人―社会」,「微細運動―適応」,
「言語」,「粗大運動」の4領域で判定するDENVER-Ⅱ検査
や,6領域で判定する遠城寺式乳幼児分析的発達検査
法があり,IQ(知能指数)の検査法には,ビネー式や
ウェクスラー式(WPPSI,WISC)がある.

小児期における成長・発達の特徴

869 ☐☐☐

103回 午前61
104回 午前80
110回 午後54

新生児期には全睡眠の50%,幼児期には
成人と変わらない20%を占めるレム睡眠は,
成長とともに減少する.3～4歳で昼寝しなくなる.

870 ☐☐☐

101回 午後107
102回 午前120
112回 午前59

尿意と便意では便意を自覚するほうが早く,
1歳過ぎくらいから知らせ始めるが,
排泄が完全に自立するのは4歳半である.

必修問題
人体の構造と機能
疾病の成り立ちと回復の促進
健康支援と社会保障制度
基礎看護学
成人看護学
老年看護学
小児看護学
母性看護学
精神看護学
在宅看護論/地域・在宅看護論
看護の統合と実践

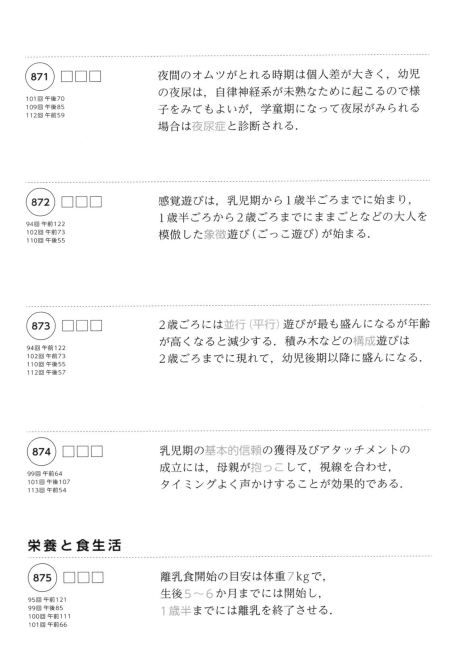

871 □□□

101回 午後70
109回 午後85
112回 午前59

夜間のオムツがとれる時期は個人差が大きく，幼児の夜尿は，自律神経系が未熟なために起こるので様子をみてもよいが，学童期になって夜尿がみられる場合は夜尿症と診断される．

872 □□□

94回 午前122
102回 午前73
110回 午後55

感覚遊びは，乳児期から1歳半ごろまでに始まり，1歳半ごろから2歳ごろまでにままごとなどの大人を模倣した象徴遊び（ごっこ遊び）が始まる．

873 □□□

94回 午前122
102回 午前73
110回 午後55
112回 午後57

2歳ごろには並行（平行）遊びが最も盛んになるが年齢が高くなると減少する．積み木などの構成遊びは2歳ごろまでに現れて，幼児後期以降に盛んになる．

874 □□□

99回 午前64
101回 午後107
113回 午前54

乳児期の基本的信頼の獲得及びアタッチメントの成立には，母親が抱っこして，視線を合わせ，タイミングよく声かけすることが効果的である．

栄養と食生活

875 □□□

95回 午前121
99回 午後85
100回 午前111
101回 午前66

離乳食開始の目安は体重7kgで，生後5～6か月までには開始し，1歳半までには離乳を終了させる．

必修問題

人体の構造と機能

疾病の成り立ちと回復の促進

健康支援と社会保障制度

基礎看護学

成人看護学

老年看護学

小児看護学

母性看護学

精神看護学

在宅看護論／地域・在宅看護論

看護の統合と実践

876
□ □ □
97回 午前120
99回 午後85
100回 午前111
101回 午前66
108回 午後55

離乳食は1日1回，
ベタベタドロドロした半固形食の軟らかい粥などの
炭水化物から始め，離乳食開始後も母乳や人工乳は
制限しない．

877
□ □ □
94回 午前119
98回 午後67
99回 午後85
101回 午前66
102回 午前74
107回 午後54

離乳食は，アレルギーを起こしやすい蛋白質は，
7〜8か月ごろから少しずつ与え，はちみつは，乳児
ボツリヌス症予防のため，生後12か月を過ぎるまで
食べさせない．

878
□ □ □
100回 午後72
103回追試 午後63
105回 午後52

1日に必要とする水分量は，
乳児は150mL/体重kg，
幼児は80〜100mL/体重kg，
成人は50mL/体重kgである．

879
□ □ □
98回 午前75
106回 午後97

小児は成長発達に十分な栄養が必要なため，食欲に
は注意し，脂質摂取のエネルギー比率は，25%前後
とする．

事故防止と安全教育

880
□ □ □
98回 午前74
100回 午後70
102回 午後69

乳幼児は気道の直径が狭く気道閉塞を起こしやすい
ため，3歳未満の子どもの玩具は，窒息予防のために
直径44.5mmを超えるものにする．

881
100回 午後70
102回 午後69

乳児期は転落防止のため，寝返りが始まっていなくてもベッドにいるときはベッド柵をあげておき，窒息予防には硬めの布団に仰臥位で寝かせ，幼児はフードつきの衣服の着用を避ける．

感染と予防

882
95回 午前122
100回 午前89
103回 午前85
109回 午前56
112回 午前85
112回 午後51

予防接種法に基づく小児の定期予防接種（A類疾病）は，ジフテリア，百日咳，急性灰白髄炎（ポリオ），麻疹・風疹，日本脳炎，破傷風，水痘，結核，Hib感染症，小児の肺炎球菌感染症，ヒトパピローマウイルス感染症（子宮頸癌※），B型肝炎，ロタウイルス感染症である．

※ヒトパピローマウイルス感染症（子宮頸癌）の予防接種は，積極的な勧奨接種は差し控えられていたが，2023年4月から再開されている．

883
93回 午前127　　100回 午前89
95回 午前122　　102回 午後75
97回 午後64　　105回 午前35
99回 午後65　　112回 午後82

学校保健安全法に基づき，
麻疹は「解熱後3日を経過するまで」，
風疹は「発疹が消失するまで」，
水痘は「すべての発疹が痂皮化するまで」の期間，
出席停止させることができるのは学校長である．

思春期の成長・発達

884
100回 午後107
102回 午後70
104回 午前6　必修
106回 午前78
112回 午前58
112回 午後104

思春期は心理的離乳の時期であり，親から心理的に自立しようとして反発する第2反抗期がみられる．一方，病児の親は過保護になりがちである．

病気に対する子供の理解と説明

885
100回 午後69
101回 午前65
102回 午後72
103回追試 午前103
104回 午後104
105回 午前75

6歳以上15歳未満の小児に対して，保護者だけでなく小児に対しても説明を行い同意を求めることはインフォームドアセントであり，児の気持ちを代弁するのはアドボカシーである．

プレパレーション

886 ☐☐☐

95回 午前124 　103回追試 午後100
98回 午後70 　109回 午後100
100回 午後71 　109回 午後103
102回 午後72 　112回 午後102
103回 午後59 　113回 午前56

プレパレーションの目的は，子どもに対して
正しい情報の提供，心理的な準備，情緒表現の機会
を与えることである．ディストラクションは，
処置中に子どもの気を紛わせる方法で，
医療処置に対する苦痛を減らすことを目的とする．

痛みを表現している子どもと家族への看護

887 ☐☐☐

103回 午前88

乳児期は痛みの自己表現が困難であるが，
3歳ごろになると痛みの自己申告スケールが
使用できるようになる．

活動制限が必要な子どもと家族への看護

888 ☐☐☐

101回 午前68
106回 午後99
110回 午前54

小児のネフローゼ症候群は微小変化型でステロイド
治療が効果的なため，副作用である易感染性や
クッシング症候群について説明が必要である．

889 ☐☐☐

94回 午後67
98回 午前112
99回 午後33
101回 午前68
106回 午後98
110回 午前54

ネフローゼ症候群では，血尿はみられず，
塩分制限と，浮腫の程度によっては
水分の制限が行われ，
十分なエネルギーの補給が行われる．

感染対策上隔離が必要な子どもと家族への看護

890 ☐☐☐

97回 午前52
97回 午後66
102回 午後14 　必修
106回 午前86
107回 午後55

麻疹では，発疹，口腔内のコプリック斑，二峰性の
発熱がみられるが，感染力が強いため入院中は陰圧
室に隔離する．潜伏期は9〜11日間なので，発症し
たときには同胞に感染している．

必修問題
人体の構造と機能
疾病の成り立ちと回復の促進
健康支援と社会保障制度
基礎看護学
成人看護学
老年看護学
小児看護学
母性看護学
精神看護学
在宅看護論／地域・在宅看護論
看護の統合と実践

小児特有の診療（検査，処置）に伴う技術と看護

891 □□□

98回 午前5 必修
102回 午後88

入院中の乳児のバイタルサインで，最初に測定する
のは呼吸で，次に脈拍数を測定するが，周囲に影響
を受けて変動しやすいので，安静・安楽を心がける．

虐待を受けている子どもと家族への看護

892 □□□

99回 午後107・108
100回 午後68
110回 午前52
111回 午後120
113回 午前58

子どもの外傷に対し親が不自然な説明を行うときや，
成長・発達が著しく遅れているときは虐待を疑い，
児童相談所か福祉事務所，市町村に通報する．
通報には保護者の同意は必要ない．

急性症状のある子どもと家族への看護

893 □□□

101回 午前112
104回 午後113
113回 午前85

てんかんは脳の神経細胞の発作性電気的興奮によっ
て起こる．てんかん発作時に二次的な外傷や窒息に
よって重篤な状態になることを避けるため，危険な
場所には付き添い，発作時には気道を確保する．

894 □□□

100回 午後34
102回 午前115
106回 午後80
110回 午前104

上腕骨顆上骨折ではシーネ固定中にも
フォルクマン拘縮がみられやすいため，
知覚麻痺や疼痛，腫脹，末梢循環不全，
橈骨動脈拍動の減弱の有無を観察する．

救命救急処置が必要な子どもと家族への看護

895 □□□

98回 午後71

溺水して意識のない小児には，保温して呼吸がなけ
れば水を吐かせずに心肺蘇生を行う．

必修問題

人体の構造と機能

疾病の成り立ちと回復の促進

健康支援と社会保障制度

基礎看護学

成人看護学

老年看護学

小児看護学

母性看護学

精神看護学

在宅看護論 地域・在宅看護論

看護の統合と実践

896 ☐☐☐

103回 午前103・105

乳幼児の熱傷はほとんどが家庭内で生じ，
行動範囲が広がる1歳児に最も多く，原因は
熱湯や汁物などの高温の液体や熱源との接触である．

先天性疾患や慢性的な経過をとる疾患をもつ子どもと家族への看護

897 ☐☐☐

96回 午前125
99回 午前79
99回 午後66
100回 午前5　必修
100回 午前110
102回 午前6　必修
105回 午後78
112回 午前65

ダウン症は常染色体異常（21トリソミー）で，
特徴的な顔貌と心奇形，知的障害，筋緊張低下
などがみられる．

898 ☐☐☐

96回 午前125
99回 午前79
108回 午前62

ターナー症候群は女児にみられる性染色体異常（XO）
で，低身長がみられ，クラインフェルター症候群は
男児にみられる性染色体異常（XXY，XXXY）で学習
や発達の遅れがみられる．

899 ☐☐☐

99回 午前74
100回 午前5　必修
103回追試 午前31

血友病やデュシェンヌ型筋ジストロフィー，赤緑色
覚異常は伴性劣性（X連鎖）遺伝で，男児に多い．

900 ☐☐☐

99回 午後66
100回 午前5　必修
108回 午後59
108回 午後61
110回 午前110
113回 午後93

早期新生児期に行われる新生児マススクリーニング
の対象疾患の常染色体異常のフェニルケトン尿症と，
先天性甲状腺機能低下症のクレチン症は未治療では
知的障害の原因となる．

901

93回 午前125
94回 午前124
95回 午前123
97回 午前128
98回 午後106・107
100回 午前14 必修
101回 午前109・110
104回 午前61
113回 午前55

先天性心疾患で最もチアノーゼを生じやすい
ファロー四徴症では右左短絡（逆シャント）のため多
呼吸や頻脈，無酸素発作がみられる．チアノーゼは，
哺乳時や啼泣時に強くなる．

902

98回 午後108

ファロー四徴症の児が虫歯を抜歯するときは，
感染性心内膜炎などの感染症を予防するため，
あらかじめ抗菌薬を投与する．

903

103回追試 午後49
104回 午前60
104回 午後51

クリックサイン，開排制限，アリス徴候，トレンデ
レンブルグ徴候がみられる先天性股関節脱臼は女児
に多く，出生時に足が尖足・内反・内転位をとる
先天性内反足は男児に多く，ともに1,000人に1人
の発症率である．

904

100回 午前70
101回 午前111
102回 午前70
102回 午後119
106回 午後51

先天性疾患児をもつ母親は自分を責める傾向にある
ため，母親の責任ではないことを告げ受容・傾聴的
態度で接して，感情表出を助け，母児の早期接触を
促す．

905

97回 午後71
98回 午後89
100回 午前113
103回追試 午前61
105回 午後104
109回 午前104

小児の1型糖尿病では学校での自己管理について
教育が必要であり，学童期の児童はインスリンの
自己注射が可能なため指導を進める．

必修問題

人体の構造と機能

疾病の成り立ちと回復の促進

健康支援と社会保障制度

基礎看護学

成人看護学

老年看護学

小児看護学

母性看護学

精神看護学

在宅看護論 地域・在宅看護論

看護の統合と実践

906

97回 午後72
100回 午前114
105回 午後105

学童期の運動は成長・発達に欠かせないため，糖尿病患児でも体育の授業は参加させ，給食も食べてよいが，血糖管理のための補食を用意しておく．

心身障害のある子どもと家族への看護

907

95回 午前126
98回 午前111
106回 午後99
106回 午後111
112回 午後89

学童期は教育の機会の保障と学習の継続が重要である．重症心身障害児や病児の就学先は教育委員会に相談し，入院が長期にわたる場合には特別支援学校に転校するなど，可能な限りほかの児童と学校生活を送れるよう支援する．

908

103回追試 午前89
108回 午後61
112回 午後89

精神遅滞（知的障害）の有病率は1％程度で，18歳未満に生じ，知能指数（IQ）70以下で精神障害を合併する割合が高く，適応機能の制限が著しい．

医療的ケアを必要として退院する子どもと家族への看護

909

95回 午後68
101回 午後106
103回追試 午前104
108回 午後104
112回 午前103

川崎病では，冠動脈瘤の合併予防のためにγ-グロブリン大量投与が行われる．治療開始時には心電図モニターを装着しアナフィラキシーショックに注意が必要である．

910

101回 午後108
103回追試 午前103
108回 午前105

川崎病では，血栓予防と抗炎症のためにアスピリン投与が行われ，定期的に心エコーなどで状態観察が行われるが，とくに活動制限はない．

189

妊娠期からの切れ目ない支援に関する法や施策：母子保健法

911 ☐☐☐

95回 午前133　109回 午前29
96回 午前130　110回 午前52
102回 午後64　110回 午後61
107回 午前86　110回 午後78
107回 午後58　112回 午前60
108回 午前59　112回 午後100

母子保健法は，妊産婦・乳幼児の保健指導，妊産婦健康診査，乳幼児健康診査，妊娠の届出，母子健康手帳の配布，妊産婦・新生児・未熟児の訪問指導，低出生体重児の届出，養育医療，母子健康包括センターなどを規定している．

働く妊産婦への支援に関する法律や施策：育児・介護休業法，労働基準法

912 ☐☐☐

101回 午前69
102回 午後117
110回 午後58
110回 午後61
112回 午後31

育児支援に関する制度で，育児・介護休業法※に基づく育児休業は，父親も取得できるが，労働基準法に基づく育児時間は，父親は原則取得できない．

※育児休業，介護休業等育児又は家族介護を行う労働者の福祉に関する法律

913 ☐☐☐

98回 午後90
101回 午前69
102回 午後117
107回 午前86
110回 午後58
110回 午後61
113回 午前59

労働基準法に基づく育児時間は，児が満1歳になるまでの期間，休憩時間以外に1日2回，1回の時間は少なくとも30分取得できる．

女性の健康支援に関する法や施策：母体保護法

914 ☐☐☐

96回 午前130
99回 午前88
102回 午後64
110回 午後58
112回 午後58
113回 午前60

母体保護法は，人工妊娠中絶や母体の不妊手術，受胎調整について規定している．人工妊娠中絶は，母体保護法により22週未満までとされ，11週以前が9割以上を占める．

リプロダクティブ・ヘルスに関する概念：性＜セクシュアリティ＞，ジェンダー

915 ☐☐☐

104回 午後64
105回 午後54
111回 午前61

ヒトが性的と感じるさまざまな概念をセクシュアリティといい，社会的に決められた性役割や性差をジェンダーという．

必修問題

人体の構造と機能

疾病の成り立ちと回復の促進

健康支援と社会保障制度

基礎看護学

成人看護学

老年看護学

小児看護学

母性看護学

精神看護学

在宅看護論・地域・在宅看護論

看護の統合と実践

思春期・成熟期女性の健康維持への看護：第二次性徴，性周期（初経，月経）

916 ☐☐☐

98回 午後72 　106回 午後52
100回 午前72 　107回 午前69
102回 午後87 　110回 午後75
104回 午後65 　111回 午後62
106回 午後87 　112回 午前61

性腺刺激ホルモン（Gn）である
黄体形成ホルモン（LH）は排卵誘発ホルモンで，
性周期ではエストロゲン分泌が最大になると排卵の
直前に体温が陥落してLHサージが起こる．
排卵期には頸管粘液が増加する．

917 ☐☐☐

99回 午後79 　107回 午前69
100回 午前72 　110回 午後75
101回 午後72 　111回 午後62
104回 午後65 　112回 午前61
106回 午前87

排卵前は，卵巣は卵胞期でエストロゲンが分泌され，
子宮内膜は増殖期で基礎体温は低温相である．
排卵後は，卵巣は黄体期で
エストロゲンとプロゲステロンが分泌され，
子宮内膜は分泌期で基礎体温は高温相である．

思春期・成熟期女性の健康課題：月経異常，月経随伴症状，性感染症＜STI＞，不妊症

918 ☐☐☐

95回 午前131

思春期の月経周期は，初経後3年経っても約半数し
か整順化されず，月経は無排卵性であることが多く，
基礎体温は二相性にならないことがある．

919 ☐☐☐

95回 午前131
103回 午前89
106回 午前61
107回 午後56
110回 午後89

続発性無月経は，それまでにあった月経が
3か月以上停止している状態をいい，思春期では
低栄養やストレスによる視床下部性無月経が多い．

920 ☐☐☐

103回 午後107
105回 午後56
107回 午前119

月経前症候群（PMS）は月経前3〜10日前後に不快
症状が生じて月経開始とともに消失し，月経困難症
は月経中の不快症状で日常生活に支障をきたす．

921

98回 午前78
100回 午後90
101回 午後60
102回 午後69
105回 午前107
106回 午前2 　必修
112回 午前62

性感染症（STI）で男女ともに最も多く、骨盤腹膜炎を起こして不妊症の原因となるクラミジアは症状が現れにくく、パートナーにもクロラムフェニコール系抗菌薬による治療が必要である.

922

98回 午前78
101回 午後60
104回 午前81
112回 午前62

不妊症は男女それぞれ5割程度に原因があり、男性の原因は無精子症や勃起不全、女性の原因は骨盤腹膜炎などによる卵管疎通性障害、子宮内膜症による着床障害などである.

更年期・老年期女性の健康課題と看護

923

101回 午前49
103回追試 午後89
104回 午前107
105回 午後55
106回 午後86
110回 午前57

更年期障害に対するホルモン療法は、異常発汗などの自律神経症状や骨粗鬆症に対する対症療法であり、精神療法も効果がある.

924

94回 午前130
96回 午前131
98回 午前79
99回 午後86
101回 午前89
103回追試 午後89
104回 午前106
104回 午後97
109回 午後62
112回 午後59

閉経後の女性に多くみられる骨粗鬆症や脂質異常症は、エストロゲン分泌の低下が原因だが、喫煙やアルコールの摂取もリスク因子のため、禁煙は予防効果がある.

正常な妊娠経過と妊娠期の異常

925

100回 午前73
106回 午後51
109回 午前59
112回 午後60

ヒトの卵子と精子のもつ染色体数は、減数分裂により体細胞の半分になっており、卵子は [22＋X]、精子は [22＋X] または [22＋Y] の核型で、受精時に性別が決定するが、性の分化障害で出生時に性別が不明の場合は性別保留で出生届を提出できる.

926 ☐☐☐
97回 午前132
99回 午前89
103回 午後88
112回 午後60

着床が終わった妊娠4〜7週には，妊婦の尿中で hCG が陽性となり，基礎体温は高温相を示し，超音波断層法では胎嚢が描写される．

927 ☐☐☐
96回 午前7 必修
99回 午前89
103回 午後88
112回 午後60

胎盤は妊娠16週までに完成し，このころには超音波ドップラーで胎児心音が100%聴取でき，妊娠初期の高体温から体温が低下し始める．

928 ☐☐☐
103回 午後88
106回 午前6 必修
112回 午前64

胎児の呼吸様運動は妊娠10〜30週でみられるが，肺胞の伸展にかかわる肺サーファクタントは胎生34週ごろに完成するため，早産児では呼吸窮迫症候群など呼吸不全が起こりやすい．

929 ☐☐☐
98回 午後75
113回 午前58

妊娠22週未満の妊娠の中断を流産という．胎児は死亡しているが，出血・腹痛などの症状がないのは稽留流産である．死亡胎児と付属物の一部とが子宮内に残存するのは不全流産である．流産を3回以上繰り返す場合は習慣流産とよばれる．

930 ☐☐☐
99回 午前89
103回 午後88

胎動は，初産婦では20週前後から，経産婦で18週前後からかすかに感じ始め，30〜32週ごろが最も活発になる．

必修問題
人体の構造と機能
疾病の成り立ちと回復の促進
健康支援と社会保障制度
基礎看護学
成人看護学
老年看護学
小児看護学
母性看護学
精神看護学
在宅看護論／地域・在宅看護論
看護の統合と実践

931 ☐☐☐

97回 午前133
101回 午前73
103回 午後88
111回 午前104

胎児の胎位が固定するのは36週以降であり，
胎児の児背が左側に触れ，左臍棘線上に胎児心音を
聴取する場合は第1頭位，右臍上に胎児心音を
聴取する場合は第2骨盤位である．

932 ☐☐☐

95回 午後79
97回 午後79
100回 午前116
107回 午前117
108回 午後90
109回 午前61
109回 午後63
111回 午前106
112回 午前107

NST（ノン・ストレス・テスト）で胎児心拍数図の
胎児心拍数基線が110〜160bpmで一過性頻脈が
みられる場合，胎児はリアクティブで健康である．

933 ☐☐☐

93回 午後2
96回 午前132
105回 午後27

夫がRh（＋）でRh（−）の経産婦が再び妊娠した場合，
胎児母体血の抗D抗体（不規則抗体）の検査（主に母
体血による間接クームス試験）が重要で，子宮内胎児
交換輸血や分娩後に児に光線療法を行うことがある．

934 ☐☐☐

93回 午前133
100回 午前90
103回追試 午後66
112回 午後60

妊娠に伴って，母体の循環血液量や呼吸数は増加，
拡張期血圧は低下する．

935 ☐☐☐

98回 午前75
101回 午前115・116
103回追試 午後106

早期切迫流産の原因は絨毛膜羊膜炎が多く，
症状は下腹部痛と性器出血である．
治療は子宮収縮抑制のため安静を保つ．

必修問題

人体の構造と機能

疾病の成り立ちと回復の促進

健康支援と社会保障制度

基礎看護学

成人看護学

老年看護学

小児看護学

母性看護学

精神看護学

在宅看護論／地域・在宅看護論

看護の統合と実践

936 □□□

93回 午前132
104回 午前63
106回 午前63
110回 午後6 必修

妊娠初期に風疹ウイルスに罹患すると，胎児にTORCH症候群の1つである，難聴や白内障，心奇形などを合併する先天性風疹症候群が生じる可能性が高い．

937 □□□

101回 午前71
102回 午前90
105回 午前57

常位胎盤早期剝離は妊娠高血圧症候群を合併しやすく，内出血と激しい腹部痛を伴い，播種性血管内凝固症候群（DIC）も合併しやすい．

938 □□□

100回 午前74
101回 午前71
104回 午前109・110
111回 午後64

前置胎盤は高齢妊娠，多産婦，帝王切開経験者，人工妊娠中絶経験妊婦に多く，外出血を伴い，痛みはないが，経腟分娩が困難で帝王切開と輸血の適応になることが多い．

939 □□□

101回 午前71
102回 午後66

多胎妊娠は早産のリスクが高いほか，妊娠高血圧症候群や羊水過多症を合併しやすく，低出生体重児となる確率も高い．

940 □□□

98回 午後113
101回 午前71
102回 午前90

妊娠高血圧症候群は，致死率の高い子癇を合併しやすい．予防には塩分は1日7～8gとし，水分は制限しない．

妊婦の健康生活とアセスメント

941 ☐☐☐

94回 午前132
98回 午後74
104回 午前63
113回 午前107

女性が妊娠中に喫煙すると，低出生体重児の出生率が増加し，アルコールを摂取すると胎児に顔面奇形や小頭症などの胎児性アルコール症候群を起こす危険性がある．

942 ☐☐☐

95回 午前132
99回 午後109・110
102回 午前112
103回 午前64
106回 午後100
110回 午前84
112回 午後60

妊婦の50〜80％に起こるといわれるつわりは妊娠6〜16週ころにみられ，においの強い食物に吐気をもよおし，酸味のきいたものや冷たいものを好む傾向にある．

妊婦と家族への看護

943 ☐☐☐

95回 午前132
103回 午前64
104回 午後78
105回 午後81

妊娠初期の葉酸欠乏やビタミンA過剰により，胎児の二分脊椎（神経管閉鎖障害）が起こりやすくなるため，葉酸は1日400μg摂取が必要である．

944 ☐☐☐

94回 午前133
95回 午前132
97回 午前134
100回 午前90
103回 午前64
103回 午後64

妊娠に伴って腸蠕動が低下し便秘になりやすいが，下剤や浣腸の使用は子宮収縮を誘発し流産・早産につながるおそれがあるため，食物繊維の摂取をすすめる．

945 ☐☐☐

96回 午後75
102回 午前113
103回追試 午前111
105回 午後108
106回 午後101
108回 午前108
110回 午前84

妊娠中の便秘や帯下は妊娠初期から，皮膚掻痒感や下肢静脈瘤は妊娠中期ころからみられることが多い．下肢静脈瘤には弾性ストッキングの着用が効果的で，よく歩き回ったほうがよい．

946 □□□

93回 午前134
96回 午前133
103回 午前64
106回 午後20 必修
108回 午前108
113回 午前108

腰痛を訴える妊婦には，妊婦体操の実施や，
シムス位で休息すること，ヒールが2～3cmまでの
靴をはくこと，硬めのマットレスの使用や
妊婦用ガードルの着用などを指導する．

947 □□□

96回 午前134
105回 午後108
108回 午後90
112回 午前107

妊娠後期に仰臥位になると，大きくなった子宮の
重みで下大静脈が圧迫されて仰臥位低血圧症候群を
生じるので，左側臥位にするとよい．

948 □□□

102回 午前114
106回 午後102
109回 午前63
113回 午後57

妊婦健診は，妊娠23週までは4週に1回，24週から
35週までは2週に1回，36週から出産までは週に1
回受ける．バースプランの立案は妊娠20週ごろから
説明し，妊娠28週ごろで立案する．

正常な分娩の経過と分娩期の異常

949 □□□

96回 午前14 必修
99回 午後112
103回 午前106
105回 午後6 必修
106回 午後103
110回 午後60
111回 午前106
112回 午前108
113回 午前13 必修

正期産は妊娠37～41週での出産であり，
36週までの出産は早産，
42週以後の出産は過期産である．

950 □□□

93回 午前135

分娩の3要素は，①胎児および胎児付属物，
②産道，③娩出力（陣痛と腹圧）で，
分娩第2期から恥骨結合が弛緩して尾骨が後方へ
2～3cm下がり，骨産道が広がる．

必修問題
人体の構造と機能
疾病の成り立ちと回復の促進
健康支援と社会保障制度
基礎看護学
成人看護学
老年看護学
小児看護学
母性看護学
精神看護学
在宅看護論／地域・在宅看護論
看護の統合と実践

951

100回 午後74
103回 午前65

規則的な10分以内の陣痛，または，
1時間に6回以上の規則的な陣痛が起こったら
分娩開始であり，子宮口が開き始めると産徴と
よばれる血性分泌物がみられる．

952

102回 午後65
107回 午前118
110回 午後106
111回 午前108

正常に経過している分娩第1期の産婦は，分娩第2期
に備えて水分摂取と食事摂取を促し，未破水であれ
ばシャワー浴をしてもよく，眠いときは眠らせる．
子宮口全開大までは力を抜いていきませない．

953

98回 午後114
99回 午後112
101回 午後74
103回 午前45
106回 午後103
113回 午後60

子宮口全開大（10cm開大）前後の破水を適時破水，
分娩開始前の破水を前期破水，分娩開始後から子宮
口全開大未満での破水を早期破水という．破水が
みられたら胎児心拍数を確認する．

954

95回 午後73
99回 午後112
103回追試 午前106
110回 午後108

分娩所要時間は，分娩第1期～分娩第3期終了まで
の時間のことで，分娩時出血量は，
分娩第1期～分娩第4期までの合計が500mLを
超えると異常である．

955

100回 午後74
103回 午前65
106回 午前25 必修
112回 午前63

分娩第2期に，児頭が陣痛発作時に陰裂間に現れ間
欠時に消失する状態を排臨といい，児頭が陣痛間欠
時も陰裂間に露出し後退しなくなった状態を発露と
いう．

必修問題

人体の構造と機能

疾病の成り立ちと回復の促進

健康支援と社会保障制度

基礎看護学

成人看護学

老年看護学

小児看護学

母性看護学

精神看護学

在宅看護論 地域・在宅看護論

看護の統合と実践

956 ☐☐☐

103回 午後65
107回 午後57
112回 午前63

胎児の分娩機転では，分娩開始時は第1胎向か第2胎向であり，第1回旋で後頭部を先進させ，第2回旋で母体の背側を向き，頭部が娩出したら分娩開始時の胎向に戻って肩が出る.

957 ☐☐☐

100回 午後74
103回 午前65
106回 午後25 必修
112回 午前63

分娩第3期にみられる胎盤娩出の娩出方式には，胎児面から出るシュルツェ式と母体面から出るダンカン式などがある.

958 ☐☐☐

96回 午後79
98回 午後114
109回 午後63

胎児心拍数図で遅発一過性徐脈がみられ，胎内で胎便排出があり羊水が緑色で混濁している場合は，胎児機能不全（胎児仮死）を疑う.

分娩期の健康問題に対する看護

959 ☐☐☐

101回 午前117
102回 午前71
109回 午後63

前期破水や早期破水では，感染予防のためシャワー浴や入浴は禁止される.

960 ☐☐☐

95回 午前139
100回 午後112
102回 午後67
104回 午前110

帝王切開では下肢深部静脈血栓症のリスクが高いため，術中から弾性ストッキングを着用し，術後は早期離床を促し，脱水を予防する.

正常な産褥の経過と産褥期の異常

961 ☐☐☐

95回 午後74
102回 午後115・116
104回 午後106
105回 午前110
109回 午後106
110回 午前111
110回 午前107
112回 午後61
112回 午後106
113回 午後107

分娩直後と産褥3日目の子宮底の高さは
臍下3横指であり,約10日で恥骨結合上から
触れなくなり,子宮復古は産褥4週以降に完成する.

962 ☐☐☐

98回 午後109　　109回 午後106
100回 午後109　　110回 午前111
105回 午前110　　111回 午後106
107回 午後118　　111回 午後107
108回 午後107　　112回 午後106

正常分娩後の血性悪露は分娩直後～3日にみられる
が,凝血塊が混入したり,血性悪露が4日以後も続く
場合は子宮復古不全を疑う.後陣痛は授乳時に強く
なり,産褥1日目が最も強くなる.

963 ☐☐☐

98回 午前83
99回 午前69
102回 午後112
105回 午後56
105回 午後107
110回 午前111
111回 午前64
113回 午後107

マタニティーブルーズは分娩後3～10日ころにみら
れる一過性のうつ状態である.産後うつ病は産後
2週間～3週間以降に発症するといわれる.

褥婦と家族への看護

964 ☐☐☐

95回 午前135
109回 午後107

産褥体操は弛緩した骨盤底筋群の回復や子宮復古促
進が目的であり,産後24時間以内に開始され,排尿
をすませ,産褥ガードルをはずして深呼吸から始める.

965 ☐☐☐

96回 午前136
98回 午前115
110回 午前110
110回 午後59

正期産で正常分娩した分娩直後の母子に行う
早期母子接触の目的は,
①早期接触によるボンディング及び愛着形成の促進,
②低体温の防止,
③母親由来の正常細菌叢の定着の
促進である.

必修問題

人体の構造と機能

疾病の成り立ちと回復の促進

健康支援と社会保障制度

基礎看護学

成人看護学

老年看護学

小児看護学

母性看護学

精神看護学

在宅看護論／地域・在宅看護論

看護の統合と実践

966 □□□

93回 午前12　必修
95回 午前134
101回 午後83
112回 午前110
112回 午後61
113回 午後107・108

早期授乳の利点は愛着形成促進，乳管開通促進，子宮収縮促進などである．母親が痛みを感じず，よいラッチオンができているかどうかを観察し，適切な授乳方法を指導する．

967 □□□

102回 午後116
106回 午後53
108回 午後108
111回 午後63
112回 午後108

産後3週間以後には避妊を開始する必要がある．
産後3週間を過ぎたらエストロゲンとプロゲステロンの合剤である経口避妊薬が使用できる．
性生活を再開するときからコンドームを使用する．
IUDは子宮復古が完成する産後4～8週間後に装着する．

968 □□□

100回 午後76
103回 午前67

死産した母親に対しては，児とのお別れの機会をつくり，子どもに対する思いを語らせて感情表出を促す．次の子の話や励ましは母親を傷つけるので行わない．

産褥期の健康問題に対する看護

969 □□□

101回 午後113
103回 午前109
110回 午後107

子宮底が下がらないなど子宮復古不全を疑う場合は，子宮復古を促すため，子宮底の輪状マッサージや下腹部の冷罨法などを行う．

970 □□□

98回 午前83
101回 午前90
104回 午後107
108回 午前110

産褥2日目以降に38.0℃を超える発熱がある場合は産褥熱を疑う．

早期新生児の生理的変化と異常

971 ☐☐☐

102回 午前85
106回 午前106
106回 午前108
107回 午前103
108回 午前89
111回 午後65

正常な新生児の体温は36.5〜37.5℃,
脈拍は120〜150回/分前後,呼吸は40〜50回/分で,
周期性呼吸がみられ,大泉門は平坦,四肢は屈曲し,
把握反射がみられ,胎脂の付着をみとめる.

早期新生児期のアセスメント

972 ☐☐☐

101回 午後112
105回 午後79
110回 午前109

アプガースコアは皮膚色,心拍数,刺激への反応,
筋緊張,呼吸を合計10点満点で評価し,
7点未満は新生児仮死である.全身のチアノーゼのみ
がみられる場合,アプガースコアは8点である.

973 ☐☐☐

95回 午後76
112回 午前109

分娩時の産道抵抗による圧迫でできる境界不明の
浮腫を産瘤といい,第1頭位では右頭頂骨後部,
第2頭位では左頭頂骨後部にでき,
出生後2〜3日間(24〜36時間)で消失する.

974 ☐☐☐

95回 午後76

頭血腫は,頭蓋骨と骨膜との間にできる血腫で,
骨縫合を越えず,波動性がみられ,
数週間〜数か月で消失する.

975 ☐☐☐

99回 午前115・116　109回 午前111
100回 午後110　　　110回 午前59
102回 午前85　　　 111回 午後90
106回 午前106　　　112回 午前109
106回 午前108　　　112回 午前111
107回 午後90　　　 113回 午前111
108回 午前109

出生後24時間以内に初回排尿と黒緑色の胎便の排泄
がみられる.生後3〜5日には普通便になり,この
ころ5〜10%程度の生理的体重減少がみられ,生理
的黄疸も始まる.

早期新生児とその家族への看護

976

103回 午後66
104回 午後85

新生児室は，無菌室にする必要はないが清潔保護区域とし，室温は24〜26℃，湿度は50〜60%，コットの間隔は60cm以上が望ましい．

977

98回 午前80
99回 午前68
101回 午後83
103回 午前66
112回 午前25 必修

母乳はビタミンKは少ないが，消化吸収しやすく，感染防御作用があり，初乳は成乳に比べてIgA，蛋白質，塩類，脂溶性ビタミンなどの含有量が多い．

早期新生児の健康問題に対する看護

978

96回 午後81
99回 午前114

早産児に対しては，母体内の環境に少しでも近づけ成長発達を促すために，ポジショニング，遮光，防音などのディベロップメンタルケアが行われる．

979

95回 午前138
97回 午前139
98回 午前82
99回 午後68
101回 午後75
103回追試 午前65
104回 午前65
106回 午前108
111回 午前106

出生時体重が2,500g未満である低出生体重児は，低血糖や低体温，代謝性アシドーシス，高ビリルビン血症を起こしやすい．

980

93回 午前138
98回 午前82
99回 午前117
101回 午前30
103回 午前108
103回追試 午前66
105回 午後25 必修
110回 午前110
111回 午前58

新生児には，脳出血や新生児消化管出血（新生児メレナ）を予防するため，出生直後と生後5〜7日，母乳栄養児はさらに生後1か月にビタミンK（K$_2$シロップ）を投与する．

必修問題
人体の構造と機能
疾病の成り立ちと回復の促進
健康支援と社会保障制度
基礎看護学
成人看護学
老年看護学
小児看護学
母性看護学
精神看護学
在宅看護論／地域・在宅看護論
看護の統合と実践

精神の健康の概念

981
100回 午前75
105回 午前58
107回 午後59
111回 午前65
112回 午後88
113回 午後61

精神保健活動の一次予防には，地域住民や社員を対象としたストレスマネジメントの講習会などがある．二次予防は健康診断での早期発見と早期治療である．

982
100回 午前75
105回 午前60
107回 午後59
107回 午前61
109回 午前67
111回 午前65
111回 午前120
112回 午後88

精神疾患のある人に対する再燃予防教育，病院での退院支援，復職支援，退院後に精神科デイケアで行う生活技能訓練（SST）は，精神保健活動の三次予防である．

983
98回 午後79
100回 午後115
101回 午後76
105回 午前60

精神障害者の施設症予防には，作業療法や生活技能訓練（SST）のほか，行事の企画など自己決定の機会を増やす，施設以外の地域住民との交流の機会を増やすなどがある．

心の機能と発達：転移感情

984
97回 午前141
98回 午前85
104回 午前67
110回 午後110
113回 午前84

転移感情は患者から治療者に向ける感情で，重要他者に向けていた感情が治療者に投影される．逆転移は治療者から患者に向ける感情で，治療の妨げになることが多い．

精神の健康に関する普及啓発

985
101回 午前72
105回 午後57

こころのバリアフリー宣言は，精神疾患を正しく理解して偏見をなくすことを目的とし，平成16年に厚生労働省より出された指針である．

災害時の精神保健：災害時の精神保健医療活動

986 □□□

災害や事故で死の危険を感じる恐怖を体験した場合，
恐怖体験がフラッシュバックするなど
急性ストレス障害（ASD）が生じ，十分に感情表出
しないとPTSD（心的外傷後ストレス障害）となる．

症状性を含む器質性精神障害

987 □□□

せん妄は意識が朦朧とし，見当識障害や幻覚や妄想が
現れる状態で，手術後や脱水，電解質異常感染症，
認知症，アルコール依存症の離脱症状にみられる．

精神作用物質使用による精神・行動の障害

988 □□□

覚せい剤の使用では精神依存が非常に強く，アヘン
やアルコールでは身体依存・精神依存が非常に強い．
効果が切れると激しい抑うつや焦燥感におそわれる．

989 □□□

アルコール依存症では嫉妬妄想がみられ，早期離脱
症状は，手指の振戦や発汗，動悸，不安などであり，
振戦せん妄や小動物幻視が現れる．

990 □□□

薬物依存やアルコール依存症の予防は年少期からの健
康教育が必要で，治療は完全に断薬・断酒を行うこと
であり，病院で専門治療や集団精神療法を受け，
ダルク（薬物依存症リハビリテーション施設）や
断酒会などのセルフヘルプグループを利用する
ことが効果的であり，回復が期待できる．

必修問題

人体の構造と機能

疾病の成り立ちと回復の促進

健康支援と社会保障制度

基礎看護学

成人看護学

老年看護学

小児看護学

母性看護学

精神看護学

在宅看護論／地域・在宅看護論

看護の統合と実践

991 □□□
101回 午後118・119
109回 午後113

アルコール依存症の患者の家族支援として，
イネイブリングなど治療を阻害する家族の対応や，
家族のためのセルフヘルプグループについての説明
などを行う．

統合失調症，統合失調症性方障害および妄想性障害：統合失調症

992 □□□
96回 午後88・89
100回 午前77
100回 午後93
103回追試 午後112・113
108回 午後111
111回 午後109

統合失調症などでみられる拒薬は自己防衛の表れで
あるほか，幻聴の影響も考えられるが，
副作用についても注意が必要である．

993 □□□
93回 午後85
97回 午後82
97回 午後89
98回 午後77
99回 午前118

統合失調症の幻覚では自己否定的な内容の幻聴が多
く，認知症やせん妄の幻覚では幻視が多い．

994 □□□
95回 午前143
95回 午後89
96回 午前141
96回 午後88
96回 午後88
103回追試 午後69

妄想は事実ではない誤った考えを確信していること
で，訂正は困難であり，統合失調症では関係妄想や
被毒妄想，追跡妄想，注察妄想，被害妄想などがみ
られる．

995 □□□
99回 午後88
103回追試 午後69

被害妄想は統合失調症のほかに躁うつ病，認知症で
みられる．誇大妄想は躁状態でみられ，嫉妬妄想は
アルコール依存症でみられる．

996 ☐☐☐

98回 午後118
100回 午後91
106回 午後106
108回 午後109

統合失調症の幻覚や妄想に対しては，症状の確認は必要だが否定も肯定もせず，症状があることによる苦痛に共感し，困っていることはないかを尋ねる．

997 ☐☐☐

103回 午後70

定型抗精神病薬であるクロルプロマジンやハロペリドールの副作用では，錐体外路症状が強く出現する．

998 ☐☐☐

94回 午前148
103回 午後70
104回 午後79
109回 午前66
112回 午前101

定型抗精神病薬の副作用で，落ち着かず，静座不能でイライラする状態はアカシジアで，口をもぐもぐ動かす状態は遅発性ジスキネジアである．

999 ☐☐☐

94回 午前148
103回 午後70
106回 午後106

定型抗精神病薬の副作用には，錐体外路症状，無月経，高プロラクチン血症などのほか，便秘や排尿障害，α遮断作用による起立性低血圧もみられる．

1000 ☐☐☐

94回 午前145
97回 午後84
99回 午前80

非定型抗精神病薬はリスペリドンやオランザピンなどで，副作用には高プロラクチン血症，高血糖などがある．

必修問題

人体の構造と機能

疾病の成り立ちと回復の促進

健康支援と社会保障制度

基礎看護学

成人看護学

老年看護学

小児看護学

母性看護学

精神看護学

地域・在宅看護論／在宅看護論

看護の統合と実践

(1001) ☐☐☐

95回 午前147
97回 午後86
98回 午後78
104回 午前113
108回 午後110

抗精神病薬を内服中に,
急に高熱がみられたら悪性症候群を疑う.

気分(感情)障害

(1002) ☐☐☐

93回 午前149
98回 午後83
100回 午前79
105回 午後78
106回 午前109
106回 午前110
107回 午後13　必修
113回 午前114

うつ状態には日内変動があり,うつ病の三大妄想は
罪業妄想,心気妄想,貧困妄想であり,自己に対す
る価値を過少評価する微小妄想であるため,叱った
り安易に励ましたり,さらなる努力を求めたりして
はいけない.

(1003) ☐☐☐

95回 午前141
98回 午前88
100回 午前79
102回 午前56
106回 午前109
107回 午前59
107回 午後13　必修
108回 午後112
113回 午前109

うつ病の自殺企図は発病の初期と回復期に生じやす
いため,言動や所持品に注意し,死にたいほどつら
い気持ちに共感して支えている人がいることを示し,
自殺しないことを約束してもらう.

(1004) ☐☐☐

95回 午前145
99回 午後88
100回 午前119
102回 午前102
105回 午後109
105回 午後110
108回 午後113

躁状態では万能感にあふれ,気分が高揚して過活動
になり,観念奔逸や誇大妄想などにより浪費などが
生じやすいが,症状が治まってくると不安が強くなる.

(1005) ☐☐☐

93回 午後56
94回 午前144
110回 午前62

三環系抗うつ薬の代表イミプラミンの
副作用では,抗コリン作用が強く,
α遮断作用による起立性低血圧もみられる.

必修問題

人体の構造と機能

疾病の成り立ちと回復の促進

健康支援と社会保障制度

基礎看護学

成人看護学

老年看護学

小児看護学

母性看護学

精神看護学

地域・在宅看護論　在宅看護論

看護の統合と実践

(1006) ☐☐☐

95回 午前148
99回 午前71
102回 午後50
105回 午後58
108回 午前112
108回 午後110
110回 午前62

選択的セロトニン再取り込み阻害薬（SSRI）の
副作用では，抗コリン作用が少なく，消化器症状が
主であるが，セロトニン症候群（頭痛，めまい，嘔吐，
昏睡）に注意する．

(1007) ☐☐☐

93回 午前90
94回 午前145
108回 午後113
112回 午後85

抗躁薬の炭酸リチウムの副作用は口渇，多尿，振戦で，
中毒症状を生じやすいため，血中濃度モニタリング
が必要である．

(1008) ☐☐☐

102回 午前55
107回 午後58
111回 午後89

修正型電気けいれん療法（mECT）は，薬物抵抗性の難治
性のうつ病などの症状改善を目的に行われる．
全身けいれんに伴う骨折や脱臼などを予防するために，
静脈麻酔薬による全身麻酔と弛緩薬および十分な酸素投
与を行う．

神経症性障害，ストレス関連障害，身体表現性障害

(1009) ☐☐☐

102回 午後97
107回 午後109
113回 午後112～114

強迫行為は強い不安で増強するため，
看護師がタイミングよく介入して
安心できる環境を提供し，リラックスさせる．
強迫行為が誘発される状況がなかったかどうか，
前後の状況を振り返ることを促す．

(1010) ☐☐☐

95回 午後82

適応障害は抑うつや不安があり，うつ病に似ている
が，ストレス要因が消失すると急激に回復する．

1011 ☐☐☐

93回 午前144
94回 午前57
96回 午前144
101回 午後64
104回 午前104
105回 午後58
106回 午後55

抗不安薬・睡眠薬の副作用は眠気，ふらつき，低血圧，健忘などであり，代表薬であるジアゼパムなどのベンゾジアゼピン系薬には，依存性があり，薬剤性せん妄が起こることがある．

生理的障害および身体的要因に関連した行動症候群

1012 ☐☐☐

98回 午後115   106回 午前113
101回 午後118   109回 午後110
102回 午後23 必修 110回 午後89
106回 午前61   111回 午前112
106回 午前112   112回 午前58

神経性無食欲症の患者ではボディイメージのゆがみが生じ，著しい体重減少，低体温，脱水，電解質異常による不整脈（徐脈），低血圧，浮腫，産毛の密生，骨粗鬆症，無月経がみられる．

援助関係の構築

1013 ☐☐☐

102回 午後49
104回 午後67
106回 午前64

看護は患者―看護師関係のプロセスであるとし，プロセスレコードを提唱したペプロウは，『人間関係の看護論』で患者―看護師関係は，方向づけ，同一化，開拓利用，問題解決の4つのプロセスをとるとした．

脳の仕組みと精神機能：神経伝達物質と精神機能・薬理作用

1014 ☐☐☐

98回 午後76
103回追試 午後81
104回 午前66
107回 午後60
107回 午後70
113回 午後74

うつ病に関係する神経伝達物質はセロトニンであり，統合失調症に関係する神経伝達物質はドーパミンである．

心理・社会的療法

1015 ☐☐☐

99回 午後89
103回 午前113
103回追試 午前90
110回 午前33

リラクセーション法には，自律訓練法や漸進的筋弛緩法，呼吸法などがあり，交感神経の興奮を鎮め，呼吸数や脈拍数の減少，不安や緊張の軽減などの効果がある．

必修問題

人体の構造と機能

疾病の成り立ちと回復の促進

健康支援と社会保障制度

基礎看護学

成人看護学

老年看護学

小児看護学

母性看護学

精神看護学

在宅看護論／地域・在宅看護論

看護の統合と実践

(1016) ☐☐☐
103回 午後69
105回 午後113
106回 午前114
106回 午後107
107回 午後110
111回 午後67

ダブルバインド（二重拘束）や感情表出（EE）の強すぎる家族とのかかわりは統合失調症患者にストレスとなり，症状の悪化や再発につながりやすいため，家族心理教育や家族療法を勧める．

(1017) ☐☐☐
102回 午前54
108回 午後111
113回 午前64

患者本人に対する心理的教育は，脆弱性ストレスモデルに基づき，疾患に関する知識やストレスへの対処方法の習得を目的に，講義とグループセラピー（集団療法）を組み合わせて行う．

(1018) ☐☐☐
100回 午後80
103回 午前69
104回 午後110
107回 午前111
108回 午後113
109回 午後111
111回 午後66
113回 午後111

認知行動療法は認知のパターンを修正して，不快な感情の改善や行動の変容を行うもので，うつ病，摂食障害，不安障害，強迫性障害などに効果が認められている．

(1019) ☐☐☐
100回 午後115
101回 午前73
103回 午後114

統合失調症の幻覚・妄想などの陽性症状には抗精神病薬が効果的だが，統合失調症の陰性症状には特効薬はなく，SST（ソーシャルスキルトレーニング）が重要である．

社会復帰・社会参加への支援：ICF

(1020) ☐☐☐
98回 午前34
106回 午前84

国際生活機能分類（ICF）では，障害を個人の問題とするのではなく環境との関係でとらえ，情報を「生活機能と障害」と「背景因子」に分類している．

1021
98回 午前34
106回 午前84
113回 午後32

ICFにおける「生活機能と障害」には，症状や機能障害などの「心身機能・構造」，職業上の個別課題の遂行など個人で行う「活動」，職業の選択など社会生活や人生場面へのかかわりである「参加」がある．「背景因子」には環境因子，個人因子がある．

1022
101回 午前59
104回 午前90
107回 午前82
112回 午前60
113回 午前64

障害者が自ら求める生き方を主体的に追及することをリカバリ，個人や環境的な強みをストレングス，精神的回復力をレジリエンス，社会的差別圧力により奪われていた自己決定能力を取り戻すプロセスをエンパワメントという．

社会資源の活用とケアマネジメント

1023
93回 午前34　　　108回 午後114
101回 午後117　　110回 午前61
103回 午後113　　111回 午前67
105回 午後59　　　112回 午後64
105回 午後114　　112回 午後111
106回 午後108　　113回 午前113

障害者が病院や施設から退院・退所する場合，障害者総合支援法に基づき，住居の確保などの地域移行支援や就業に対する就労移行支援，就労継続支援（A型・B型）があるが，自己決定を重視した個別支援が重要である．

精神保健医療福祉の変遷と看護

1024
96回 午前149
97回 午前149
99回 午前72
106回 午前89

医療観察法※における重大な他害行為とは殺人，放火，強盗，強制性交等，強制わいせつ，傷害であり，法の目的は，心神喪失などの状態で重大な過失を行った者に対する社会復帰の促進である．

※心神喪失等の状態で重大な他害行為を行った者の医療及び観察等に関する法律

精神保健及び精神障害者福祉に関する法律＜精神保健福祉法＞の運用

1025
94回 午前147
95回 午後82
97回 午後88
98回 午後118
100回 午後118
106回 午後56
109回 午後69
110回 午前81
112回 午前88
113回 午前66

精神科病棟における任意入院は本人の同意が，医療保護入院は家族等の同意があれば入院でき，どちらも公費負担はない．家族等の同意も本人の同意も得られない場合72時間に限り応急入院させることができる．

必修問題

人体の構造と機能

疾病の成り立ちと回復の促進

健康支援と社会保障制度

基礎看護学

成人看護学

老年看護学

小児看護学

母性看護学

精神看護学

在宅看護論／地域・在宅看護論

看護の統合と実践

1026 ☐☐☐

94回 午前147
95回 午後82
97回 午後88
98回 午後118
106回 午後56
110回 午前81
112回 午前88

措置入院は都道府県知事が権限をもち，公費負担があり，2名以上の精神保健指定医の診察が必要だが，指定医1名の判断があれば，72時間以内に限り緊急措置入院ができる.

1027 ☐☐☐

92回 午前142
105回 午後60
107回 午後89
109回 午後67
110回 午後63
112回 午前63

精神科病院における12時間を超える隔離，身体的拘束は，精神保健福祉法※により厚生労働大臣の指定する精神保健指定医の判断で行うこととなっている.

※精神保健及び精神障害者福祉に関する法律

1028 ☐☐☐

95回 午前149
102回 午後52
103回 午後89
106回 午前81
107回 午前89
111回 午後68

精神科病棟では，信書の発受の制限や，行政職員との面会・電話の制限は禁止され，閉鎖病棟には公衆電話の設置と都道府県精神保健福祉局・人権擁護部局，地方法務局などの電話番号を掲示しておくことが義務づけられている.

1029 ☐☐☐

100回 午後81
103回 午前71
108回 午後63
108回 午後114
110回 午前60

精神保健の第一線機関である保健所を技術的にサポートし，デイケアなどを行う精神保健福祉センターは，都道府県が設置し，知事が任命した精神保健福祉相談員が配置される.

コンサルテーションと連携：リエゾン精神看護

1030 ☐☐☐

102回 午後51
103回 午前113
108回 午後60

リエゾン精神看護は，身体疾患と精神症状を併せ持つ患者が対象となり，精神科看護師が身体疾患にかかわる看護師やその他の医療専門職者と連携して介入する.

CHAPTER 11 在宅看護論／地域在宅看護論

在宅看護の特徴と健康課題

1031

98回 午前96
102回 午後120
103回 午後116
106回 午前105
112回 午前116

障害児を在宅ケアする場合，保健師による訪問指導が行われ，訪問看護，身体障害児のデイケア事業，身体介護のヘルパーの利用を検討する必要がある．

在宅療養者の自立支援

1032

100回 午後117
106回 午後67
109回 午前8　必修
111回 午前111
111回 午後97

在宅ケアの継続には家族の休養も必要である．居宅サービスやレスパイトサービスの利用は介護者の介護負担を軽減することができる．レスパイトサービスには，ショートステイやデイサービスなどがあり，在宅療養者の閉じこもり防止にも効果的である．

地域・在宅看護の目的と特徴

1033

98回 午後44
100回 午前47
110回 午前89

在宅ケアは，療養者と家族とともに医療・福祉の専門職から多職種が参加するチームケアであり，ケアカンファレンスを行って問題を共有する．

1034

100回 午前47
101回 午後50
102回 午後56
103回 午後72
107回 午前63

在宅ケアチームのチームリーダーの職種は固定されず，各職種がそれぞれ専門性に応じたケアプランを立案する．

1035

101回 午後50
102回 午後56
103回 午前72
103回 午後72

在宅ケアチームにおける看護師の役割は，健康状態のアセスメントと健康管理法の提案などの健康支援であり，看護にかかわるケアプランを作成する．

1036 □□□
98回 午前46
101回 午前45
104回 午前69
106回 午前69
109回 午前115

訪問看護の原則は，個々のライフスタイルを尊重した個別的なケアが提供されることであり，訪問看護の導入や福祉用具の選定などの最終的な意思決定は，本人や家族によって行われることである．

1037 □□□
95回 午前64
97回 午後34
102回 午前57
109回 午前72

訪問看護はケアの担い手である家族への介護技術指導も含み，利用者は要介護1・2の者が多いが，訪問看護費用額の半数を要介護3・4・5の者が占める．

1038 □□□
98回 午後44
100回 午前47
103回 午前72
103回 午後72
105回 午前119
107回 午前63

在宅ケアチームにおける介護支援専門員の役割は，必要な介護保険サービスを組み合わせたケアプラン（居宅サービス計画）の立案・作成と管理であり，ケアプランの最終決定は療養者と家族が行う．

1039 □□□
97回 午後61
103回追試 午前70
105回 午後99
108回 午前57
108回 午前72
110回 午前67
111回 午前68
112回 午後54

在宅へ移行する療養者の家族アセスメントでは，家族の健康状態や生活状況を考慮して，家族介護力を評価する．特定の家族に介護負担が集中しないように調整し，福祉用具の利用を考慮する．

1040 □□□
103回追試 午後73
105回 午前116
105回 午後86
106回 午前68

誤嚥性肺炎を予防するために家族に指導する必要があるのは，口腔ケアと就寝前の排痰ケア，義歯の不具合の観察，脱水予防のための水分摂取などである．入浴前後にも水分摂取を促すよう指導する．

必修問題
人体の構造と機能
疾病の成り立ちと回復の促進
健康支援と社会保障制度
基礎看護学
成人看護学
老年看護学
小児看護学
母性看護学
精神看護学
在宅看護論／地域・在宅看護論
看護の統合と実践

在宅療養者の日常生活における安全管理

1041 □□□
100回 午前87

認知症で喫煙習慣のある独居高齢者に対しては,
毎回の訪問時に戸締りやたばこの吸殻処理について
確認する必要がある.

1042 □□□
97回 午後31
99回 午後47
109回 午後72

片麻痺があり嚥下困難がみられる場合には,食塊は
健側の口腔内に入れ,とろみをつけるなど半固形食
を用いると誤嚥しにくい.

1043 □□□
100回 午前48
112回 午前81

人工股関節置換術後の療養者では,
階段昇降,毛足の長い絨毯,サンダルやスリッパの
使用は,転倒のリスクが高いため避ける.

1044 □□□
99回 午後100
99回 午後102
103回追試 午後72
108回 午後66
109回 午前97
110回 午前64
112回 午前71

高齢者の転倒予防には,ベッドの高さ,浴槽の出入
りの工夫,廊下の床の状態,浴槽の深さの確認や,
足元灯など夜間の照明の工夫が必要である.

災害による暮らしへの影響

1045 □□□
100回 午後87
104回 午前116
108回 午後117
110回 午後115
111回 午前70
112回 午後69
113回 午後116

在宅人工呼吸療法を行う患者の退院時には,
呼吸器回路の予備と災害に備えて酸素ボンベや
外部バッテリーなど非常用電源を準備することを
指導する.

訪問看護制度の理解

1046 ☐ ☐ ☐

93回 午前9 必修
98回 午後86
101回 午前87
103回 午前73
105回 午後63
108回 午後65
112回 午後67

訪問看護の開始には主治医による訪問看護指示書と,利用者と訪問看護ステーションとの契約が必要である.

1047 ☐ ☐ ☐

98回 午前49
103回 午後72
105回 午前118
107回 午後62
108回 午後65
113回 午前68

医療保険による訪問看護の対象者はすべての年齢の者であるが,介護保険による訪問看護の対象者は65歳以上,または40〜64歳で16の特定疾病に該当した者である.訪問看護の利用者は介護保険利用のほうが医療保険利用によるものより多い.

1048 ☐ ☐ ☐

98回 午前49
102回 午後55

介護保険法施行令における16の特定疾病には,末期癌,初老期における認知症,脳血管疾患,パーキンソン病,糖尿病三大合併症,骨粗鬆症などが含まれる.

1049 ☐ ☐ ☐

102回 午前89
109回 午後71
111回 午前53

公的保険による訪問看護サービスを受けられないのは,介護保険施設である介護老人福祉施設(末期癌患者以外),介護老人保健施設,介護医療院の入居者で,それ以外は受けられる.

1050 ☐ ☐ ☐

98回 午前49
98回 午後44
98回 午後86
99回 午後48
112回 午前5 必修

介護保険には訪問看護回数による規定はないが,要介護等認定による7区分の区分支給限度基準額があるため,訪問看護の回数は制限される.

必修問題

人体の構造と機能

疾病の成り立ちと回復の促進

健康支援と社会保障制度

基礎看護学

成人看護学

老年看護学

小児看護学

母性看護学

精神看護学

地域・在宅看護論/在宅看護論

看護の統合と実践

1051 ☐☐☐

99回 午前48
102回 午前59
103回 午後72
105回 午前62
107回 午前62
109回 午前69

要介護認定を受けている場合には訪問看護は介護保険が優先されるが，末期癌や人工呼吸器を使用している場合や特別訪問看護指示書が出た場合は，医療保険によって回数制限なく訪問看護が提供される．

1052 ☐☐☐

103回 午後72

医療保険による訪問看護サービスの自己負担額は，後期高齢者医療や障害者自立支援医療では1割自己負担となり，指定難病は自己負担が軽減される．

地域・在宅看護におけるサービス体系の理解

1053 ☐☐☐

93回 午後32
96回 午後31
101回 午後86
105回 午前63
106回 午前66
109回 午後66
110回 午後65

訪問看護の初回訪問では訪問の目的を伝えて契約を取り交わし，療養者の情報と介護者の情報を収集し，緊急時の連絡先を確認する．

1054 ☐☐☐

97回 午前82
103回 午後72
103回追試 午前69
105回 午前63

訪問看護計画は，家族によるケアも含まれ，計画の決定には療養者の合意が必要であり，絶えずアセスメントを行って計画を修正していく．

1055 ☐☐☐

100回 午前7　必修
106回 午後9　必修　112回 午前55

急性期を過ぎて病状が安定していて，リハビリテーションが必要な要介護者が，自宅にすぐに戻れない場合の生活の場として適しているのは，介護老人保健施設である．

必修問題

人体の構造と機能

疾病の成り立ちと回復の促進

健康支援と社会保障制度

基礎看護学

成人看護学

老年看護学

小児看護学

母性看護学

精神看護学

在宅看護論／地域・在宅看護論

看護の統合と実践

1056

105回 午後89
108回 午後115
110回 午後68
111回 午前53
112回 午前55
112回 午後70

介護保険に基づく地域密着型サービスには，看護小規模多機能型居宅介護，夜間対応型訪問介護，認知症対応型共同生活介護，要介護者に対して24時間365日提供される定期巡回・随時対応型訪問介護看護がある．

1057

96回 午前64
102回 午前57

訪問看護の利用は，保険制度別では介護保険の利用が多く，介護保険では脳血管疾患を含む循環器系疾患と筋骨格系及び結合組織の疾患による利用が多い．医療保険ではパーキンソン病など神経系の疾患と，精神及び行動の障害による利用が多い．

1058

103回追試 午前71
108回 午前58
112回 午前70
112回 午後81

介護保険では，福祉用具の貸与はできるが，ポータブルトイレや安楽尿器など，排泄物に直接触れる福祉用具は貸与が受けられず，特定福祉用具の購入費が支給される．

病期に応じた在宅療養者への看護

1059

97回 午後33
100回 午前93
102回 午前107
102回 午後105
106回 午前120
106回 午後96
110回 午後120
111回 午前117

日常生活動作（ADL）の維持・拡大には，訪問リハビリテーションや通所リハビリテーション（デイケア）による訓練の継続のほか，積極的に生活動作を行い，自助具を積極的に用いることも効果的である．

1060

101回 午後87
103回 午前74
105回 午前52
105回 午後120
105回 午後51
106回 午前40
108回 午後120
112回 午後68

終末期の癌患者のケアは，家族のグリーフケア（悲嘆のケア）も含まれるため，相談にいつでも対応することを告げ，緊急時に備えた夜間・休日を含めた連絡体制を整える必要がある．

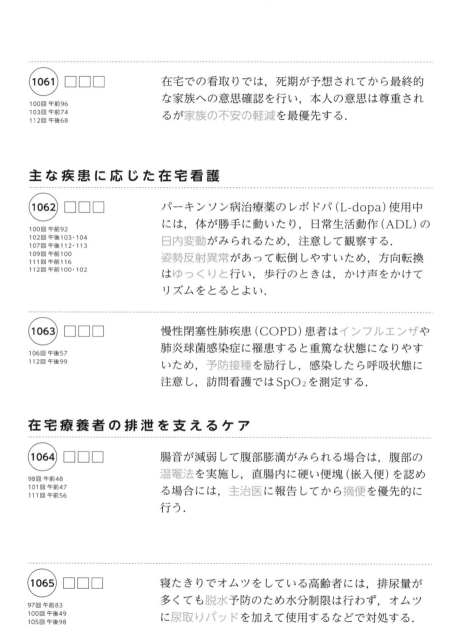

1061 ☐☐☐

100回 午前96
103回 午前74
112回 午後68

在宅での看取りでは，死期が予想されてから最終的な家族への意思確認を行い，本人の意思は尊重されるが家族の不安の軽減を最優先する．

主な疾患に応じた在宅看護

1062 ☐☐☐

100回 午前92
102回 午後103・104
107回 午後112・113
109回 午前100
111回 午前116
112回 午前100・102

パーキンソン病治療薬のレボドパ（L-dopa）使用中には，体が勝手に動いたり，日常生活動作（ADL）の日内変動がみられるため，注意して観察する．
姿勢反射異常があって転倒しやすいため，方向転換はゆっくりと行い，歩行のときは，かけ声をかけてリズムをとるとよい．

1063 ☐☐☐

106回 午後57
112回 午後99

慢性閉塞性肺疾患（COPD）患者はインフルエンザや肺炎球菌感染症に罹患すると重篤な状態になりやすいため，予防接種を励行し，感染したら呼吸状態に注意し，訪問看護ではSpO_2を測定する．

在宅療養者の排泄を支えるケア

1064 ☐☐☐

98回 午前48
101回 午前47
111回 午前56

腸音が減弱して腹部膨満がみられる場合は，腹部の温罨法を実施し，直腸内に硬い便塊（嵌入便）を認める場合には，主治医に報告してから摘便を優先的に行う．

1065 ☐☐☐

97回 午前83
100回 午後49
105回 午後98

寝たきりでオムツをしている高齢者には，排尿量が多くても脱水予防のため水分制限は行わず，オムツに尿取りパッドを加えて使用するなどで対処する．

必修問題

人体の構造と機能

疾病の成り立ちと回復の促進

健康支援と社会保障制度

基礎看護学

成人看護学

老年看護学

小児看護学

母性看護学

精神看護学

在宅看護論／地域・在宅看護論

看護の統合と実践

1066 ☐☐☐

96回 午前71
100回 午前42
105回 午前79
106回 午前71
108回 午前89
111回 午前92

ストーマの皮膚保護材でできた面板は
ストーマより大きめにカットして，
もれが生じたら，そのつど交換する．
面板をはがすときは剥離剤を使用し，はがした
後の皮膚は皮膚洗浄剤をよく泡立てて洗う．

1067 ☐☐☐

101回 午後58
105回 午後86
106回 午後60
110回 午前34

多発性硬化症や脊髄損傷では膀胱直腸障害がみられ
やすく，セルフカテーテルを使用した
間欠的自己導尿の指導が必要になることがある．

1068 ☐☐☐

98回 午後45
99回 午後81

在宅における膀胱留置カテーテルの交換は
訪問看護師が行うが，ミルキング，バッグ内の尿量
の観察・記録，尿の廃棄は家族に指導し，異常時には
すぐに連絡をもらうようにする．

在宅療養生活を支える看護

1069 ☐☐☐

101回 午後51
107回 午前61
111回 午前40

意識障害がある場合は
不顕性誤嚥性肺炎予防のために，舌苔の除去を行い，
麻痺側を上にして歯ブラシを用いて丁寧に口腔ケア
を行う．

1070 ☐☐☐

103回追試 午前72

在宅療養者の清潔ケアは，療養者の清潔習慣を
尊重しながら方法を検討し，家族がいないときでも
プライバシーへの配慮は必要である．

主な治療法に応じた在宅看護

1071 ☐☐☐

99回 午後80
103回追試 午後71
104回 午後69
111回 午前99
112回 午後109
113回 午前99
113回 午後67

訪問看護師は薬剤師と連携して在宅療養者の処方薬の内服状態の確認を行い，自己管理に対する支援を行う．内服忘れや重複内服を予防するための方法としては，内服1回量ごとの包装（ODP）や，服薬チェック表，服薬カレンダーの使用などがある．

1072 ☐☐☐

90回 午前60　　101回 午後81
91回 午前21　　103回 午後49
93回 午後21　　103回追試 午前33
95回 午後74　　108回 午前115
99回 午後104　　112回 午後98

慢性閉塞性肺疾患（COPD）の生命予後の改善に在宅酸素療法が効果をあげているが，COPDの場合に高濃度酸素吸入を行うとCO_2ナルコーシスを生じる危険性があるため，1L/分程度の低濃度酸素吸入を行い，流量は医師の指示を守る．

1073 ☐☐☐

97回 午前84
98回 午後92
100回 午後50
103回 午後74
103回追試 午後74
104回 午後70
108回 午前115
111回 午前69
113回 午前96

在宅酸素療法中は火気厳禁で，外出時や停電に備えて携帯型酸素ボンベを用意し，食事中や入浴中も延長チューブを用いて酸素吸入を続ける．

1074 ☐☐☐

93回 午前69
95回 午前70
97回 午前85
100回 午後87
107回 午後81
108回 午前116
112回 午後34
113回 午後115

在宅人工呼吸療法中の気管切開部の消毒や，回路の点検や交換は家族が行う．
痰の吸引は家族や介護福祉士が行える．
吸気圧の設定は医師の指示を守る．

1075 ☐☐☐

101回 午後52
102回 午前60

在宅中心静脈栄養の使用済みヒューバー針は感染性産業廃棄物となるため，缶やプラスチックの容器に入れて提供を受けている医療機関に戻す．

必修問題

人体の構造と機能

疾病の成り立ちと回復の促進

健康支援と社会保障制度

基礎看護学

成人看護学

老年看護学

小児看護学

母性看護学

精神看護学

在宅看護論／地域・在宅看護論

看護の統合と実践

1076 ☐☐☐
93回 午後35
96回 午前70
101回 午後52
102回 午前60
104回 午後72
109回 午後73

在宅中心静脈栄養では，注入時刻は患者の生活に合わせ，刺入部の消毒は家族が行う．入浴は刺入部を保護すれば可能である．

1077 ☐☐☐
99回 午前96
102回 午後57
102回 午後111
103回追試 午前99
106回 午前99
110回 午後36

在宅療養者の褥瘡予防には，2時間ごとの体位変換は強要せず，体圧分散マットの使用をすすめる．
仙骨部に褥瘡がある場合には，汚染予防のため保護オイルか撥水性のクリームを塗布する．

在宅療養者の食事・栄養を支えるケア

1078 ☐☐☐
101回 午前48
103回追試 午前73
111回 午前71

胃瘻の栄養剤の注入は，無菌操作の必要はなく家族が行える．注入は十分に手洗いをして行い，チューブ内での腐敗防止のため注入後は白湯を注入する．
抜けた場合はただちに連絡してもらうが，それ以外では交換は数か月に1度医師が行う．

地域包括ケアシステムにおける看護職の役割：訪問看護の役割

1079 ☐☐☐
106回 午後58
108回 午前74
110回 午後48

地域包括ケアシステムは，医療介護総合確保推進法に基づいて高齢者の尊厳の保持と自立生活の支援を目的として，本人・家族の在宅生活の選択と心構えを前提条件に，市町村を単位とした地域特性に合ったサービスの提供を目指している．

1080 ☐☐☐
102回 午前58
103回 午後71
106回 午後69
107回 午前63

訪問看護師が，退院調整のために医療機関の看護師から得る情報で優先度が高いのは，医療処置の内容や，現在の健康状態，日常生活動作（ADL）についての情報である．

CHAPTER 12 看護の統合と実践

看護におけるマネジメントの目的と方法

111回 午前72
112回 午前72

看護管理はより良い看護を提供するために，看護ケアのマネジメントや看護サービスのマネジメントを行う．看護サービスのマネジメントとは，人員を含む資源を調整・統制することで，ケアを提供するために必要な計画，組織化，指揮，統制のプロセスがある．

101回 午前86
101回 午後4　必修
103回追試 午前5　必修
107回 午前66
110回 午後5　必修

看護師等の人材確保の促進に関する法律では，看護師等の就業や確保の促進に関する事項のほかに，研修等による看護師等の資質の向上に関して明記されている．

医療・看護における質保証と評価、改善の仕組み

103回追試 午前75
105回 午前37

EBN（エビデンス・ベイスド・ナーシング：科学的根拠に基づく看護）は，最善のケアの提供を目的に，研究論文の有用性の検討や，ケアの科学的根拠の確認を行う．

85回 午前32
91回 午前39
100回 午前8　必修
104回 午後48
105回 午後64
111回 午前31

看護師の人員配置基準は医療法に定められており，診療報酬算定基準の7対1入院基準は平均して入院患者7人に対して1名の看護師が勤務する体制である．看護基準は業務を円滑に進めるために看護業務の基準を設定したもので，目的は看護の質の保証である．

看護業務に関する情報に係る技術と取扱い

103回 午前86
105回 午前65
108回 午前70
110回 午後31
113回 午後71

診療記録の閲覧は，医療従事者以外に，閲覧請求した患者本人や代理人等が閲覧できる．患者が死亡した場合，診療情報の開示請求は，遺族のほかに成年後見人など法定代理人はできるが，友人や勤務先，生命保険会社は開示請求できない．

1086
101回 午前84
105回 午前5　必修
106回 午後33

臨床研究で患者に医療行為が行われる場合や，転院先と情報共有をする場合，患者が研究の対象になる場合には，対象者本人にその内容について十分な説明を行ったうえで同意を得るとともに，倫理委員会による審査を受ける必要がある．

1087
101回 午前84
103回追試 午後75
105回 午前5　必修

看護研究発表などの書類は，個人を特定できないように，実名などの個人情報は記載せず，記録した電子媒体も含め施錠できる場所に保管し，病院から持ち出さない．

医療安全を維持する仕組みと対策

1088
103回 午後75
104回 午前74
108回 午後71
112回 午後69
112回 午後70

医療法によって，すべての医療機関には，医療の安全を確保するための指針や策定，医療安全管理委員会・管理者の設置，医療安全管理に関する研修を年2回程度実施することや，医薬品安全管理責任者の配置が義務付けられている．

1089
103回 午後75
104回 午前74
110回 午後9　必修

特定機能病院や臨床研修病院では専任の医療安全管理者の配置と国（厚生労働省）へのインシデント報告が義務付けられている．

1090
102回 午後93
103回 午前118
105回 午後101
108回 午後98
113回 午前90

転落や転倒などの医療事故の予防には患者周辺の環境整備が必要であり，ライン類の抜去事故を予防するにはライン類の整理が必要である．医療事故が発生したら，患者の安全を確保し，事故発生状況の詳細を看護記録に残す．

必修問題
人体の構造と機能
疾病の成り立ちと回復の促進
健康支援と社会保障制度
基礎看護学
成人看護学
老年看護学
小児看護学
母性看護学
精神看護学
在宅看護論／地域・在宅看護論
看護の統合と実践

1091

103回追試 午後76
109回 午後74
110回 午前69

薬剤の誤投与を防ぐ6Rとは，①正しい患者，②正しい薬剤，③正しい用量，④正しい用法，⑤正しい時間，⑥正しい目的であり，ダブルチェックが必要である．誤投与した場合は患者に対して説明責任がある．

1092

98回 午後42   104回 午後72
99回 午前22 必修   105回 午前64
100回 午前22 必修   106回 午後114
102回 午後36   109回 午前34
103回 午前9 必修   110回 午後69
103回追試 午後76   113回 午後89

インシデントレポートの目的は責任追及ではなく，インシデントの再発防止や医療事故防止のための組織の多職種間・病棟間での情報の共有であり，法令で統一された書式はなく，警察への届出義務もない．

災害時の医療を支える仕組み

1093

106回 午前90
107回 午前67
111回 午後75
112回 午後71

災害拠点病院は災害対策基本法に基づいて都道府県知事が指定した，広域災害医療に対応する病院で，DMAT（災害派遣医療チーム）を派遣する機能をもつ．

1094

103回 午前76
107回 午前67
109回 午前64
112回 午後71

災害の急性期に被災地域の傷病者の搬送の介助などを行うのは，DMAT（災害派遣医療チーム）であり，外傷後ストレス障害（PTSD）の対応は，災害派遣精神医療チーム（DPAT）が行う．

1095

101回 午後49
103回 午後76
103回追試 午後77
104回 午前118
106回 午後63
110回 午後71

トリアージの目的は医療資源を効率的に配分して1人でも多くの負傷者を救命することであり，自発呼吸のない死亡群（黒）に時間をかけないことで，最終的に多数を救命できる．

必修問題

人体の構造と機能

疾病の成り立ちと回復の促進

健康支援と社会保障制度

基礎看護学

成人看護学

老年看護学

小児看護学

母性看護学

精神看護学

在宅看護論／地域・在宅看護論

看護の統合と実践

1096 □□□

98回 午前44
103回 午後119
110回 午後71

トリアージ担当者は1名でトリアージに専念する.
正確度を上げるため,トリアージの判定は何回も
繰り返し,再評価した場合には,古いタグは
捨てずに×をつけ新しいタグを重ねる.

災害各期の特徴と看護

1097 □□□

103回 午前76
103回 午前77
103回 午前77
104回 午前119
104回 午後75
109回 午前76
110回 午前71
111回 午前70
111回 午後115

災害急性期には,看護師は安全確認と安全確保を行う.
災害慢性期の避難所においては感染予防や慢性疾患の
増悪予防に努める.災害静穏期には防災マニュアルの
作成と訓練,病院内や地域のハザードマップの作成,
災害対策医療資器材の開発・備蓄などを行う.

グローバル化に伴う世界の健康目標と課題

1098 □□□

103回 午前78
103回追試 午前77
105回 午前67
106回 午後64
109回 午前90
110回 午後72
111回 午後76

世界保健機関(WHO)は国連機関であり,国際疾病
分類(ICD)を定め,すべての人々が可能な最高の健
康水準に到達することを目的として,保健分野の
研究の促進や世界三大感染症(結核,マラリア,
HIV)をはじめとする感染症の撲滅事業などを行う.

1099 □□□

103回 午前78
103回追試 午後79
105回 午前67
106回 午後64
108回 午前77
110回 午後72
111回 午前76

日本における政府開発援助(ODA)の実施機関は,
国際協力機構(JICA)であり,青年海外協力隊の派遣
など開発途上国への国際協力を行う.

グローバルな社会における看護

1100 □□□

103回 午前79
103回 午後79
103回追試 午後78
104回 午後118～120
107回 午前112
109回 午後118～120
111回 午前118
113回 午前74

外国人の看護を行う場合には,コミュニケーション
の方法を考えることと,普段の生活や食事など
文化的習慣の違いを理解することが重要である.

MEMO

MEMO

MEMO

● 内容に関するお問い合せは，FAXまたはE-mailでお送りください.
お問い合わせの際には，

・お名前　　　・ご連絡先(FAX番号またはE-mailアドレス)
・書籍名　　　・ページ数

をお書きくださいますようお願いいたします.

ご提供いただきました個人情報につきましては，お問い合わせに対するご回答を差し上げる目的のために利用し，それ以外には一切使用いたしません.

● 内容に関するお問い合わせ先

株式会社 Gakken　メディカル出版事業部
FAX：03-6431-1843
E-mail：kokushi@gakken.co.jp

2025年版
看護師国家試験
PASS NOTE

2024年7月9日　初版第1刷発行

編著 ————— 杉本由香

発行人 ————— 小袋朋子

編集人 ————— 木下和治

発行所 ————— 株式会社Gakken
〒141-8416　東京都品川区西五反田2-11-8

印刷・製本 ——— 株式会社 リーブルテック

● この本に関する各種お問い合わせ先
本の内容については，下記サイトのお問い合わせフォームよりお願いします.
　https://www.corp-gakken.co.jp/contact/
在庫については　Tel 03-6431-1234(営業)
不良品(落丁，乱丁)については　Tel 0570-000577
　学研業務センター　〒354-0045 埼玉県入間郡三芳町上富279-1
上記以外のお問い合わせは　Tel 0570-056-710(学研グループ総合案内)

2025年版　看護師国家試験

PASS*NOTE

穴埋めドリル

編著　杉本由香

SBC東京医療大学 健康科学部 看護学科

※本体に軽くのりづけされており, 取りはずせます.

Gakken

2025年版 看護師国家試験
PASS∗NOTE
別冊穴埋めドリル

※正解は本体の正文をご参照下さい.

必修問題

健康の定義

□ ① WHOは「健康とは，病気でないとか，弱っていないということではなく，肉体的にも，精神的にも，そして（　　　　）的にも，すべてが満たされた状態で，基本的人権である」と定義した．（　　　　　　　）は，健康であることに加えて，QOLを追及してよりよく生きることである．

総人口

□ ② 令和4年の総人口は，（　　　　　　　）（約　　　　　　）人で，減少傾向である．

年齢別人口

□ ③ 令和4年の老年人口割合は（　　　）％で上昇し続け，年少人口割合は（　　　）％で減少傾向，生産年齢人口割合は（　　　）％で前年と同率である．

将来推計人口

□ ④ 2023年の「日本の将来推計人口」によると，2060年には総人口は9,615万人と1億人を下回り，2070年の総人口は（　　　　　）人，老年人口は（　　　　）％になると推計されている．

世帯構造

□ ⑤ 夫婦のみ，夫婦と未婚の子のみ，ひとり親と未婚の子のみを示す核家族の割合は，昭和50年から約（　　　）％前後で，横ばいで推移しているが，平均世帯人員が減少し続け，令和4年には（　　　　）人である．

□ ⑥ 日本の全世帯の世帯構造において，増加傾向なのは（　　　　）（　　　％）と（　　　　　　）（　　　％）である．

□ ⑦ 世帯構造において最も多いのは令和3年は単独世帯だが，令和4年は（　　　　　）（　　％）である．最も少ないのは（　　　　）（　　％）である．

☐ ⑧ 令和4年の国民生活基礎調査では，65歳以上の者のいる世帯は全世帯の約（　　）割（　　　%）である.

婚姻，家族形態

☐ ⑨ 離婚件数は減少傾向だったが，令和4年の婚姻件数は前年より増加した. 生涯未婚率は増加傾向である. ひとり親世帯の原因の約（　　）割が離婚で，約半数が相対的貧困であり、とくに（　　　）世帯の総所得が低いことが問題になっている.

☐ ⑩ 令和4年の平均初婚年齢は，男性（　　　　）歳，女性（　　　　）歳で，22年前より2歳以上高くなっている. 母親の出産年齢は（　　　　）歳が最も多く，令和3年の第1子出産の平均年齢は（　　　　）歳で前年より高くなっている.

☐ ⑪ 令和4年の出生数は過去最少の約（　　　　）万人，死亡数は約（　　　　）万人で，（　　　　）のほうが多い.

☐ ⑫ 令和4年の合計特殊出生率は（　　　　），令和4年の周産期死亡率は（　　　　）（出産千対），令和3年の妊産婦死亡率は（　　　）（出産10万対）である.

死因の概要

☐ ⑬ 令和4年の死因の第1位は（　　　　　），第2位は（　　　　　），第3位は（　　　），第4位は（　　　　　）である.

☐ ⑭ 令和4年における悪性新生物の部位別死亡数は，男性では（　　）癌，女性では（　　）癌が最も多い. 総数で最も多い（　　）癌は男女とも近年は横ばいである.

☐ ⑮ 自殺による死亡数は約2万人で，令和元年までは減少傾向であったが，令和2年以降毎年増加している. 原因・動機では，（　　　　）が最も多い. 男女比では（　　）性が多く，男性では50歳代，40歳代，80歳以上の順に多い.

☐ ⑯ 令和4年のわが国の年齢階級別死因の第1位は，0～4歳では（　　　　　　），5～9歳では（　　　　　　），10～39歳では（　　　）である.

平均余命，平均寿命，健康寿命

☐ ⑰ 平均寿命は（　　　）歳の平均余命で，令和3年は男性（　　　　）年，女性（　　　　）年である．健康上の問題で日常生活が制限されることなく生活できる期間を（　　　）寿命という．

受療状況

☐ ⑱ 有訴者率は国民生活基礎調査によって3年ごとに調査される．有訴者の自覚症状として多いものは，（　　　）と（　　　　）である．

☐ ⑲ 令和2年の患者調査による外来受療率は，総数では人口10万対5,658で，男（　　　　）歳，女（　　　　　）歳が最も高く，傷病分類別では（　　　　　　）系の疾患が高く，疾患別では（　　　　　）が最も多い．

☐ ⑳ 令和2年の患者調査による入院受療率は，傷病分類別で最も高いのは（　　　　　　）で，なかでも（　　　　　）が多くなっている．次に多いのは循環器系の疾患である．

☐ ㉑ 令和3年の国民生活基礎調査において，通院者率の最も高い疾患は男女ともに（　　　　）である．

生活行動・習慣

☐ ㉒ わが国の相対的（　　　　）は上昇し，所得別に生活習慣等に関する状況を比較すると，歯の本数が20本以上の者や栄養バランスのとれた食事をしている者の割合が，男女ともに200万円未満の世帯員で有意に（　　　）いとしている．

☐ ㉓ 令和元年の国民健康・栄養調査での肥満（BMI $\geqq$ 25）の割合は男性で高く，40〜60歳代で（　　　）%以上，40歳代が最も高く約（　　　　）%である．低栄養傾向（BMI $\leqq$ 20）の割合は男女とも（　　　）歳以上で最も高い．

☐ ㉔ 日本人の食事摂取基準（2020年版）において，摂取量の減少を目指しているのは（　　　　　）であり，1日の目標量は男性7.5g未満，女性6.5g未満である．健康日本21（第二次）における食塩摂取量の目安は（　　　）g未満である．

人体の構造と機能

疾病の成り立ちと回復の促進

健康支援と社会保障制度

基礎看護学

成人看護学

老年看護学

小児看護学

母性看護学

精神看護学

在宅看護論／地域・在宅看護論

看護の統合と実践

☐ 25 日本人の食事摂取基準（2020年版）では，カルシウムの推奨量は，30～74歳男性で（　　　　　）mg/日，30～74歳女性で（　　　　　）mg/日である．食物繊維の目標量は，18～64歳男性で（　　　）g/日以上，18～64歳女性で（　　　）g/日以上である．

☐ 26 令和元年の国民健康・栄養調査によると，運動習慣のある者の割合は男女とも（　　　　）歳以上が最も高く，最も低いのは男性（　　　　）歳代，女性（　　　　）歳代である．歩数は男性30歳代，女性40歳代が最も多く，70歳以上が最も少ない．

☐ 27 令和元年の国民健康・栄養調査で糖尿病が強く疑われる者（糖尿病有病者）は男性（　　　　）％，女性（　　　　）％で年齢が高くなるほど多い．

☐ 28 令和元年の国民健康・栄養調査で習慣的に喫煙している者の割合は，全体では（　　　）％，男性（　　　　）％，女性（　　　　）％で，この10年間で（　　　）している．

☐ 29 過度の飲酒に起因する健康障害には，（　　　　　），（　　　　　），虚血性心疾患，脳血管疾患，（　　　）がある．そのリスクを高める量を飲酒している割合は男性は40歳代，女性は50歳代が最も高く，女性で増加している．

☐ 30 喫煙習慣があると（　　　　），（　　　　　　　　），喉頭癌や肺癌など各種の癌，脳血管疾患，虚血性心疾患などの健康障害が起こりやすい．

☐ 31 ブリンクマン指数とは（　　　　　　　　　）に（　　　　　）を乗じたもので，（　　　　）以上になると肺癌の発症リスクが高まる．

☐ 32 令和元年の国民生活基礎調査によると，ストレスがある者の割合が最も高いのは男女ともに（　　　　　　）歳代で，気分障害・不安障害に相当する心理的苦痛を感じている20歳以上の者の割合は約10％である．

生活環境

☐ 33 地球温暖化をもたらす温室効果ガスには，（　　　　　　）やメタン，一酸化二窒素，フロンガスなどがあり，窒素酸化物は光化学オキシダントの原因となる．

□ (34) 放射性物質の放射線を出す能力(放射能)の大きさを表す単位は
(　　　　　　　　　　)であり，医療で用いる放射線の吸収線量の単位は
(　　　　　　　　)である．

□ (35) シックハウス症候群は(　　　　　　　　　)など揮発性有機化合物が原
因で，眼や鼻・のどに症状が現れる．

□ (36) 噴水，ビル屋上の冷却塔，循環式浴槽，加湿器の水質汚染によって
(　　　　　　)肺炎が発生している．

社会環境

□ (37) ビルの解体作業や炭鉱で働く者に生じやすい職業性疾病は(　　　　)で
あり，(　　　　)法によって退職後も健康診断が行われる．

□ (38) アスベストはじん肺のほか，(　　　　　　)や(　　　)癌の原因となり，
チェーンソーやドリルなどの使用で振動を伴う作業はレイノー現象や白ろ
う病の原因となる．

□ (39) 令和3年の業務上疾病で，最も多いものは(　　　　　　)を含む
(　　　　　　　　)である．

□ (40) VDT作業による健康障害には，頸肩腕症候群様症状や眼精疲労などの
(　　　　　)がある．

□ (41) 労働基準法では(　　　　　)の明示の義務や休憩時間，生理休暇の規定
があり，法定労働時間は1日8時間，1週間(　　　)時間である．

□ (42) (　　　　　　　)は労働者の産前産後の休業と育児(　　　)，妊婦の時間
外労働の制限，フレックスタイム制による時差出勤を保障している．

□ (43) 産前休業は(　　)週間で，本人の申請が必要であり，産後休業は(　　)
週間で，雇用者の義務(強制)である．

□ (44) (　　　　　　　　)法では，労働者に対して，育児休業や子の看護休暇，
3歳に満たない子を養育する男女労働者の希望による労働時間の短縮を保
障している．

必修問題

人体の構造と機能

疾病の成り立ちと回復の促進

健康支援と社会保障制度

基礎看護学

成人看護学

老年看護学

小児看護学

母性看護学

精神看護学

在宅看護論 地域・在宅看護論

看護の統合と実践

□ **45** 妊娠中・出産後の保健指導や健康診査を受けるために必要な時間の確保, 時差出勤, 勤務時間の短縮は(）法によって保障される.

□ **46** 男女差別の解消を目的として，妊娠や出産を理由とした解雇や不利益となる処遇を禁止しているのは(）法である.

□ **47** 2007年に策定された( )（仕事と生活の調和）実現のための2つの軸は，仕事と子育てや介護との(）と，男女均等である.

医療保険制度の基本

□ **48** わが国で国民皆保険制度が適用されている健康保険法に基づく(）には，職域保険である(）や船員保険，共済組合（短期給付），地域保険である(），後期高齢者医療制度がある.

□ **49** 医療保険適用者の約23％が加入する国民健康保険の保険者は，(）および都道府県と，特定の職種ごとに設立された(）である.

□ **50** 医療保険の給付には，療養の給付や入院時生活療養費，訪問看護療養費などの(）給付と，出産育児一時金や傷病手当金などの(）給付がある.

□ **51** 人間ドックなどの(）や(），美容整形，(）分娩にかかる費用は医療保険の対象にならない.

□ **52** 医療保険の自己負担割合は，未就学児は(）割，一般被保険者本人を含む6〜69歳は(）割，70〜74歳は(）割（ただし現役並み所得者は(）割）である.

□ **53** 高齢者の医療の確保に関する法律に基づく後期高齢者医療の適用は(）歳以上で，自己負担は(）割（ただし一定以上の所得者は(）割，現役並み所得者は(）割）である．医療給付の内容は国民健康保険と同じである.

□ **54** わが国の1人当たりの医療費は(）歳以上が最も高く，(）歳が最も低い.

□ 55 国民医療費に含まれるのは，医療保険の給付の対象となるもので，疾病の診察や薬剤の給付などの（　　　　　　　　）のほかに，（　　　　　　　），（　　　　　　　）などがある．

介護保険制度の基本

□ 56 介護保険法に基づく．介護保険の第1号被保険者は（　　　）歳以上，第2号被保険者は（　　　）〜（　　　）歳の公的医療保険加入者である．

□ 57 介護保険の要介護認定の申請は，要介護認定を行う保険者である（　　　　　）および特別区に対して行う．

□ 58 介護保険の給付には，2区分の要支援者（要支援1，2）が対象の（　　　　　　）と，5区分の要介護者（要介護1，2，3，4，5）が対象の（　　　　　　）がある．

□ 59 介護保険では，居宅サービス，施設サービス，地域密着型サービスにおいて，自己負担（　　　）割で，すべて（　　　）給付である．

基本的人権の擁護

□ 60 虐待には，身体的虐待，心理的虐待，（　　　　　　　），性的虐待，経済的虐待がある．（　　　　　　　）は，保護者が高齢者の世話や子どもの養育を放棄する虐待である．

□ 61 アドボカシーの意味は（　　　　　　）で，アドボケイターは代理者・代弁者と訳され，看護師にはその役割が期待されている．

□ 62 ジュネーブ条約では医師の職業倫理が採択された．ヘルシンキ宣言では患者の自己決定を促すため，十分に説明したうえで同意を得る（　　　　　）が採択され，臨床研究の（　　　　　　）を優先することが提唱された．インフォームド・コンセントはわが国の医療法にも定められている．

□ 63 リスボン宣言では，良質の医療を受ける患者の権利が宣言され，患者の自己決定による尊厳死の宣言書である（　　　　　　　　）が認められた．オタワ憲章において，WHOが提唱したのは（　　　　　　　　　）である．

必修問題

人体の構造と機能

疾病の成り立ちと回復の促進

健康支援と社会保障制度

基礎看護学

成人看護学

老年看護学

小児看護学

母性看護学

精神看護学

在宅看護論／地域・在宅看護論

看護の統合と実践

□ 64 障害者や高齢者が差別なく地域で暮らせるように援助することを(
　　　　　　　　　　　　　　　)といい，差別のない共生社会を目指すことを(
　　　　　　　　　　　　　　　)という.

倫理原則

□ 65 倫理原則で，患者に利益をもたらす医療を提供することは(　　　　　)，すべての人々に平等に医療を提供するのは(　　　　)，身体的損傷を加えないのは(　　　　)である.

□ 66 倫理原則で，患者が自己決定し選択した内容を尊重するのは(　　　　　)，真実を告げる義務は(　　　　)，守秘義務を守り通すのは(　　　)である.

保健師助産師看護師法

□ 67 保健師助産師看護師法には(　　　　　)や(　　　　　　)の行政処分，保健師，看護師，准看護師に対する守秘義務違反の罰則規定がある.

□ 68 保健師助産師看護師法では(　　　　　　　　　　　　　　　　)や罰金以上の刑に処せられた者，業務に対し犯罪または不正の行為があった者，心身の障害などが，免許を与えないことがある相対的欠格事由とされている.

□ 69 保健師助産師看護師法には，厚生労働大臣に看護師免許が付与される看護師の業務独占と(　　　　　)が明記されている.

□ 70 経管栄養，褥瘡処置，血圧測定，吸引，吸入，静脈注射，摘便，浣腸，導尿の医療行為は，医師の指示によって看護師が行うことが(　　　　　)相対的医療行為である.

□ 71 疾患の診断，薬の処方，切開・縫合などの手術，動脈穿刺，X線照射，助産，眼球注射，気管挿管は絶対的医行為であり，基本的には看護師が行うことは(　　　　　).ただし，動脈穿刺は(　　　　　　)として訓練を受けた看護師は医師・歯科医師の手順書に基づき実施できる.

□ 72 保健師助産師看護師法により，看護職者には(　　　)地の都道府県知事に対して(　　)年ごとに業務従事者届の届出義務がある.

看護師等の人材確保の促進に関する法律

☐ **73** （　　　　　　　　　　　　　　　　　　　　）には，都道府県ナースセンターの設置や看護師等の資質向上のための研修の実施，新人看護師の臨床研修の実施，離職時等の届出制度などが規定されている．

☐ **74** 令和2年末の看護師の就業数は，約（　　　　）万人であり，就業場所は，（　　　），診療所，介護老人保健施設，訪問看護ステーションの順に多い．

人間と欲求

☐ **75** マズローの欲求の階層で最も下位にあるのは（　　　　　　）であり，最も上位にあるのは（　　　　　）である．

☐ **76** マズローの欲求の階層で他人に認められたいという欲求は（　　　　　　　　　）である．

☐ **77** 一次的欲求とは，生命を維持するための生理的ニードや（　　　）のニードである．

☐ **78** 二次的欲求とは，後天的な学習経験によって形成された，（　　　　　　　）の欲求などの社会的欲求である．

対象の特性

☐ **79** QOLは生活の質と訳されるが，（　　　　　　　　　　）が最も重要である．

☐ **80** キューブラー・ロスの死の受容過程は（　　　）→（　　　　）→（　　　　　）→（　　　）→（　　　）である．

☐ **81** フィンクの危機モデルの段階は（　　　）→（　　　　　　）→（　　　）→（　　　）である．

新生児期・乳児期

☐ **82** 出生時の体重は（　　　　　）g，身長は（　　　）cmが標準で，体重（　　　）g未満は低出生体重児である．

□ **83** 生後（　　　）か月には体重が出生時の約2倍になり，原始反射の手掌把握反射や（　　　　　）反射が消失する.

□ **84** 首がすわるのは（　　　）～（　　　）か月であり，寝返りできるのは（　　　）～（　　　）か月である. このころの情緒の分化では，嫌悪，恐れ，怒りがみられるようになる.

□ **85** つかまり立ちは（　　　）～（　　　）か月，ひとり立ちは（　　　　　　）か月までにできる.

幼児期

□ **86** 1歳では，体重が出生時の約（　　　）倍，身長が出生時の約（　　　）倍となる.4歳では身長が出生時の（　　　）倍となる.

□ **87** 神経系の発達は脳の重量や頭囲の測定で判断される. 脳の重量は（　　　）歳前後で成人の90％に達し，全身の器官の中で最も早く成人の大きさに達する.

□ **88** 乳歯は生後（　　　）～（　　　）か月に切歯から萌出を始め，（　　　　　）ころに20本生えそろう.（　　　）歳頃から萌出順に乳歯が抜け始め，永久歯に代わる.

□ **89** 1歳6か月までには（　　　　　）が閉鎖し，（　　　　　　　）反射が消失し，90％の子どもが（　　　　　　　）ようになる.

□ **90** 離乳食を完了する（　　　）歳（　　　）か月ころには，スプーンやコップを上手に使って1人で食べられるようになる.

□ **91** （　　　）歳ころには片足立ちや三輪車をこぐことができるようになる. 1歳から1歳2か月くらいで這って階段を昇るようになり，（　　　）歳では交互に足を出し階段を降りることができる.（　　　）歳になるとスキップやでんぐり返しをするようになる.

□ **92** 意味のある単語を話すのは（　　　　　）か月，2語文は（　　　　　）～（　　　）歳で話すようになる.

□ **93** 多語文が話せるようになるのは（　　　）歳であり，4歳では4つの色を正しく言える.

□ (94) 自分の名前が言えるのは（　　　）歳半，両親の名前や住所が言えるのは（
　　　）歳である．

□ (95) 分離不安は生後6〜8か月から始まり，「人見知り」ともいわれる（　　　）
期の特徴である．

□ (96) エリクソンによる乳児期の発達課題は，（　　　　　）対（　　　）である．

幼児期・学童期

□ (97) 幼児期に何に対しても「イヤ」「ダメ」というのは（　　　　　　）にみられ
る自我の芽生えの現れである．学童期には親から離れて仲間同士で集団行
動をとり，（　　　　　）とよばれる．

思春期

□ (98) 思春期〜青年期の特徴は，（　　　　　）と，心理的離乳といわれる第
二反抗期，（　　　　　　　　　）（[　　　　　　　　　]）の確立であ
る．第二次性徴が発現するため，自己の身体の変化に関心が向く．

□ (99) 初経の発来など，思春期の（　　　　　）は，ゴナドトロピン（FSH，
LH），卵胞ホルモン（エストロゲン），アンドロゲンの分泌の増加によっ
て起こる．

□ (100) 男子の第二次性徴は11歳ころから始まり，（　　　）・陰茎の発達，ひげ・
腋毛・陰毛の発生，（　　　），骨格・筋肉の発達が生じる．声変わりの時
期は個人差が大きい．

□ (101) 女子の第二次性徴は，（　　　　　），陰毛発生，腋毛発生，（　　　），骨
端線の閉鎖の順にみられる．

□ (102) 友人との親密な関係を求め，親からの干渉を嫌い，秘密をもつようになり，
親に反抗的な態度をとるようになるのは思春期にみられる（　　　　　　）
の特徴である．

成人期

□ (103) 日本における平均閉経年齢は約（　　　）歳であり，更年期とは閉経前後
の5年間を示す．

必修問題

人体の構造と機能

疾病の成り立ちと回復の促進

健康支援と社会保障制度

基礎看護学

成人看護学

老年看護学

小児看護学

母性看護学

精神看護学

在宅看護論/地域・在宅看護論

看護の統合と実践

☐ 104 更年期には（　　　）機能が低下して女性ホルモンである（　　　　　　　）の分泌が減少するため（　　　　　）ホルモン（[　　　]，[　　　]）の分泌が上昇する.

老年期

☐ 105 体表面積1m²あたりの基礎代謝率は，細胞分裂数や（　　　）量に影響され，年齢が（　　）いほど高く，3歳で最高になり，加齢に伴って低下し，老年期には最も低くなる.

☐ 106 加齢による視機能低下は壮年期から始まり，老視では水晶体の弾力低下によって（　　　）くのものが見えにくくなり，視野が狭くなる.

☐ 107 高齢者では，肺の（　　　　）と心臓の（　　　）は増大し，（　　　　）期血圧，空腹時血糖，食後血糖，尿素窒素，AST（GOT）が上昇する.

☐ 108 高齢者では，基礎代謝量や体温調節機能は低下し，肺活量，腎血流，神経伝導速度，消化管の運動，唾液や胃液など消化液の分泌量は（　　　　）する.

☐ 109 高齢者では記銘力や想起力などの（　　　　）知能が低下しているため，新しい環境には適応が困難で，リロケーションによりダメージを受けやすく，せん妄を生じやすい.

☐ 110 洞察力，判断力，思慮分別，思考力など，経験を積んで獲得した知識を統合する（　　　　）知能は，加齢に伴い向上し，高齢者でも比較的保たれている.

看護活動の場と機能・役割

☐ 111 医療法に規定されている病院の入院患者数は（　　　）人以上，診療所の入院患者数は（　　）人までである.　診療所は有床と無床がある.

☐ 112 （　　　）法には，地域の医療従事者の研修機能をもつ，（　　　　　　　）病院を都道府県知事が指定することや高度医療の提供や高度医療に関する研修機能をもつ（　　　　）病院を厚生労働大臣が指定することが明記されている.

☐ 113 健康保険法及び後期高齢者医療制度に基づいて設置される訪問看護ステーションの開設には常勤換算で（　　　）人の看護職者が必要である.

□ (114) 訪問看護ステーションの管理者になれるのは，常勤の保健師，助産師および（　　　　　）である．訪問看護の開始には，医師による（　　　　　　　　）が必要である．

□ (115) 訪問看護ステーションのサービス提供者は，看護職以外には（　　　　　　），（　　　　　　），（　　　　　　　）が認められている．

□ (116) 介護保険法に基づいて設置され，要介護者が入所し，在宅復帰または生活施設への移行を前提として，リハビリテーションや日常生活の援助を受けるのは（　　　　　　　　　　）である．

□ (117) 地域包括支援センターは介護保険法に基づいて（　　　　）が設置し，地域住民に対して包括的支援事業を行う．

□ (118) 地域保健法に基づく市町村保健センターの設置，一般的な住民の健康診査，保健指導，健康相談，未熟児を含む新生児訪問指導，低出生体重児の届出の受理は（　　　　）が行う．

□ (119) 環境衛生，難病者の訪問指導，精神保健に関する相談，看護師免許申請の受理などは，地域保健法に基づいて都道府県および政令市などが設置する（　　　　）が行う．

□ (120) ケアチームメンバーには医師，看護師，薬剤師，理学療法士，医療ソーシャルワーカーなどの専門職だけでなく，患者本人や家族が含まれ，最終的な決定権は（　　　　　）にある．

□ (121) チーム医療では，協調的な（　　　）型リーダーシップや（　　　）型リーダーシップとメンバーの協力体制，情報や目標の共有が重要である．

□ (122) （　　　　　　　）は介護サービスを提供し，（　　　　　）や（　　　　　）はソーシャルワークの専門職で，いずれも（　　　）独占の国家資格である．

□ (123) 栄養指導および栄養の改善に必要な指導を行うのは（　　　　　　）であり，経腸栄養の処方は（　　　　）の業務である．

14

□ (124) 姿勢の保持や歩行動作訓練，呼吸リハビリテーションを行う専門職は（　　　　　），家事や生活動作の訓練を行う専門職は（　　　　　　　　），音声・言語・聴覚・嚥下の機能に関する評価や訓練を行う専門職は（　　　　　　）である．

人体の基本的な構造と正常な機能

□ (125) 成人の全体水分量は体重の約（　　　　）％，循環血液量は体重の約（　　　）％である．

□ (126) 成人の細胞外液は体重の（　　　　）％で（　　　　　　　　　　　）イオンが多く，細胞内液は体重の（　　　　）％で（　　　　　　　　　）イオンが多い．

□ (127) 体温調節中枢，食欲中枢，水代謝中枢，性中枢，約（　　　　）時間周期の人間のサーカディアンリズム（概日リズム；睡眠と覚醒など）の調節中枢は（　　　　　　）にある．

□ (128) 言語中枢には，（　　　　　）言語中枢（ブローカ野）と（　　　　　　）言語中枢（ウエルニッケ野）があり，（　　　　　　　　　）に存在することがほとんどである．

□ (129) セリエ，H. のストレス理論の警告反応では，身体的・心理的ストレスによって（　　　　　　　　）が分泌され，末梢血管は（　　　　）し，血圧は（　　　　）する．

□ (130) 交感神経の興奮では，瞳孔（　　　　），気管支（　　　　），心拍数（　　　　），緊張性（　　　），末梢血管（　　　），血圧（　　　），血糖（　　　）が生じる．

□ (131) 副交感神経の興奮では，瞳孔（　　　　），気管支（　　　　），心拍数（　　　），末梢血管（　　　），血圧（　　　），血糖（　　　）が生じる．

□ (132) （　　　　　　　　　　　）（アドレナリン，ノルアドレナリン，ドーパミン）は交感神経興奮物質であり，血圧（　　　）作用がある．

□ (133) 感覚には，（　　　　）感覚（視野，聴覚，平衡覚，嗅覚，味覚）と（　　　）感覚（痛覚，触覚，圧覚，振動覚，温度覚）がある．（　　　）感覚には，皮膚に受容器がある（　　　）感覚と腱，関節，骨膜などに受容器がある（　　　）感覚がある．

134 前腕の第1指（母指）側の骨は（　　　）骨，第5指（小指）側の骨は（　　　）骨である.

135 骨格筋は横紋筋で（　　　　　）である. 内臓の筋は，平滑筋も横紋筋である心筋も（　　　　　）である.

136 全身からの静脈血は心臓の（　　　　　）に戻り，肺でガス交換されて動脈血となって（　　　　　）に送られる.

137 心臓の右心室から肺に静脈血を送る血管は（　　　　　）である. 心臓の左心室から全身に動脈血を送る血管は（　　　　　）である.

138 胎児循環でみられるのは，母体から動脈血を運ぶ臍静脈，（　　　　　）（アランチウス管），（　　　　　）（ボタロー管），右心房と左心房の間にある（　　　　　），胎児から母体の胎盤へ血液を送る臍動脈である.

139 卵円孔は，出生後の肺呼吸開始に伴う（　　　）血流の（　　　　　）によって生後2～3日で閉鎖する. 動脈管は呼吸開始による（　　　）の上昇によって収縮し，生後2週間までには閉鎖する. 静脈管は生後1週間以内に閉鎖する.

140 止血や血液凝固にかかわる血小板は（　　　）をもたないが，ミトコンドリアはもっている. 赤血球は（　　　）もミトコンドリアももたない.

141 血漿から血液凝固因子第Ⅰ因子（　　　　　　　）を除いたものが血清である. 血清には，血糖，電解質，アルブミン，（　　　　　），ホルモン，酵素が含まれている.

142 生体防御を働きとする血液細胞は（　　　　　）で，単球，（　　　　　），リンパ球がある. 白血球で一番多いのは，顆粒球の（　　　　　）である.

143 成人の抗体で最も多い（　　　　　）抗体は，胎児期に母親から（　　　　）を介して受け取るが，生後（　　　）か月で減少する.

144 （　　　　　）抗体は，乳児期に（　　　　）から受け取る. 感染に対して最も早く上昇する（　　　　）は出生前から自己産生している.

145 酸素飽和度（SaO_2, SpO_2）は，赤血球に含まれる（　　　　　　　）が酸素化している割合で，血液の酸素の運搬能を表す.

16

人体の構造と機能

疾病の成り立ちと回復の促進

健康支援と社会保障制度

基礎看護学

成人看護学

老年看護学

小児看護学

母性看護学

精神看護学

在宅看護論・地域在宅看護論

看護の統合と実践

□ (146) 肺は右が(　　　)(上・中・下)葉，左が(　　　)(上・下)葉に分かれ，右肺のみに水平裂がある．

□ (147) 胃から分泌される蛋白質分解酵素は(　　　　　)，膵臓から分泌される蛋白質分解酵素は(　　　　　)である．

□ (148) アミラーゼは唾液と(　　　)液に含まれる炭水化物(デンプン)分解酵素であり，(　　　　　)は膵液と腸液に含まれる脂肪分解酵素である．

□ (149) (　　　　　　)や血液凝固第 I 因子(　　　　　　　)，血液凝固第 II 因子(　　　　　　)の合成は，肝臓の蛋白代謝によって行われる．

□ (150) 肝臓では蛋白代謝のほかに，糖代謝，脂質代謝，ビリルビン代謝，ホルモンの代謝，アンモニアを無毒な尿素に変えるなどの有害物質の無毒化，(　　　)の生成などが行われる．

□ (151) 成人の膀胱の平均容量は(　　　　)mL，1日の平均尿量は(　　　　　　)〜(　　　　　　)mLである．

□ (152) 消化酵素や涙液，精液などを分泌するのは(　　　)腺，ホルモンを分泌するのは(　　　)腺である．

□ (153) グルカゴン，成長ホルモン，甲状腺ホルモン(サイロキシン)，副腎皮質刺激ホルモン(ACTH)，副腎皮質ホルモン(コルチゾル)，アドレナリンには(　　　)上昇作用がある．

□ (154) 精子の性染色体は(　　　)染色体と(　　　)染色体の2種類，卵子の性染色体は(　　　)染色体1種類である．

□ (155) 排卵された卵子が受精能を有するのは約(　　　)時間，精子が受精能を有するのは約(　　　)時間で，受精後(　　　)日前後で着床する．

□ (156) 受精が行われるのは(　　　　　)，受精卵が正常に着床するのは子宮腔内の(　　　　　)である．

□ (157) 妊娠(　　　　　)週ころに胎盤が完成し，継続していた高体温が低下して，つわりが改善する．

□ (158) 妊娠は最終月経の初日を0週0日とし，分娩予定日は（　　　　）日後の妊娠40週0日である．

□ (159) 月経周期が28〜30日で規則正しい場合，ネーゲレの概算法によって分娩予定日を計算する．最終月経の月が1〜3月では，最終月経の月に（　）を加え，4〜12月では，最終月経の月から（　）を引いて，最終月経初日に（　）を加える．

□ (160) 分娩第1期は（　　　　　）（[　　　　]周期の陣痛）開始から（　　　）（　　　cm開大）までである．分娩第2期は（　　　　　）から排臨，発露，（　　　　）までである．

□ (161) 分娩第3期は（　　　　）から（　　　　　　　　）まで，分娩第4期は（　　　　　　　　　　）である．

人間の死

□ (162) 死の三徴候は（　　　　　），（　　　　　），（　　　　　）である．

□ (163) 脳死では自発呼吸停止，瞳孔散大，（　　　）脳波と（　　　）反射の消失がみられ，心停止は脳死判定基準に含まれ（　　　　）．

主要な症状と徴候

□ (164) ジャパン・コーマ・スケール（JCS）やグラスゴー・コーマ・スケール（GCS）は，（　　　　　　）の判定に用いられる．

□ (165) ショックでは血圧を一定に保つことができず，ショックの5徴の蒼白，虚脱（極度の脱力），（　　　　），脈拍触知不良，（　　　　　　）がみられる．

□ (166) 水欠乏性脱水（一次脱水）の初期には（　　　）がみられ，重症化するとめまいや血圧（　　　　），尿量の（　　　），血清ナトリウムの（　　　　），尿比重（　　　），ツルゴールの低下がみられる．

□ (167) 黄疸は（　　　　　　）が2.0mg/dL以上に上昇すると現れる．（　　　　）で観察されやすく，皮膚掻痒感を伴う．

168 胆汁が通る総胆管は，膵頭部で主膵管と合流して（　　　　　）から十二指腸に開口するため，膵頭部癌では（　　　）黄疸がみられる．

169 （　　　）血は肺や気管などの気道からの出血，（　　　）血は食道や胃など上部消化管からの出血で，ともに口から排出される．（　　　）血は消化管からの出血で，肛門から排出される．

170 胃潰瘍で少量の出血があった場合の嘔吐物は（　　　）い（　　　　　）残渣様になり，下血では黒色便（（　　　　　）便）がみられる．S状結腸や（　　　）の出血では（　　　　　）の下血がみられる．

171 嘔吐が続くと（　　　）と胃酸の喪失によって代謝性（　　　　　　　　）になりやすい．嘔吐物が緑色の場合は（　　　）の混入が考えられる．嘔吐物に便臭がする場合は腸閉塞が疑われる．

172 チアノーゼでは末梢血で（　　　　　　　　　）が5g/dL以上に上昇し，（　　　）や（　　　）などが青紫色にみえる．

173 発作性の胸内苦悶を伴う胸痛では（　　　）や（　　　　　　　）などの急性冠症候群を疑う．狭心症や心筋梗塞では，（　　　）前胸部から頸部や（　　　）下顎，（　　　）上肢に放散痛がみられる．

174 徐脈性不整脈では，脳虚血が生じてアダムス・ストークス発作による（　　　）が起こりやすい．

175 徐脈性不整脈の洞不全症候群や完全房室ブロックでは（　　　　　　　　　　）が必要である．

176 最も重篤な致死的不整脈は（　　　　　　）で，洞調律の回復のために，ただちにAEDや直流除細動器によって（　　　　　）が必要である．

177 （　　　　　　　）を起こす危険性がある心房細動の三大病因は，加齢，（　　　　）などの心臓病，飲酒である．心電図ではP波を認めず，細動波と（　　　　　　　）がみられる．

178 内臓痛は胃や腸などの管腔臓器の（　　　　），急激な拡張，平滑筋の過度の（　　　）によって生じる．

必修問題

人体の構造と機能

疾病の成り立ちと回復の促進

健康支援と社会保障制度

基礎看護学

成人看護学

老年看護学

小児看護学

母性看護学

精神看護学

在宅看護論／地域・在宅看護論

看護の統合と実践

□ (179) 虫垂炎の圧痛点は，（　　　　　）の（　　　　　　　　　　　　），キュンメル点，モンロー点である．

□ (180) 空腹時の腹痛を特徴とするのは（　　　　　　）で，右季肋部の疝痛発作では（　　　　）を疑う．

□ (181) 胃潰瘍では，心窩部や（　　）部に放散痛がみられる．胆石症では，（　　）肩や（　　）上肢に放散痛がみられる．

□ (182) 下痢が続くと（　　　　）と低カリウム血症などの電解質異常が生じ，アルカリ性の腸液の喪失によって代謝性（　　　　　　）になりやすい．代謝性（　　　　）ではクスマウル呼吸がみられる．

□ (183) 便秘は，大腸がんなどによって大腸の狭窄が起こることによる（　　　　）便秘と，弛緩性便秘や直腸性便秘，けいれん性便秘などの（　　　　）便秘に分けられる．

□ (184) 弛緩性便秘は腸蠕動運動の低下で生じるため，予防には（　　　　　　），食物繊維が多い食品，十分な水分摂取が必要である．

□ (185) 排便を我慢したり下剤を乱用したりすると排便反射が起こりにくく（　　　）性便秘となるため，食物繊維が多い食事，十分な水分摂取と定時の排便で予防する．

□ (186) 貧血で低下がみられる血色素（　　　　　　）濃度の基準値は，男性（　　）〜18 g/dL，女性（　　　）〜16 g/dLである．

□ (187) 悪性貧血は（　　　　　　　）の欠乏で生じるため，治療には（　　　　　　）を（　　　　）投与する．

主要な疾患による健康障害

□ (188) 脳血管疾患や虚血性心疾患のリスクが高いメタボリックシンドロームの診断基準の必須条件は（　　　　　　　）であり，（　　　　）測定で男性（　　　）cm以上，女性（　　　）cm異常が基準となる．

□ (189) 脂質異常症では，（　　　　　　）の働きが低下して，マクロファージが（　　　　　）となって動脈硬化が生じ，動脈内腔の狭窄，高血圧，（　　　　）などが生じる．

190 糖尿病の診断指標で血糖コントロールの状態が反映されるのは（　　　　　　　　　）である.

191 2型糖尿病などの食事療法におけるエネルギー摂取量を算出するには，{身長 (m)}^{2}×BMI（　　　　）で求められる（　　　　　　　）が必要である.

192 糖尿病の発症時の症状は体重減少と（　　　　）・（　　　　）・（　　　　）である. 糖尿病の三大合併症は，慢性合併症の糖尿病（　　　　　），糖尿病（　　　），糖尿病（　　　　）である.

193 がん対策基本法の基本施策は（　　　　　　　　　　　　），がん医療の均てん化，がん研究の推進である. 平成28年改正で学校及び社会でがん教育を推進することが追加された.

194 成人T細胞型白血病は（　　　　　）（[　　　　　　　　]）が原因で，主な感染経路は（　　　）である.

195 食中毒は，（　　　　　）と（　　　　　　　　）による患者数が多い. ノロウイルスの感染は（　　）～（　　）月に多く，感染源となりやすり食材は（　　　）である.

196 ピロリ菌（ヘリコバクター）は井戸水などの媒介物によって（　　　　）感染し，胃潰瘍や MALT リンパ腫などの癌の原因となる.

197 B型・C型・D型肝炎は（　　　）感染，A型・E型肝炎は（　　　）感染する. A型，B型，E型は劇症肝炎を起こしやすく，B型，C型は慢性化する.

198 インフルエンザやマイコプラズマの感染経路は主に（　　　）感染と（　　　）感染である. 結核，麻疹，水痘の感染経路は（　　　）感染と（　　　）感染である.

199 感染症法で（　　）類感染症に分類される結核は，潜伏期間が長く，過去の感染の再活性化による再燃がみられ，（　　　　　　）として注目されている.

200 がん，AIDS（エイズ），抗がん薬の使用などにより免疫機能が低下すると日和見感染が生じ，（　　　　　　）や（　　　　　　）の感染や（　　　　　　）がみられる.

人体と構造の機能
疾病の成り立ちと回復の促進
健康支援と社会保障制度
基礎看護学
成人看護学
老年看護学
小児看護学
母性看護学
精神看護学
在宅看護論／地域・在宅看護論
看護の統合と実践

□ 201 麻疹ウイルスによる麻疹は口腔内に（　　　　　　　　　）斑，水痘帯状疱疹ウイルスによる水痘は（　　　　）に水疱へと移行する紅斑，アデノウィルスによる手足口病では手足や口腔内に（　　　　　　　）がみられる．

□ 202 水痘帯状疱疹ウイルスは，皮膚の帯状の紅斑と小水疱，神経痛様疼痛がみられる（　　　　　　　　）や顔面神経麻痺が生じるラムゼイ・ハント症候群を起こす．

□ 203 うつ病の三大妄想は，自分を責める（　　　　　　），（　　　　　　），（　　　　　　）である．躁状態では誇大妄想，認知症では物盗られ妄想がみられる．被害妄想は，統合失調症やうつ病のほか，認知症でもみられる．

□ 204 災害など，生命の危険を感じるような外傷体験から心理的ストレスを受けた直後には，身体反応が現れやすく，1〜3か月後には（　　　　　　　　　）が生じやすい．

□ 205 先天性心疾患で最も多いのは（　　　　　　　　　）で，最もチアノーゼを起こしやすいのは（　　　　　　　）である．

□ 206 常染色体異常には（　　　　　　　　　　　　）や（　　　　　　　　）がある．性染色体異常には（　　　　　　　　　　）や（　　　　　　　　）がある．

□ 207 男性に多くみられる伴性劣性遺伝には（　　　　　）や（　　　　　　　　）がある．

□ 208 一度獲得した知的機能の衰退した（　　　　　）では，中核症状として記憶障害や見当識障害がみられる．

□ 209 高齢者の転倒による骨折で寝たきりの原因になりやすいのは（　　　　　　　　）である．

基本的な臨床検査値の評価

□ 210 原発性肝癌の腫瘍マーカーは（　　　　　　　　　　　　）や（　　　　　　　）である．扁平上皮癌の腫瘍マーカーは（　　　　　）である．

□ 211 大腸癌，膵癌，胆管癌，肺の腺癌など腺癌の腫瘍マーカーは（　　　　　　　）である．膵癌の腫瘍マーカーには（　　　　　　　　　）もある．

必修問題

人体の構造と機能

疾病の成り立ちと回復の促進

健康支援と社会保障制度

基礎看護学

成人看護学

老年看護学

小児看護学

母性看護学

精神看護学

在宅看護論／地域・在宅看護論

看護の統合と実践

212 前立腺癌の腫瘍マーカー（　　　　　　　　　　　　）は，前立腺肥大症でも上昇がみられる.

主な薬物の効果と副作用（有害事象）

213 アミノグリコシド（アミノ配糖体）系抗菌薬であるストレプトマイシン，カナマイシン，ゲンタマイシンの副作用には，（　　　　　）（第［　　　］脳神経障害，［　　　］）がある.

214 抗菌薬は耐性菌の出現が問題となる.MRSA（メチシリン耐性黄色ブドウ球菌）にはペニシリン系・セフェム系抗菌薬は無効であり，（　　　　　　）が有効である.

215 （　　　　　　　　　　）はマイコプラズマ肺炎，溶連菌感染症，クラミジア感染症に効果的な抗菌薬である.

216 抗ウイルス薬には，HIVに有効な抗レトロウイルス薬，ヘルペスウイルスに有効な（　　　　　　），サイトメガロウイルスに有効なガンシクロビルなどがある.

217 分裂が盛んな細胞に作用する抗癌薬に共通した副作用は，口内炎や嘔気・嘔吐などの（　　　　　），（　　　）抑制，（　　　）である.嘔気・嘔吐に対しては，治療前に制吐剤が投与される.

218 （　　　）に注意が必要な顆粒球減少がみられるのは，抗癌薬のほかに（　　　），（　　　　　　）などがある.

219 ジギタリス（ジゴキシン）の効果は（　　　　　），（　　　　　），（　　　　　）であるが，中毒症状を起こしやすいため，薬物血中濃度モニタリング（TDM）が必要である.

220 ジギタリス（ジゴキシン）中毒の症状は（　　　　　　　），（　　　），（　　　　　　）である.

221 狭心症発作のときに舌下投与される（　　　　　　　）の作用は（　　　　）のため，血圧低下に注意する.

222 ワルファリンは（　　　　　　）と拮抗するため,内服中は（　　　　　）を多く含む納豆・青汁・クロレラの摂取は禁止である.

223 抗血栓薬のワルファリン，ヘパリン，アスピリンの副作用は（　　　　　　）である．

224 副腎皮質ステロイド薬（プレドニゾロン）は，抗炎症作用があり，（　　　　　　　）として自己免疫疾患に用いられる．

225 副腎皮質ステロイド薬（プレドニゾロン）の副作用は（　　　　　），（　　　　），（　　　　　　），（　　　　　　　）などのクッシング症候群や，（　　　　），（　　　　　），気分の変動，女性の月経異常がみられる．

226 硫酸アトロピン，トロピカミド，ブチルスコポラミンなど，抗コリン作用薬は（　　　　）や前立腺肥大に禁忌である．

227 （　　　　　　　　　）などのキサンチン系気管支喘息治療薬は，興奮や動悸などの中毒症状が生じやすいため，血中濃度モニタリング（TDM）が必要である．

228 モルヒネやリン酸コデインなど麻薬性オピオイドの副作用は腸蠕動の抑制による（　　　），（　　　　　），（　　　　　）である．

229 NSAIDsの代表薬であるアスピリンには解熱・（　　　）・（　　　　）作用のほかに，血小板凝集阻害作用がある．

230 乏尿は，1日の尿量が（　　　　）mL以下，無尿は1日の尿量が（　　　　）mL以下である．無尿時の補液には（　　　　　　　）を加えてはいけない．

薬物の管理

231 医薬品の保存においては，（　　）温は15〜25℃，（　　）温は1〜30℃，冷所保存は15℃以下である．

232 病棟では，麻薬，向精神薬，毒薬は（　　　　　　　　）に保管するが，麻薬と毒薬は一緒に保管してはいけない．

233 （　　　）薬は，鍵をかける必要はないが，ほかのものと区別して貯蔵または陳列しなければならない．

234 毒薬は（　　　）地白枠，白文字で「毒」の字と品名を表示し，劇薬は白地（　　　）枠，（　　　）文字で「劇」の字と品名を表示するなどの毒薬や劇薬の取り扱いは，医薬品医療機器等法に定められている．

235 使用して残った麻薬は，病棟で廃棄せずに（　　　　　）（医師，歯科医師，薬剤師，獣医師）に返却する等，麻薬と向精神薬の取り扱いは，麻薬及び向精神薬取り扱い法に定められている．

コミュニケーション

236 コミュニケーションの基本はカウンセリングの基本的態度でもある（　　　）・（　　　）・（　　　）・非審判的態度で，患者と視線の高さを合わせるとよい．

237 患者とのコミュニケーションでは（　　　）感情の表出を受けとめ，非言語的表現（ノンバーバルサイン）も重視する．

238 「はい」「いいえ」で答えられる質問は（　　　）質問（Closed question）で（　　　）（運動性）失語のある場合などに適している．自由に答えられる質問は（　　　）質問（Open-ended question）である．

239 構音障害のある成人患者とのコミュニケーションでは，ゆっくり話してもらう，（　　　）質問（Closed question）を用いるなどの配慮を行う．話し言葉だけでは困難な場合は（　　　）を提案する．

看護過程

240 患者が自分の言葉で表現したものはすべて（　　　）的情報であり，検査データや看護師の観察による情報などは（　　　）的情報である．

241 クリティカル・シンキングは，（　　　）的かつ（　　　）的アプローチを可能にする思考過程であり，科学的根拠（エビデンス）に基づいた実践（[　　　]）や看護研究に必要である．

242 問題志向型叙述記録（POS）は（　　　）形式で記録され，（　　　　　）は患者の問題に焦点を当ててDAR形式で記録される．バイタルサインの測定記録に使用されるのは（　　　　　）である．

243 （　　　　　　　　）は，医療の標準化を目的として，疾患別に標準的な治療，検査，看護ケア，タイムスケジュールを一覧表にしたもので，標準からの逸脱を（　　　　　）という．

244 看護記録の保存期間は（　　）年間と（　　　　）法に規定されている．

フィジカルアセスメント

245 体温測定で最も深部体温に近いのは（　　　　　）であり，脈拍測定には（　　　）動脈が最も多く用いられる．

246 呼吸音の聴診において，（　　　　）では，呼気の延長と高調性連続性副雑音（笛声音）が聴取される．粗い断続性副雑音が聴取されたら気道での（　　　　　　）を疑う．

247 成人の正常血圧は収縮期血圧120mmHg未満，拡張期血圧80mmHg未満であり，収縮期血圧（　　　）mmHg以上または拡張期血圧（　　　）mmHg以上は高血圧である．

食事

248 食事介助では，嚥下時に頸部を軽く（　　　）し，食後は30分から1時間程度上体を高くする．

249 誤嚥を防ぐためには，粘稠度の低い（パサパサ・ポロポロした）食品や液体は避け，どろどろした（　　　　）状がよいため，水様のものには（　　）をつける．

250 誤嚥予防には小さいスプーンを用いて一口量を少なくし，口腔内に（　　）に入れ，引き抜くときは，水平か（　　　　　　）に引き抜く．

排泄

251 男性の導尿の場合はカテーテルを腹壁から80〜90°の角度で（　　　）cm挿入し，女性の導尿の場合はカテーテルを（　　　　　）cm挿入する．

□ (252) 導尿では（　　　　）手袋を使用し，膀胱留置カテーテルでは尿が流出してから数cm挿入してバルーンを膨らませる．

□ (253) 浣腸では，（　　　　　　　　）手袋を使用し，（　　　　）位にして，カテーテルを（　　　　）cm挿入する．

□ (254) 浣腸を（　　）位で行うと，腸穿孔の危険性があり，浣腸液を（　　　）℃以上にすると粘膜損傷のおそれがある．

□ (255) ADL障害や脳血管性認知症では（　　　　　）尿失禁がみられやすく，前立腺肥大症では（　　　　）尿失禁がみられやすい．

□ (256) 努責やくしゃみでみられやすい（　　　　）尿失禁には，骨盤底筋訓練が効果的で，尿意を感じたら早めにトイレに行くことを促すとよい．

□ (257) 過活動膀胱では強い尿意があり尿漏れが起こる（　　　　）尿失禁がみられる．脊髄損傷では神経因性膀胱となり，尿意を感じない（　　　　）尿失禁や高圧蓄尿がみられる．

活動と休息

□ (258) 心臓や肺への血液還流量を減らし，安静時呼吸を安楽にする体位は（　　　　）である．

□ (259) ベッドから車椅子への移乗では，車椅子をベッドの患側の（　　　　）側に置き，看護師は（　　　　）側のつま先を車椅子に向け，反対側の足を患者の間に置き，患者に寄りかかってもらうように上半身を抱きかかえる．

□ (260) 車椅子による移送では，移乗する前はブレーキを確認し，（　　　　　　　　）を上げ，段差は前輪を上げて乗り越える．エレベーターには後ろ向きに乗り込む．

□ (261) 立位での作業時，足を（　　　　）に広げ，基底面積を広くとり，膝を曲げて重心は（　　）い位置にし，（　　　　　　　）にならないように注意する．

□ (262) 体位変換を行うときは対象を小さくまとめ，援助者と対象の（　　　　）を近づけると同時にベッドとの摩擦を少なくする．

清潔

263 療養中の入浴の湯温は (　　　　　　　　)℃，洗髪時のかけ湯の温度は (
　　　　)℃，足浴の湯温は患者の好みで (　　　　　　　　)℃である.

264 全身清拭の場合の湯温は (　　　　)℃のお湯を用意し，患者の皮膚に触れ
るタオルの温度は (　　　　)~(　　　　)℃になるようにする. 陰部洗浄の
場合の湯温は (　　　　)℃である.

265 意識障害のある患者，経口摂取していない患者，歯肉出血のある患者にも
口腔ケアを行うのは，う歯や辺縁性歯周病の予防のほかに，(
　　　　) の予防が目的である.

266 足爪は，足趾の先端に合わせてまっすぐに切る (　　　　　　　) カットにし
て，角はやすりなどで整えたスクエアオフにする.

267 寝衣交換は (　　　) 側から脱がせて (　　　) 側から着せるため，右片麻痺の
場合は (　　　) 側から脱がせ，(　　　) 側から着せる.

療養環境

268 温罨法では血管が弛緩して (　　　　　　) 神経が優位になるため，リラック
ス効果や疼痛緩和が期待できるが，出血促進や炎症悪化の恐れがある.

269 ゴム製湯たんぽに入れる湯温は (　　　　)℃，プラスチック製湯たんぽに
入れる湯温は (　　　)℃である.

医療安全対策

270 入院患者の本人確認は (　　　　　　　　) の確認が最も確実であり，新生
児には標識を2~3個装着する.

271 誤認手術防止のために，「執刀直前に」「チーム全員で」「いったん手を止め
て」「チェックリストにしたがって」「患者・部位・手技などを確認する」こ
とを (　　　　　　　) という.

272 ヒューマンエラーを防ぐには，操作を誤りにくい医療機器の導入と，
(　　　　) 課題を減らすこと，過労にならない業務体制が必要である.

感染防止対策

☐ (273) 飛沫感染予防には(　　　　　　　　)マスクとフェイスシールド，空気感染予防には(　　　　)マスクが必要である.

☐ (274) 個人防護具(PPE)の着脱では一番最後に(　　　)を装着し，一番最初に(　　　)を外す.個人防護具を外した後は，必ず(　　　　　　)を実施する.

☐ (275) オートクレーブは(　　　　　)滅菌で(　　　　)℃で20分間，ガス滅菌はエチレンオキサイドガスを用いて(　　　)～(　　　)℃で滅菌される.

☐ (276) スタンダードプリコーションでは粘膜や血液，消化液，排泄物は感染源として(　　　)，汗や傷のない皮膚は感染源として(　　　　).

☐ (277) 感染性廃棄物を廃棄する容器の(　　　　　　　　)の色は血液や体液などは(　　　)，注射針など鋭利なものは(　　)，血液や汚染物が付着した固形物は(　　)(オレンジ)である.

栄養法

☐ (278) 経鼻経管栄養の場合，カテーテルの先端が胃の中に入っていることを確認するには，注射器で(　　　　　　)するか，空気を注入して聴診する.

☐ (279) 経管栄養では栄養剤が冷たいと下痢を起こしやすいため，(　　　)で保管し，注入は(　　　　　)位(半坐位)にして行う.

薬物療法

☐ (280) 薬物の効果発現が最も速い与薬方法は(　　　　　)で，効果発現が最も遅い与薬方法は(　　　　　　)である.

☐ (281) インスリン注射などで用いられる(　　　)注射は，皮下脂肪が5mm以上の部位を選択し，皮膚をつまみあげて注射する.注射部位は毎回変える.

☐ (282) (　　　)注射では(　　　　)や(　　　　　)が用いられ，注射針を皮膚に対して45～90°の角度で刺入する.

人体の構造と機能

疾病の成り立ちと回復の促進

健康支援と社会保障制度

基礎看護学

成人看護学

老年看護学

小児看護学

母性看護学

精神看護学

在宅看護論・地域在宅看護論 在宅看護論

看護の統合と実践

輸液・輸血管理

□ ⑱ 輸液ポンプには1時間当たりの（　　　　）（1時間当たりの注入量）と投与総量（[　　　　　]）が設定・表示される．

採血

□ ㉘ 採血に最も適した血管は（　　　　　　）である．採血や静脈内注射を行うときに使用する針は（　　　　）Gで，10〜30°の角度で刺入する．

□ ㉘ 採血をする場合，駆血帯は刺入部位の（　　　　）cm（　　　）側に巻き，真空採血管を先に外してから針を抜く（　　　）に外し，リキャップはしない．刺入部位は（　　　）分以上圧迫止血する．

呼吸管理

□ ㉘ 酸素吸入時には（　　　　　　）や（　　　）の使用などの（　　　　　　）であるため，電磁調理器具がすすめられる．

□ ㉘ 気管内吸引は（　　　）手袋を使用し，鼻腔内吸引はディスポーザブル手袋を使用する．（　　　　　　）を予防するため，吸引前にバッグバルブマスク（アンビューバッグ）などで十分換気して，吸引時間は1回（　　　　）秒以内とする．

□ ㉘ 気管内吸引の吸引チューブは，挿入時には圧をかけずに挿入し，吸引圧は（　　　　）kPa（（　　　　　）mmHg）を超えないようにして吸引する．

救命救急処置

□ ㉘ てんかんなどの全身性のけいれん発作時や意識障害のある場合には（　　　）を優先し，呼吸が正常な場合は回復体位にする．

□ ㉙ 倒れている人を見つけた場合，（　　　　　　）の確認のために大きな声で呼びかけ，周囲にも助けを求め，呼吸停止を確認したら，医療従事者はただちに（　　　　　）を行い，続いて成人では（　　　）cmの深さで（　　　　）を行う．

必修問題

人体の構造と機能

疾病の成り立ちと回復の促進

健康支援と社会保障制度

基礎看護学

成人看護学

老年看護学

小児看護学

母性看護学

精神看護学

在宅看護論／地域・在宅看護論

看護の統合と実践

□ (291) 救命救急時の意識レベル判定では，肩を軽くたたきながら大声で呼びかけて反応が認められない場合は「反応なし」とみなす．乳児の場合は，（　　　　）を叩きながら反応を確認する．

□ (292) 一次救命処置では胸骨中央部を（　　　　　　　）回/分で圧迫し，圧迫（　　　　）回ごとに（　　　）回人工呼吸を行う．小児の場合，救助者が2名いる場合は圧迫（　　　）回ごとに（　　　）回人工呼吸を行う．

□ (293) トリアージの目的は負傷者の（　　　　　　　　　）の決定で，トリアージタッグは原則（　　　　　）に装着する．

□ (294) 受傷していても歩ける傷病者に装着するトリアージタッグの色は（　　　）である．開放骨折やフレイルチェスト（胸壁動揺）があるときのトリアージタッグの色は（　　　），待機的治療群は（　　　），蘇生する見込みのない傷病者（死亡群）は（　　　）である．

皮膚・創傷の管理

□ (295) 包帯は目的や部位によって使い分け，（　　　　）から（　　　　）に向かって巻き，巻き始めと巻き終わりは（　　　）帯とする．

□ (296) 皮膚の湿潤や摩擦とずれなどの6項目から褥瘡発生の危険性を評価するのは（　　　　　　　　），深達度を表す評価スケールは（　　　　　　　）や（　　　　　　　　　）である．

□ (297) NPUAP（米国褥瘡諮問委員会）による分類では，発赤がみられたら褥瘡のステージ（　　），水疱やびらんがみられたら褥瘡のステージ（　　），皮下組織に達しているのは褥瘡のステージ（　　），褥瘡のステージ（　　）は腱・筋・骨の露出がある．

□ (298) 仰臥位では仙骨部，（　　　　　），（　　　　　），側臥位では（　　　　　　）や（　　　　　），（　　　　　）などに褥瘡が生じやすいため，褥瘡予防の臥位は（　　　）°側臥位が適している．

□ (299) 仰臥位での褥瘡の最好発部位は（　　　　　）で，予防には（　　　　　）ごとの体位変換や体圧分散寝具による除圧が必要である．

□ (300) 褥瘡の洗浄液には（　　　　　　　）（[　　　]%塩化ナトリウム溶液）か（　　　　　）を使用し，消毒薬は使用しない．

細胞の構造

□ (301) 細胞小器官のミトコンドリアは母親由来のDNAをもち,（　　　）を合成するために酸素を取り込み二酸化炭素を放出して,（　　）呼吸に関与する.

遺伝子と遺伝情報

□ (302) 核内にのみ存在するDNA は（　　　　）構造であり，3つの塩基の組み合わせ（コドン）で（　　　　）を決定（コード）する.RNAは単鎖（一本鎖）構造で，核内で合成されて核外に出てDNAのもつ遺伝情報の発現にかかわる.

□ (303) DNAのもつ（　　　　）が核内でm-RNAに写し取られることを（　　）といい，転写された情報をもとにt-RNAがアミノ酸を運び，リボソームで蛋白質が合成される過程を（　　　）という.

組織

□ (304) 食道と肛門管の粘膜は（　　　　）上皮であり，胃，小腸，大腸の粘膜は（　　　　）上皮，腎盂・尿管・膀胱の粘膜は（　　　）上皮，気道の粘膜は多列（　　　）円柱上皮である.

□ (305) （　　　）細胞,（　　　　）細胞,眼の（　　　）は再生しにくく,骨格筋,平滑筋は再生能力が低いが,（　　　　　）（膠原線維）やエラスチン（弾性線維）などで構成される結合組織,血液細胞,表皮,粘膜上皮,神経膠細胞は再生能力が高い.

□ (306) 肺を包む（　　）膜,心臓を包む（　　）膜,肝臓や胃・腸を包む（　　　）膜は,漿膜でできている. 漿膜は単層扁平上皮と結合組織層からなる半透明の膜で,（　　　）を分泌する.

生体リズム

□ (307) 成人の睡眠では，ノンレム睡眠－レム睡眠の約（　　　）分のサイクルが（　　　）~（　　　）回繰り返され，レム睡眠では脳波は覚醒時と同じで（　　　）も変動がみられる．筋弛緩を伴うレム睡眠は加齢とともに減少する．

内部環境の恒常性維持機構

□ (308) 変化した状態から元の状態に戻ってホメオスタシスを維持しようと働くのは，（　　　）のフィードバック（[　　　　　　　　　　　　　]）である．分娩の進行過程や性周期など変化した状態からさらに変化に向かうのは，（　　　）のフィードバック（[　　　　　　　　　　　　　]）である．

□ (309) 視床下部を刺激して食欲を促進する状態は，①血糖（　　　），②血中遊離脂肪酸の（　　　），③脂肪細胞からの（　　　）の分泌減少，④（　　　）環境，⑤グレリンの分泌増加，⑥セロトニンの分泌不足，⑦プロゲステロンの分泌増加などである．

□ (310) 高血糖や高ナトリウム血症などの（　　　）浸透圧の血液に（　　　）の浸透圧受容器が反応し，バソプレシン（抗利尿ホルモン：ADH）の分泌が促進され，口渇，尿量減少の反応が生じる．

神経細胞と神経組織

□ (311) シュワン細胞で形成される（　　　）をもつ有髄神経は活動電位の伝達速度（神経の刺激伝達）が速いため，（　　　）が障害される脱髄性疾患では神経の刺激伝達に障害を生じる．

中枢神経系の構造と機能

□ (312) 大脳皮質の前頭葉には（　　　）中枢と運動性（　　　）中枢（ブローカ中枢），前頭連合野が存在し，頭頂葉には体性（　　　）中枢が存在する．

□ (313) 大脳皮質前頭葉の（　　　）は，行動の高次制御，作業や動作に必要な情報を一時的に記憶・処理する（　　　），論理的思考など，統合的な機能を発揮し，統合中枢ともよばれる．

必修問題

人体の構造と機能

疾病の成り立ちと回復の促進

健康支援と社会保障制度

基礎看護学

成人看護学

老年看護学

小児看護学

母性看護学

精神看護学

在宅看護論／地域・在宅看護論

看護の統合と実践

□ (314) 脳幹は, (　　　)脳, (　　　), 延髄で, 延髄の下に(　　　)が連なる. 脳幹の橋には呼吸のリズム調節の中枢が存在し, 延髄には呼吸・循環, (　　　　　　　)の中枢が存在する. 延髄の運動神経系の障害を(　　)麻痺という.

□ (315) 側頭葉には(　　　)覚中枢, 後頭葉には(　　　)覚中枢がある. 小脳は (　　　)の調節, (　　　), (　　　)の保持にかかわる.

□ (316) 脳幹の中脳には(　　　)反射, 輻輳反射, 睫毛反射, 角膜反射, 姿勢反射などの中枢があり, 脳幹網様体には(　　　)の中枢がある.

末梢神経系の構造と機能

□ (317) 第Ⅶ脳神経の(　　　)神経は閉眼などの(　　　)筋の支配のほかに, 第Ⅸ脳神経の(　　　)神経とともに味覚にかかわる. 第Ⅴ脳神経の(　　　)神経は, 顔面の知覚と咀嚼筋を支配する.

□ (318) 呼吸筋である横隔膜を支配する横隔神経は(　　　)髄より起始し, 肋間筋を支配する肋間神経は(　　　)髄から起始する. 声帯を支配する(　　　)神経は, 第Ⅹ脳神経の(　　　)神経から分岐する.

□ (319) 橈骨神経は手関節の(　　　), 手背の母指側と母指中指の(　　　)側の感覚を支配する. 正中神経は手指の屈曲, 母指から環指母指側1/2までの (　　　)側の感覚を支配する. 尺骨神経は, 手指の屈曲, 小指と環指小指側1/2の掌背側の感覚を支配刷る.

□ (320) 交感神経は(　　　)神経と(　　　)神経の枝からなる. 副交感神経は(　　　)神経のうちの動眼神経, 顔面神経, 舌咽神経, (　　　)神経の4つと, (　　　)神経の枝からなる.

□ (321) 交感神経の末端からは(　　　　　　　)が放出され, 運動神経, 交感神経の節前線維, 副交感神経の末端からは(　　　　　　　)が放出される.

□ (322) 消化管や気道内の分泌や消化管の蠕動は(　　　)神経の興奮で亢進し, (　　　)神経の興奮で抑制される.

骨と骨格

☐ **323** 各関節の基本肢位は（　　）°であり，良肢位は関節可動域のほぼ中間位であるが，足関節の良肢位は（　　）°である．肩関節の良肢位は外転10～30°，肘関節の良肢位は屈曲（　　）°，膝関節の良肢位は屈曲10～30°である．

☐ **324** 骨の伸長は（　　　　　）で行われ，睡眠中に分泌が増加する（　　　）ホルモンによって促進される．

骨格筋の構造と機能

☐ **325** 骨格筋の収縮は，筋小胞体から（　　　　　）（[　　　　　　　　　]）が放出され，細い（　　　）フィラメントが太い（　　　）フィラメント上を滑走して生じる．

☐ **326** 上腕の外転にかかわるのは（　　　）筋であり，内転にかかわるのは（　　　）筋と広背筋である．肘関節の屈曲は（　　　）筋と（　　　）筋がかかわり，伸展には上腕三頭筋がかかわる．

☐ **327** 膝関節の屈曲にかかわるのは（　　　　）筋であり，伸展にかかわるのは（　　　　）筋である．股関節の屈曲にかかわるのは（　　　）筋であり，伸展にかかわるのは（　　　）筋である．

☐ **328** 足関節の背屈にかかわるのは（　　　）神経が支配する（　　　）筋である．前脛骨筋の筋力低下ではつまずきやすくなる．（　　　）神経麻痺では下垂足や鶏歩がみられ，拘縮すると尖足になる．

☐ **329** 骨盤底筋群の外尿道括約筋・外肛門括約筋は（　　　）筋で，運動神経である（　　　）神経支配であり，随意的にコントロールされる．

視覚

☐ **330** 眼の構造で光の屈曲にかかわるのは（　　　）と（　　　）であり，水晶体は（　　　）筋によって厚さを変え，遠近調節にかかわる．入光量は（　　　）によって瞳孔の大きさを変えて調節する．

必修問題

人体の構造と機能

疾病の成り立ちと回復の促進

健康支援と社会保障制度

基礎看護学

成人看護学

老年看護学

小児看護学

母性看護学

精神看護学

在宅看護論／地域・在宅看護論

看護の統合と実践

□ (331) 特殊感覚である視覚には明暗順応があり，同じく特殊感覚である嗅覚，味覚，触覚も同じ刺激が続くと順応して感度が（　　　　）するが，（　　　　）覚は順応しにくい．

聴覚

□ (332) 聴覚器である鼓膜や中耳の耳小骨は（　　　　）音にかかわり，内耳の蝸牛は（　　　　）音にかかわる．平衡覚器の半規管は（　　　　　　），前庭は（　　　　）を感知する．内耳の膜迷路を満たす内リンパ液が聴覚・平衡覚にかかわる．

心臓の構造と機能

□ (333) （　　　　）筋からなる心筋には特殊心筋と固有心筋があり，筋層は右心室より左心室が3倍厚く，収縮力も強い．心臓の拍動は固有心筋が単収縮することで生じる．

□ (334) 心臓の自動的収縮は，（　　　　　　）から始まり，房室結節，ヒス束，右脚・左脚，プルキンエ線維からなる（　　　　　　）を形成する特殊心筋の興奮が心室の固有心筋に伝わることで生じる．

血管系の構造と機能

□ (335) （　　　　）には平滑筋が少なく，弾性にも乏しいため，逆流を防ぐ（　　　　）があり，周囲の筋が収縮して筋ポンプとして働き，血液を送り出す．

□ (336) 血管壁は，内皮細胞からなる（　　　）膜，平滑筋からなる（　　　）膜，結合組織からなる（　　　）膜の3層構造となっている．動脈は中膜が最も厚く弾性がある．

□ (337) 肺動脈，臍動脈，門脈には酸素飽和度の低い（　　　　）血が流れ，肺静脈，臍静脈には酸素飽和度の高い（　　　　）血が流れる．

□ (338) 心臓を栄養する冠状動脈は，（　　　　）動脈の起始部から左右に1本ずつ，右冠状動脈と左冠状動脈が分岐する．左冠状動脈は（　　　　　　）と左回旋枝に分かれる．

□ (339) 心臓の冠動脈，脳動脈が好発するウイリス動脈輪より末梢の脳動脈は，（　　　　）をもたない終動脈であるため，梗塞が起こりやすい．

リンパ系の構造と機能

☐ **340** 消化管からのリンパは，小腸で吸収された脂肪を含み，腸リンパ本管に集められてから乳糜槽と（　　　　）を通って（　　　　）静脈角に注ぐ．

血液の成分と機能

☐ **341** 鉄を含み代謝されてビリルビンになるヘム蛋白をもち，酸素の運搬にかかわる赤血球の基準値は，成人女性で（　　　　）～（　　　　）万/μL，成人男性で（　　　　）～（　　　　）万/μLである．

骨髄と造血

☐ **342** 新生児期には，全ての骨髄は各血液細胞に分化する（　　　　　）をつくる赤色骨髄である．思春期以後の四肢の骨は（　　　　）組織が入り込み，黄色骨髄となる．

止血機構

☐ **343** 血小板は血管内皮が傷つくと（　　　　）して一次止血を起こして血液凝固にかかわる．基準値は，（　　　　）万～37万/μLである．

☐ **344** プラスミノーゲンが活性化されたプラスミンによって，生体内で生じた血栓のフィブリンが溶解されることを（　　　　）という．

☐ **345** 血液凝固のほか，神経の刺激伝達や，筋肉の収縮に関与するイオンは（　　　　）（[　　　　　　　　]）である．

血液型

☐ **346** ABO式血液型は，赤血球表面の糖鎖抗原であるA抗原とB抗原の有無で判定する．A型には（　　）抗原があり，血清には抗（　　）抗体がある．

☐ **347** Rh式血液型はRh抗原（[　　]抗原）の有無で分けたもので日本人では95％がRh（＋），5％がRh（－）である．Rh型との血液型不適合妊娠は，母親がRh（－）で父親がRh（＋）の場合の第（　　）子以後の妊娠から生じる．

必修問題

人体の構造と機能

疾病の成り立ちと回復の促進

健康支援と社会保障制度

基礎看護学

成人看護学

老年看護学

小児看護学

母性看護学

精神看護学

在宅看護論／地域・在宅看護論

看護の統合と実践

体液の調節

☐ (348) 体液の正常pHは(　　　　)～(　　　　)([　　　　　　　])で,
(　　　　　　　　)性である.

☐ (349) 腎臓は尿中に(　　　　)([　　　　　　　])を排泄することで酸塩基平衡の
調節(腎性調節)を行っている.

非特異的生体防御機構

☐ (350) 皮膚の表面は皮脂の分泌などによってpHは(　　　　　)に保たれ, 生体防
御に役立っている.

☐ (351) 鼻腔や口腔の粘膜は重層(　　　　)上皮で, 表面では(　　　　　　)など
を含む殺菌作用のある粘液が分泌されている.

☐ (352) 皮膚や粘膜のバリアを破って侵入した異物に対しては, NK(ナチュラル
キラー細胞)が攻撃し, (　　　　　)([　　　　　], [　　　　])が
貪食を行う.

☐ (353) 白血球は免疫機能に関与する. 白血球数の基準値は3,100～8,400/μL
で, 最も多く約半数を占めるのは(　　　　　)であり, 貪食作用がある.

特異的生体防御反応(免疫系)

☐ (354) 免疫担当細胞は(　　　　　)と(　　　　　　　　)などで, (　　　　
)や樹状細胞には貪食作用があり, ヘルパーT細胞に対し, (　　　　
)を行う.

☐ (355) B細胞が分化した(　　　)細胞によって抗体が産生される免疫は(　　　　)
免疫であり, 細胞傷害性T(キラーT)細胞やマクロファージが抗原を直接
攻撃するのが, (　　　　)免疫である.

☐ (356) (　　　　)が抗原と結合することや抗原抗体複合体によって活性化されて
マクロファージの食作用を高めることをオプソニン効果という.

必修問題

人体の構造と機能

疾病の成り立ちと回復の促進

健康支援と社会保障制度

基礎看護学

成人看護学

老年看護学

小児看護学

母性看護学

精神看護学

在宅看護論 地域・在宅看護論

看護の統合と実践

□ 357 免疫能低下による細胞性免疫不全では，（　　　　）や（　　　　）が起こりやすい．

気道の構造と機能

□ 358 右気管支は左気管支よりも，（　）く，（　）く，分岐角度が（　）いため，誤嚥時に異物が入りやすい．

□ 359 気道内圧は吸気時には（　）圧で呼気時には（　）圧であるが，胸腔内圧は常に（　）圧である．

縦隔

□ 360 右肺と左肺の間の（　　　　）には，心臓，気管，食道，大静脈，大動脈，迷走神経などが存在する．

呼吸

□ 361 安静時の呼吸にかかわる呼吸筋は（　）肋間筋と（　　　　）で，これらの収縮で（　）気が生じ，弛緩するときに（　）気が生じる．努力呼吸の吸気時には胸鎖乳突筋，呼気時には（　　）肋間筋や腹筋など補助呼吸筋を用いる．

□ 362 呼吸による成人の1回換気量は500mLで，呼気中に最も多いものは（　　　　）で，次いで（　　　　）が多い．

□ 363 肺胞で酸素と二酸化炭素を交換することを（　　）呼吸という．細胞と細胞間質で酸素と二酸化炭素を交換することを（　　）呼吸という．

□ 364 肺活量に（　　　　）1,000～1,200mLを加えたものを全肺気量というが，スパイロメトリーでは（　　　　）は測定できない．

□ 365 呼吸の中枢化学受容器は（　　　　）にあり，（　　　　）の上昇と（　　　）の低下に反応する．

咀嚼・嚥下

□ (366) 口腔内で咀嚼され唾液を混入して形成された食塊を胃に運ぶ食道は漿膜に包まれておらず, 蠕動運動は2層の筋層間の (　　　　　) 神経叢に支配される. 粘膜は (　　　　　) で知覚神経が発達していない.

消化と吸収

□ (367) 胃底腺の (　　) 細胞から分泌されるペプシノーゲンは, 胃底腺の (　　) 細胞から分泌されるpH (　　)～(　　) の強酸性の胃酸の作用で蛋白質分解酵素ペプシンとなる.

□ (368) 胃酸の分泌を促進するホルモンは, 幽門腺のG細胞から分泌される (　　　　　) である. 胃酸を中和するために, 重炭酸イオン (HCO_3^-) を含む弱アルカリ性の粘液が膵臓から分泌されるのを促進するホルモンは, (　　　　　) である.

□ (369) コレシストキニンは, 十二指腸粘膜細胞から分泌され, (　　　　　) の収縮と膵臓からの (　　　　　) の分泌を促進する.

□ (370) 小腸粘膜上皮の絨毛から血液中に吸収される栄養素は, (　　　　　),　(　　　　　) などの単糖類と, (　　　　　) であり, 門脈を通って肝臓に送られる.

□ (371) 肝臓で合成される胆汁はヘモグロビンに由来する (　　　　　)([　　　　　]) とコレステロールの代謝物で脂肪を乳化させる (　　　　　) を含む.

物質代謝

□ (372) 同化反応は (　　　　　) や (　　　　) の合成など身体の成分を合成する反応で, (　　　　) 神経の興奮が優位のときに促進される.

□ (373) 異化反応は (　　　　) の合成や (　　　　　),　(　　　　) などで, ストレス状態や術後, 疾病の急性期など (　　　　) 神経の興奮が優位のときに促進される.

□ (374) (　　　　) は代謝を速める触媒として働く蛋白質で, 高温では失活する. ビタミンは (　　　　) として代謝にかかわる.

必修問題

人体の構造と機能

疾病の成り立ちと回復の促進

健康支援と社会保障制度

基礎看護学

成人看護学

老年看護学

小児看護学

母性看護学

精神看護学

在宅看護論/地域・在宅看護論

看護の統合と実践

☐ **375** 脂質を運搬するリポ蛋白で，食事由来のトリグリセリド（中性脂肪）を運搬するのは（　　　　　　　　　）である．（　　　　　　　）は組織にコレステロールを運搬し，動脈硬化を促進する．（　　　　　　　）は肝臓にコレステロールを運搬し，動脈硬化改善に働く．

☐ **376** ビタミンC，ビタミンB類，葉酸は（　　　）性ビタミンであり，ビタミンA，ビタミンD，ビタミンKは（　　　）性ビタミンである．

尿の生成

☐ **377** 腎臓の糸球体では（　　　）が行われ，（　　　）が生成されており，尿細管では再吸収や再分泌が行われ，老廃物の排泄や電解質・水分が調節されている．

☐ **378** 腎臓では，尿の生成や酸塩基平衡の腎性調節のほかに，ビタミンD活性化や（　　　）と（　　　　　　　　　）の分泌が行われている．

☐ **379** 腎動脈硬化や血管収縮，血圧低下などで腎血流が減少すると，レニンの分泌が促進されて（　　　）が（　　　）し，酸素の運搬量を増やそうとして（　　　　）の分化を促進するサイトカインとして働くエリスロポエチンの分泌も促進される．

体液量の調節

☐ **380** バソプレシン（抗利尿ホルモン）は，腎の（　　　　）に作用して水の（　　　）を促し，尿量を減少させ，アルドステロンは腎の（　　　　）に作用し，（　　　）の再吸収を促して血液を（　　　）浸透圧にする．

排尿

☐ **381** 膀胱は，恥骨結合の後ろにある囊状の器官で，粘膜，（　　　）層の筋層，外膜からなり，粘膜は（　　　　　　　　）である．膀胱底部の尿管開口部と内尿道口を囲む膀胱三角は膀胱炎や膀胱癌や好発し，過活動膀胱にも関与する．

☐ **382** 排尿と排便を促進する神経は（　　　　）性の（　　　）神経で，（　　　　）筋である内尿道括約筋・内肛門括約筋を（　　　）させ，膀胱壁の排尿筋の（　　　），直腸の蠕動を（　　　）する．

体温の調節

383 同化反応促進や運動に伴う筋収縮ではエネルギー源である（　　　　）が消費されて体温は（　　　　）する.

384 体温上昇で皮膚の血管は（　　　　）し，血流が（　　　　）するため皮膚は（　　　　）くなる.体温調節に関与する汗腺は（　　　　）腺で，発汗は不感蒸泄に含まれ（　　　　）.アポクリン腺は腋窩や外陰部に分布し，体温調節には関与しない.

385 外気温が体温より高い場合は，体表面からの熱放散だけでは（　　　　）が生じるおそれがあるため，（　　　　）による気化熱で体温を下げる.

386 外気温が体温より低い場合や体温のセットポイントが上昇した場合は（　　　　）が興奮して筋肉が収縮し，（　　　　）（[　　　　],ふるえ）が起こり，立毛筋も収縮する.

内分泌器官の構造とホルモンの機能

387 涙腺や乳腺，消化腺，前立腺などの腺細胞から分泌されたものが導管を通って外皮（皮膚，粘膜）上に放出されることを（　　　　）といい，甲状腺などからホルモンが血液中に放出されることを（　　　　）という.

388 下垂体前葉からは（　　　　　　　　），（　　　　　　　　），（　　　　　　　　）などの刺激ホルモンが分泌される.

389 成長ホルモンや乳腺での乳汁の産生を促すプロラクチンは（　　　　）から分泌される.下垂体後葉からは（　　　　）（[　　　　]）と，射乳や子宮収縮を促す（　　　　）が分泌される.

390 甲状腺から分泌される（　　　　　　）は（　　　　）を亢進させて体温上昇にかかわり，（　　　　　　）は骨形成を促進させて血中カルシウム濃度を（　　　　）させ，骨密度を（　　　　）させる.

391 副甲状腺（上皮小体）から分泌される（　　　　　　）は骨吸収を促進させて血中カルシウム濃度を（　　　　）させ，骨密度を（　　　　）させる.

必修問題

人体の構造と機能

疾病の成り立ちと回復の促進

健康支援と社会保障制度

基礎看護学

成人看護学

老年看護学

小児看護学

母性看護学

精神看護学

在宅看護論／地域・在宅看護論

看護の統合と実践

□ 392 膵臓から分泌されるホルモンは，肝グリコーゲンを分解して血糖を上昇させる（　　　　　），血糖値を下げる（　　　　　），（　　　　　）と（　　　　　）の分泌を抑制するソマトスタチンである．

□ 393 副腎皮質からは，ステロイドホルモンである（　　　　　），（　　　　　），（　　　　　）が分泌され，副腎髄質からはカテコールアミンである（　　　　　），（　　　　　）が分泌される．

□ 394 低血糖のときには視床下部から副腎皮質刺激ホルモン放出ホルモン（CRH）が放出され，下垂体前葉から（　　　　　）が放出される．

□ 395 血糖値の上昇に反応し，血糖の低下，グリコーゲンや体脂肪の合成の促進にかかわるホルモンは（　　　　　）である．

□ 396 副腎皮質から分泌される（　　　　　）は，アンギオテンシンⅡによって分泌が促進され，腎臓の集合管でナトリウムの（　　　　　）とカリウムの（　　　　　）を促す．

□ 397 血圧上昇にかかわるホルモンは，レニン，（　　　　　），（　　　　　），（　　　　　），（　　　　　）などであり，血圧を低下させるホルモンは（　　　　　），（　　　　　）である．

女性の生殖器系の構造と機能

□ 398 卵巣からは子宮内膜の増殖や骨密度の維持などにかかわる（　　　　　）と，基礎体温の上昇や妊娠の維持にかかわる（　　　　　）の2種類のホルモンが分泌される．

男性の生殖器系の構造と機能

□ 399 男性ホルモンのテストステロンを分泌するのは精巣の（　　　　　）細胞であり，（　　　　　），（　　　　　），（　　　　　）では精液がつくられる．

□ 400 精子は卵胞刺激ホルモン（FSH）の刺激を受けて精巣の（　　　　　）でつくられ，（　　　　　）で成熟し貯蔵され，精液とともに尿管を通って射出される．

疾病の要因

□ **401** 疾病の内因は遺伝や免疫など個人の持つ素因である．外因は外から身体に作用するもので，化学的要因である（　　　）や発癌物質，物理的要因である（　　　）や放射線，生物学的要因である（　　　　）のほか，ストレスなどがある．

□ **402** 喫煙とストレスは（　　　　）と（　　　　）を引き起こすため，糖尿病，脂質異常症，動脈硬化，血栓症が生じやすく，（　　　　　）のリスクが高いほか，免疫抑制が生じるために感染症の発症や発癌のリスクも高い．

細胞の障害

□ **403** 創傷治癒の一次治癒は，組織の欠損が少なく（　　　）を残さないが，二次治癒では組織欠損が大きいため，肉芽組織量が多く，（　　　）を形成する．

生体の障害

□ **404** ショックは急性の全身性の循環不全であるため，（　　　　　　）や（　　　　　　　　　　）を合併しやすい．

□ **405** うっ血性心不全では（　　　　　　　　）による浮腫がみられ，ネフローゼ症候群や低栄養で低（　　　　　）血症の場合は，（　　　　　）による浮腫がみられる．

□ **406** 虫刺されや熱傷による浮腫は血管の（　　　）の亢進が生じて起こる，（　　　）性浮腫（血管壁の透過性亢進による浮腫）であり，発赤を伴う．

□ **407** 組織が傷害されると細胞から炎症性サイトカイン（ケミカルメディエーター）が放出され，血管壁の（　　　）の亢進が生じて局所に（　　　），（　　　）（［　　　］），（　　　），（　　　）を四徴とする炎症が起こる．疼痛にも関与する炎症物質プロスタグランジンは視床下部の体温調節中枢に作用し（　　　）させる．

必修問題

人体の構造と機能

疾病の成り立ちと回復の促進

健康支援と社会保障制度

基礎看護学

成人看護学

老年看護学

小児看護学

母性看護学

精神看護学

在宅看護論／地域・在宅看護論

看護の統合と実践

□ **408** 急性炎症は炎症の四徴と機能障害が顕著で（　　　　）の上昇がみられ，（　　　　　　）と単球の浸潤が著しく，慢性炎症では炎症の四徴は不明瞭でリンパ球と単球，形質細胞の浸潤が顕著である．

□ **409** 橈骨神経麻痺では（　　　　　），正中神経麻痺では（　　　　），尺骨神経麻痺では（　　　　）がみられる．

□ **410** 花粉症，アトピー性皮膚炎，じんま疹，食物アレルギー，アナフィラキシーは（　　　）型アレルギーで，（　　　　　）抗体が関与し，ヒスタミンが放出されて好酸球が（　　　　）する．

□ **411** 低血糖では，異常な空腹感，脱力感，（　　　　　　　　　　），（　　　　），（　　　　　　　）などの自律神経症状がみられる．

□ **412** 高血糖症状では尿中への水分喪失が（　　　）するため，口渇，多飲，多尿がみられ，脱水のための（　　　）脈や，（　　　　　）が生じることもある．

□ **413** 長期安静臥床では呼吸の（　　　）や心拍出量の（　　　）による起立性低血圧，筋萎縮，骨密度低下に伴う低カルシウム血症，深部静脈血栓症などの（　　　）症候群が生じる危険性がある．

□ **414** 関節の拘縮は長期安静による（　　　　　）として生じ，骨折直後にはみられない．関節拘縮を予防するためには，関節可動域（ROM）訓練を行う．

□ **415** 上皮性悪性腫瘍を（　　　），非上皮性悪性腫瘍を（　　　）といい，どちらも一般に癌という．

□ **416** 消化器系の癌は血行性に（　　　）転移しやすく，乳癌や前立腺癌は血行性に（　　　）転移しやすい．

□ **417** 左鎖骨上窩にみられるウィルヒョウ転移は，消化器系の癌の（　　　　　）性転移であり，シュニッツラー転移は（　　　）性転移である．

□ **418** （　　　　）にみられるクルッケンベルグ腫瘍は，上部消化管の癌が血行性またはリンパ行性に転移したものである．

□ (419) 放射線被曝後,長期の観察が必要な晩発障害には,生殖器障害,(　　　　　),肺癌,乳癌,骨肉腫,白内障,慢性白血球減少症のほかに,小児の(　　　　　)が注目されている.

□ (420) 一酸化炭素は(　　　　　)よりもヘモグロビンと結合しやすく,一酸化炭素中毒では皮膚はピンク色でSpO_2の値は(　　　　　)値になる.

□ (421) 放射線照射のリスクは(　　　　　)([　　　　])で表され,(　　　　　)を超える放射線を受けると,癌死亡リスクの増加や胎児への影響の可能性が生じるため,看護師がかかわる場合は線量計と鉛入りのエプロンを装着して被曝を予防する.

診断の基本と方法

□ (422) 直腸診を行うと,腹側に前立腺を触れる.(　　　　　)では表面が滑らかな腫瘤に触れ,(　　　　　)ではゴツゴツと硬い腫瘤に触れる.

□ (423) スパイログラムでは,(　　　　　)量,(　　　　　)量,1秒量が表され,フローボリューム曲線では,(　　　　　)と肺活量が表される.

□ (424) 努力肺活量測定の最初の1秒間の努力呼気量を(　　　　)([　　　　])といい,呼吸筋の強さを測定できる.最初の1秒間に何%吐き出させるかが(　　　　)([　　　　])である.予測肺活量に対して実際に測定された肺活量の占める割合を(　　　　)([　　　　])という.

□ (425) オージオグラムで表される聴力はdB(デシベル)で示され,数字が(　　　　)なるほど聴力は低く,気導と骨導に差が生じるのは(　　　　)性難聴,気導と骨導が同じように低下するのは(　　　　)性難聴である.

□ (426) 眼底検査では,網膜や視神経乳頭の状態,動脈硬化を直視できる.前処置として(　　　　　)を点眼して(　　　　)瞳させるため,羞明が強くなる.

薬物の特性

□ (427) 薬物動態には,分布に影響する血液中の(　　　　　)濃度や,代謝に影響する(　　　　)機能と,排泄に影響する(　　　　)機能が関係する.

必修問題

人体の構造と機能

疾病の成り立ちと回復の促進

健康支援と社会保障制度

基礎看護学

成人看護学

老年看護学

小児看護学

母性看護学

精神看護学

在宅看護論／地域・在宅看護論

看護の統合と実践

428 経口内服すると薬物は消化管で吸収され，門脈を通って肝臓に送られる．肝臓で代謝を受けることによる（　　　　　　　　　）のために作用発現が穏やかになる．

429 薬理効果が発現する時間の目安となるのは最高血中濃度到達時間であり，薬物の分解，排泄の速さの指標となるのは，（　　　　　　　　　　　　　　　）である．

430 （　　　　　　　　　）や，抗不整脈薬として使用される（　　　　　　　）はワンショット禁止であり，必ず希釈してゆっくり点滴静注する．

431 高カリウム血症は（　　　　　　　　）を引き起こし，心停止につながる恐れがある．低カリウム血症は（　　　　），不整脈（心室細動）を引き起こすおそれがある．

432 易感染性が生じる薬物として（　　　　　），（　　　　　　　　　）のほか，（　　　　　　　　　），（　　　　　　　　），血小板凝集阻害薬の（　　　　　　　），非定型抗精神病薬（クロザピン）などがある．

433 副腎皮質ステロイドの副作用には易感染性があるため，（　　　　）や（　　　）などの感染症に対しては禁忌である．

434 吸入ステロイド薬は内服や外用に比べて全身性の副作用は少ないが，（　　　　　　　　）がみられやすいため，吸入後に（　　　　）を行って口腔粘膜に付着した薬剤の除去を行う．

435 副腎皮質ステロイドを長期間服用すると副腎皮質刺激ホルモン（ACTH）の分泌が（　　　　）し，副腎皮質が萎縮してコルチゾルの分泌が（　　　）するため，服用を急に中止すると，離脱症状で（　　　　　　　）を起こす可能性がある．

436 中枢性鎮咳薬である（　　　　　　　　　）は市販薬にも含まれるが，麻薬であるため依存性があるので注意が必要である．副作用は，（　　　　）や（　　　　）である．

437 降圧利尿薬は（　　　　　　　　　　　）を促進して尿量を増やすため，血中ナトリウム濃度は（　　　　）する．（　　　　　　　　　　　）などカリウム保持性利尿薬は，副作用として（　　　）カリウム血症を引き起こす．

□ (438) ジギタリス（ジゴキシン）と併用注意の利尿薬は，（　　　）カリウム血症を引き起こす（　　　　　　　　　　　　　　　）と（　　　　　　　　　　　　　　　）である．

□ (439) 抗コリン作用があり散瞳作用があるアトロピンや三環系抗うつ薬，ベンゾジアゼピン系全身麻酔薬（ミダゾラム），抗てんかん薬（トピラマート），毛様体浮腫を起こすスルホンアミド系薬剤などは副作用として（　　　　　　）がみられる．

□ (440) NSAIDs（非ステロイド性抗炎症薬）の副作用では共通して（　　　　　　）がみられやすく，インドメタシンでは，（　　　　　　），（　　　　　　），（　　　　　　）にも気をつける．

□ (441) 市販の鎮痛薬・風邪薬などに含まれる低用量（　　　　　　）には（　　　　　　）作用があるため，抗血栓薬の併用や出血を伴う検査や手術などの治療時は注意する．

□ (442) サリチル酸（アスピリン），メフェナム酸，ジクロフェナクナトリウムは，（　　　　　　）や（　　　　　　　　　　　）との関与が疑われるため，小児のインフルエンザには使用しない．

□ (443) 鎮痛薬や小児の解熱剤として用いられるアセトアミノフェンは，安全性が比較的高いが，副作用に肝障害，（　　　　　　），心筋障害がある．

□ (444) アレルギー疾患に用いられる（　　　　　　　　　　），消化性潰瘍に用いられる（　　　　　　　　　　）などの抗ヒスタミン薬は，（　　　　　）を生じるため高齢者の転倒の原因となり，アルコールと併用すると有害作用が強く出る．

□ (445) レボドパ（L-dopa）の副作用で最も多いのは（　　　　　　　　）であり，起立性低血圧や便秘もみられる．レボドパ（L-dopa）使用時は，（　　　　　　）を多く含むアボカドなどの摂取に注意する．

□ (446) カルシウム拮抗薬（ニフェジピン）や免疫抑制薬（シクロスポリン，タクロリムス）使用時は，（　　　　　　　　　　　　　　）の摂取を禁止する．

□ (447) 抗てんかん薬フェニトインの副作用には，（　　　　　）や（　　　　　）の肥厚などがみられる．

必修問題

人体の構造と機能

疾病の成り立ちと回復の促進

健康支援と社会保障制度

基礎看護学

成人看護学

老年看護学

小児看護学

母性看護学

精神看護学

在宅看護論 地域・在宅看護論

看護の統合と実践

□ (448) 抗癌薬の副作用としてシスプラチンの(　　　　　), (　)シクロホスファミドでは(　　　　　), ビンクリスチンでは(　　　　　)がみられる.

□ (449) 関節リウマチの治療薬メトトレキサートや, ブスルファン, ブレオマイシン, ゲフィニチブなどの抗癌薬の副作用として, (　　　　)肺炎や(　　　　)がみられる.

□ (450) 抗癌薬イリノテカンの副作用には(　　　)と間質性肺炎がみられ, ドキソルビシン, ダウノルビシンの副作用には(　　　　　)がみられる.

□ (451) 抗癌薬による顆粒球減少には, (　　　　　)を用いる.

□ (452) ペニシリンの有害作用には, ペニシリンショックによる呼吸困難や抗菌スペクトルが広いための(　　　　)による下痢がみられることがある.

□ (453) アミノグリコシド系抗結核薬ストレプトマイシンの副作用は, 第(　　)脳神経障害による(　　　)であり, エタンブトールの副作用は(　　　)である.

□ (454) 抗結核薬のイソニアジドの副作用として(　　　　　), リファンピシンとピラジナミドの副作用として(　　　)がみられる.

□ (455) インスリンやスルホニル尿素薬などの経口血糖降下薬使用時には, (　　　)に注意し, 高カロリー輸液では高血糖に注意する.

□ (456) β刺激薬の代表は(　　　　　)で, 強心作用や気管支拡張作用がある.

□ (457) 左心室の収縮力を抑制するβ遮断薬の代表は, (　　　　　)で, 降圧, 抗不整脈, 気管支収縮作用があるため, (　　　　)や(　　　)には禁忌である.

□ (458) α遮断薬には(　　　　)作用があり, カルシウム拮抗薬には(　　　)作用や(　　　　)作用がある.

49

□ 459 (　　　　　)である, カプトプリルなどの ACE 阻害薬は, 副作用に(　　　　)や(　　　　)がある.

治療方法

□ 460 子宮や膀胱など骨盤内腔の手術後は, (　　　　)神経麻痺による(　　　　)が生じやすい.

医療による健康被害

□ 461 輸血による感染防止対策で検査されるのは, 梅毒, (　　　　　), (　　　　　), (　　　　　), 成人 T 細胞白血病, ヒトパルボウイルス B 19 (リンゴ病の病原) である.

呼吸器系の疾患の病態と診断・治療

□ 462 SpO_2 91％以下は喘息の(　　)発作であり, 起坐位を保って呼吸を安楽にし, 水分補給や気管支拡張薬などを(　　　　　　　)で投与する.

□ 463 急性呼吸不全が生じる気管支喘息での気管支収縮などによる気道狭窄では(　　　)副雑音, 痰の貯留があるときには粗い(　　　)副雑音が聴取される.

□ 464 痰の喀出を促すためには, (　　　　)や(　　　　　), (　　　　)などによる排痰に対する支援が行われる.

□ 465 $PaO_2 ≦ 60 mmHg$ は(　　　　　)であり, 酸素療法の適応となる. $PaCO_2 ≦ 45 mmHg$ は(　　　)呼吸不全, $PaCO_2 > 45 mmHg$ は(　　　)呼吸不全である.

□ 466 閉塞性換気障害を生じる肺疾患では(　　　　)呼吸困難と(　　　)咳嗽がみられ, 肺コンプライアンスが上昇するため肺の弾性収縮力が低下して(　　　)([　　　　　　　])が低下する.

□ 467 慢性肺気腫などの慢性閉塞性肺疾患 (COPD) は, (　　　　)との関係が深く, (　　　　)の増加と(　　　　　)胸郭がみられ, 呼気は延長し, $PaCO_2$ 上昇 (高二酸化炭素血症) により呼吸性(　　　　　)になりやすい.

必修問題

人体の構造と機能

疾病の成り立ちと回復の促進

健康支援と社会保障制度

基礎看護学

成人看護学

老年看護学

小児看護学

母性看護学

精神看護学

在宅看護論／地域・在宅看護論

看護の統合と実践

☐ **468** 肺気腫，COPDや，気管支喘息の発作時などの閉塞性肺疾患の呼気性呼吸困難に対しては（　　　　　）呼吸と（　　　　　）呼吸を指導し，排痰を促す支援を行う．

☐ **469** 拘束性換気障害を生じる肺疾患には（　　　　　），（　　　　　）などがあり，肺コンプライアンスが低下し，（　　　）性呼吸困難と（　　　）咳嗽がみられ，（　　　　　）（［　　　　　］）が低下する．

☐ **470** 肺水腫では（　　　　　）呼吸困難と，初期には乾性咳嗽がみられ，進行すると（　　　　　）痰がみられる．

☐ **471** 気胸は突然の（　　　）と（　　　　　）で発症する．事故や肺切除術に伴う外傷性気胸や，やせ型の若い男性に多い自然気胸がある．

☐ **472** 肺癌で最も多い（　　　）癌は喫煙との関係は少なく，（　　　　　）者や（　　　）性に多い．最も予後が悪い肺癌は小細胞癌である．

心臓の疾患の病態と診断・治療

☐ **473** 心室中隔欠損や僧帽弁閉鎖不全では（　　　　　）心雑音，僧帽弁狭窄症や三尖弁狭窄，大動脈弁閉鎖不全症では（　　　　　）心雑音が聴取される．

☐ **474** 僧帽弁疾患の既往がある場合や心房細動がみられる場合は，（　　　）心房に血栓が生じやすく，脳（　　　）や下肢動脈閉塞を引き起こしやすい．

☐ **475** 急性心筋梗塞では，心電図ではSTが（　　　）し，心筋壊死が生じるため，心筋マーカーの（　　　　　），（　　　　　），AST（GOT），LDHなどの血清酵素の上昇がみられる．

☐ **476** 心筋梗塞では6時間以内，脳血栓では4.5時間以内に（　　　　　）を使用するのが効果的である．

☐ **477** 左心不全では最初に（　　　　　）がみられ，息切れ，喘息様の咳嗽，起坐呼吸，夜間（　　　　　）が起こる．

☐ **478** 右心不全では最初に（　　　　　）がみられ，頸静脈怒張，顔面・上肢の浮腫，肝腫大などが現れる．

血管系の疾患の病態と診断・治療

☐ (479) 上大静脈症候群は，パンコースト型肺癌や右頸部の腫瘍による圧迫で生じ，（　　　　）の怒張や（　　　　　　　）の浮腫がみられる．パンコースト型肺癌では上肢の疼痛やホルネル症候群（縮瞳，眼瞼下垂，顔面・手掌の発汗減少）もみられる．

☐ (480) 大動脈解離では，（　　　）膜に解離が起こり，血管内の真腔に対する偽腔が形成されて血液が流れ込む．上行大動脈に解離があるStanford〈スタンフォード〉分類（　　　）型では緊急手術を要する．原因疾患には（　　　　　），マルファン症候群，ベーチェット病などがある．

☐ (481) 下肢に好発する閉塞性動脈硬化症の症状は，末梢の（　　　　）や（　　　　　），（　　　　　　），（　　　　　　　）などである．

☐ (482) 圧挫症候群（クラッシュシンドローム）は，高（　　　　　）血症により心室細動や心停止が起こり，高（　　　　　　）血症により急性腎不全を生じる危険性が高い．

☐ (483) 長時間の安静臥床後や脱水がある場合，災害時に自家用車で宿泊している場合は，（　　　　　　　　　）が（　　　）動脈を閉塞する肺塞栓症が生じる危険性がある．

血圧異常の病態と診断・治療

☐ (484) 起立性低血圧は，脱水などによる循環血液量減少，抗コリン薬，（　　　　　　　）などの血管拡張薬，利尿薬の副作用，パーキンソン病の（　　　　）症状，廃用症候群などでみられる．

ショックの病態と診断・治療

☐ (485) 心筋梗塞，心室細動，急性心不全などでは（　　　　　）ショック，心タンポナーデや気胸では（　　　　　　　）ショックがみられ，中心静脈圧（CVP）が（　　　）する．

☐ (486) 大量出血や広範囲熱傷，脱水では（　　　　　　　　　　）ショックがみられ，中心静脈圧（CVP）は（　　　）し，末梢血管抵抗は増大する．

必修問題

人体の構造と機能

疾病の成り立ちと回復の促進

健康支援と社会保障制度

基礎看護学

成人看護学

老年看護学

小児看護学

母性看護学

精神看護学

在宅看護論／地域・在宅看護論

看護の統合と実践

☐ **487** 末梢血管抵抗が低下するのは，細菌感染で起こる（　　　　　　）ショックとⅠ型アレルギーの（　　　　　　　　）ショックである．

☐ **488** （　　　　　　　　　　　）ショックは，全身炎症性反応が認められ，皮膚が紅潮して温かいためにウォームショックとよばれる．どのショックでも，ショック状態が続くと（　　　　　　）が生じる．

☐ **489** スズメバチの毒やペニシリンによるショックは（　　）型アレルギーの（　　　　　　　　）で，抗原に感作後数分で気道粘膜に浮腫が生じ，窒息するリスクがある．抗原に曝露したら30分は観察する．

上部消化管の疾患の病態と診断・治療

☐ **490** 胃食道逆流症は（　　　）部食道括約筋の弛緩が原因となる．治療は（　　　　）分泌を抑えるプロトンポンプ阻害薬やH_2受容体拮抗薬が用いられる．バレット上皮がみられる場合は（　　　　　）癌の発生リスクが高い．

下部消化管の疾患の病態と診断・治療

☐ **491** 腸閉塞やイレウスでは，立位での腹部単純X線撮影で共通して（　　　　）像を認めるが，腹部聴診における（　　　　　）は機械的腸閉塞のみで認められる．

☐ **492** 腸の通過障害は，（　　　　）的閉塞による腸閉塞と，腸管麻痺による（　　　　）に分類される．腸閉塞は，癒着性腸閉塞などの単純性腸閉塞や，絞扼性腸閉塞などの複雑性腸閉塞に分類される．

☐ **493** 全身麻酔やモルヒネ使用，脊髄損傷では（　　　　　）によるイレウスが生じ，開腹術後や腹膜炎では（　　　　　）腸閉塞が生じやすい．

☐ **494** 急性虫垂炎は心窩部痛からはじまり右下腹部痛への移動がみられ，（　　　　　）と（　　　　　）の上昇，（　　　　　　　）徴候などの腹膜刺激症状を認める．

☐ **495** クローン病は（　　　　）から（　　　　）までの消化管に縦走潰瘍や敷石状病変などが非連続性にみられる．腸管合併症として（　　　　　　　），強直性脊椎炎症，貧血，口腔内アフタ，皮膚症状，虹彩炎などがある．

□ (496) 潰瘍性大腸炎は（　　　　）のみに病変がみられ，直腸に好発し，初発症状は粘血便で，長期化すると（　　　　）のリスクが高まる．大腸癌検診では便潜血反応が行われる．

□ (497) 指定難病であるクローン病と潰瘍性大腸炎は（　　　　）に多く，共通して滲出性下痢や貧血がみられる．遺伝性のある家族性大腸ポリポーシスなどの（　　　　）は，癌化しやすい．

肝臓・胆・膵臓の疾患の病態と診断・治療

□ (498) 経口感染するＡ型肝炎は生ガキからの感染が多く，基本治療は安静だが，（　　　　）肝炎を生じることがある．血液感染するＢ型・Ｃ型肝炎ウイルスには（　　　　　　　）を用いるが，（　　　　）に注意する．

□ (499) 肝硬変では，蛋白質代謝障害に伴う（　　　　　　　），血清アルブミン合成障害に伴う血漿膠質浸透圧低下による（　　　　），門脈圧亢進による（　　　　　），ホルモン代謝障害による手掌紅斑や（　　　　　　），アンモニア代謝障害による血中アンモニア値上昇が生じる．

□ (500) 肝硬変などで肝機能が低下すると，アルブミン合成障害による低アルブミン血症に伴う（　　　　），アンモニアの代謝障害による（　　　　　）や（　　　　）がみられる．

□ (501) 胆道癌（胆管癌，膵頭部癌）では，無痛性の胆嚢腫大である（　　　　　）徴候が認められる．急性胆管炎では，腹痛（右上腹部痛），発熱，黄疸胆石症の（　　　　）3徴がみられる．

□ (502) 急性膵炎の原因は（　　　　　）と胆石で，激しい（　　　　　）と血清（　　　　　　　）の上昇がみられ，治療は絶食と鎮痛薬である．慢性膵炎は，飲酒や喫煙などの生活習慣が関与するため，アルコール制限，禁煙，脂肪制限が行われる．

内分泌系の疾患の病態と診断・治療

□ (503) クッシング病は下垂体前葉からの（　　　　　　　　）（[　　　]）の分泌過剰によるもので，クッシング症候群は（　　　　）薬の副作用などによって生じる．

必修問題

人体の構造と機能

疾病の成り立ちと回復の促進

健康支援と社会保障制度

基礎看護学

成人看護学

老年看護学

小児看護学

母性看護学

精神看護学

在宅看護論／地域・在宅看護論

看護の統合と実践

□ (504) クッシング病やクッシング症候群では，血糖（　　　　），中心性肥満，血圧（　　　　）が生じ，アジソン病では，血糖（　　　　），体重減少，血圧（　　　　）が生じる．

□ (505) バセドウ病（グレーブス病）は，（　　　　　　　）症であり，（　　　　），（　　　　），（　　　　）のメルセブルグの三徴や，高（心）拍出性心不全が生じる．

□ (506) 橋本病とクレチン症は，（　　　　　　　）症であり，圧痕を残さない特殊な浮腫である（　　　　），低血糖，低体温がみられる．

□ (507) 副甲状腺機能の亢進により，血中カルシウム濃度は（　　　　）し，肝不全や腎不全ではビタミンD活性化不全のため，血中カルシウム濃度は（　　　　）する．

代謝異常の疾患の病態と診断・治療

□ (508) 1型糖尿病の急性合併症の糖尿病ケトアシドーシス（DKA）では，β酸化亢進によってケトン体が（　　　　）し，尿中ケトン体（　　　　），代謝性アシドーシス，代償性の（　　　　）呼吸，重炭酸イオンの（　　　　），尿素窒素の（　　　　）がみられ，ケトン性昏睡がみられることがある．

□ (509) 2型糖尿病では（　　　）療法と（　　　）療法から開始するが，1型糖尿病では（　　　　）療法から開始し，生涯継続する．

□ (510) 糖尿病神経障害では末梢神経障害がみられ，（　　　　）神経障害や下肢の（　　　　）覚が障害されるため，（　　　　）病変がみられやすい．

□ (511) 脂質異常症と診断されるのは，中性脂肪（[　　　　　　]）または（　　　　）比重リポ蛋白（[　　　　]）の高値と，（　　　）比重リポ蛋白（[　　　　]）の低値である．

□ (512) 痛風発作はアミノ酸や核酸（DNAやRNA）に含まれる（　　　　）体の代謝異常により血清尿酸値が7.0mg/dLを超える（　　　　）血症で生じる．中年の肥満した男性に多く，（　　　　）と（　　　　）で誘発される．

□ (513) ビタミンAの欠乏では（　　　　）や皮膚・粘膜の乾燥，ビタミンDの欠乏では（　　　　）や（　　　　）が生じる．ビタミンDの過剰症では高（　　　　）血症や軟組織の（　　　　）が生じる．

□ (514) 肝不全や腎不全の末期には，ビタミンD活性化が低下するため，腸でのカルシウムの吸収が阻害され，（　　　　　　）や（　　　　　　　）が生じる．

□ (515) ビタミンB₁の欠乏では（　　　）や（　　　　　　　），ビタミンB₁₂の欠乏では（　　　　　）性貧血の悪性貧血や（　　　　　　　　）が生じる．

□ (516) ビタミンCの欠乏では（　　　　　　）がみられる．ニコチン酸の欠乏では，皮膚炎，胃腸炎，認知機能障害を伴う（　　　　　　　　　　　　）が生じる．

□ (517) 肝臓で行われる血液凝固第Ⅱ因子（　　　　　　　　）の合成に関与するビタミンKの欠乏では，（　　　　　　）が生じる．ビタミンEの欠乏では貧血や脱毛が生じる．

□ (518) 甲状腺疾患に対するヨード制限食では（　　　）類，昆布加工品，昆布エキス含有食品が禁止される．痛風に対するプリン体制限食では，肉，魚介類，大豆製品，卵などの蛋白質食品の過剰摂取を避け，肉汁や（　　　　　　）なども制限する．

体液調節の疾患の病態と診断・治療

□ (519) 慢性腎不全では乏尿によって酸塩基平衡の腎性調節が不足するため（　　　　　　　　　）がみられやすく，代償性に（　　　　　　　）が生じる．

□ (520) 過換気症候群では，PaCO₂低下の代償として体内のアルカリの代表イオンである（　　　　　　　　　　　）の減少によりpHが（　　　　）した（　　　　　　　　　）になる．

血液・造血器の疾患の病態と診断・治療

□ (521) 貧血の症状は，ヘモグロビンの減少によって末梢への（　　　　　）不足が生じるため，四肢（　　　），皮膚の（　　　　），（　　　　），（　　　　　），全身倦怠感などがみられる．

□ (522) 鉄欠乏性貧血では（　　　　　　）爪や異食症がみられ，悪性貧血では（　　　）障害や舌炎，溶血性貧血では黄疸がみられる．

□ **523** 再生不良性貧血では（　　　　　　　）症がみられるため，（　　　　）傾向や（　　　　　）を伴う．

□ **524** （　　　　　　　）減少症では紫斑や点状出血がみられ，（　　　　　）減少症（好中球減少症，無顆粒球症）では感染しやすくなる．

□ **525** 白血病では（　　　　　　　　　）増加と汎血球減少を認める．慢性骨髄性白血病では（　　　　　　　　　　　　　　　）や巨大脾腫がみられる．

□ **526** 急性前骨髄球性白血病や常位胎盤早期剥離，ショックに合併しやすい播種性血管内凝固（DIC）では，（　　　　　）と（　　　　　　　　　）の減少，プロトロンビン時間延長，Dダイマーなどの（　　　　　　　　　　　）増加がみられる．

□ **527** 多発性骨髄腫は（　　　）細胞の悪性腫瘍であり，（　　　），（　　　　　）痛，（　　　）タンパクによる腎機能低下，脊椎の圧迫骨折，骨打ち抜き像などがみられる．

感染性疾患の病態と診断・治療

□ **528** インフルエンザ治療薬には，（　　　　　　　　）（[　　　　　　]）や，吸入薬の（　　　　　　　）（[　　　　　]）がある．

□ **529** ヒト免疫不全ウイルス（HIV）は，RNAウイルスであり，逆転写酵素をもつレトロウイルスでもあり，（　　　　）を介して（　　　　　　　　　　）に選択的に感染し，無症候期を経て後天性免疫不全を生じ，日和見感染を起こす．

□ **530** HIV感染症には抗HIV薬として抗レトロウイルス薬の（　　　　　　　），（　　　　　　　），（　　　　　　　），（　　　　　　　　）などが用いられるが，HIV感染症を完治させることはできない．

□ **531** カンピロバクターの感染源は，生の（　　　　）や牛肉，（　　　　）である．カンピロバクター腸炎は自己免疫疾患である（　　　　　　　　　）症候群の先行感染症となることがある．

□ **532** 感染性食中毒では（　　　　　　　）が最も致死的で，生卵が感染源になりやすいが，食中毒予防の原則である中心温度（　　　）℃（　　　）分間以上の加熱が有効である．

必修問題

人体の構造と機能

疾病の成り立ちと回復の促進

健康支援と社会保障制度

基礎看護学

成人看護学

老年看護学

小児看護学

母性看護学

精神看護学

在宅看護論／地域・在宅看護論

看護の統合と実践

□ (533) 黄色ブドウ球菌や致死的な（　　　　　　）による食中毒は，（　　　）性食中毒で，食前の加熱は無効である．

□ (534) 毒素性腸管出血性大腸菌は（　　　　）などの生肉が感染源となるため，生肉を提供するときは表面を（　　　）処理することが義務づけられている．

□ (535) クループ症候群は，ジフテリア感染やその他の上気道感染で発症し，（　　　　　　）と（　　　　　　）を特徴とする．

□ (536) DOTS戦略は，WHOの提唱した（　　　　）患者に対する直接監視下短期化学療法で，患者への服薬管理を徹底し確実に治療を行うために，医療者の面前で，1日1回大量の抗結核薬を内服するものである．

□ (537) 屋外で外傷を負った後に開口障害，呼吸困難，けいれんがみられたら（　　　　）菌による（　　　　）を疑う．

□ (538) 日和見感染の起炎菌である緑膿菌のほか，大腸菌，エンテロバクターには（　　　　　　　　　　）を用いる．

□ (539) ヘリコバクターピロリ菌感染には（　　　　　　　），（　　　　），（　　　　　　　　）の3剤を併用する．

□ (540) クラミジア，（　　　），（　　　）トレポネーマ，HIV（ヒト免疫不全ウイルス），ヘルペスウイルス，成人T細胞白血病ウイルス（HTLV-1）は性感染症（STI）の原因菌で，垂直感染もある．

□ (541) カンジダ腟炎では，激しい掻痒感と（　　　　　　　　　　）帯下，トリコモナス腟炎では，激しい掻痒感と（　　　　）帯下がみられる．治療には抗真菌薬である（　　　　　　　　）や（　　　　　　　）を用いる．

自己免疫疾患の病態と診断・治療

□ (542) 全身性エリテマトーデス（SLE）は遺伝素因が関与し，症状は顔面の（　　　），ディスコイド疹，（　　　　　　　），自己抗体による溶血性貧血などであり，（　　　　　　　）や中枢神経症状が合併する場合は予後が悪い．

必修問題

人体の構造と機能

疾病の成り立ちと回復の促進

健康支援と社会保障制度

基礎看護学

成人看護学

老年看護学

小児看護学

母性看護学

精神看護学

在宅看護論 地域・在宅看護論

看護の統合と実践

543 膠原病で最も多い（　　　　　　　　　）では，主症状として（　　　）の炎症を認め，関節の病変が両側性に生じ，関節の（　　　）のこわばりがみられる．

544 患者数の多い関節リウマチは指定難病ではない．悪性関節リウマチは，（　　　　）炎や内臓病変を伴う特定疾患治療研究事業対象疾患である．

545 関節リウマチ（RA）の変形には（　　　　　　　　），（　　　　　　），（　　　　　　　　）などがある．遠位指節間関節（DIP関節）は障害されにくい．

546 関節リウマチでは（　　　　　　）のため，蛇口をレバー式にしたり，長柄ブラシや万能カフなど関節への負担を軽減する自助具を用い，かばんは肩にかける．

547 関節リウマチ（RA）や全身性エリテマトーデス（SLE）では（　　　　　　），（　　　　　　）（抗核抗体，リウマトイド因子）の上昇がみられる．

548 シェーグレン症候群は中高年の女性に多く，原発性のものと膠原病に合併する二次性のものがある．主症状は涙液や唾液の分泌低下による（　　　　　），（　　　　　）などである．

549 （　　　　　　　　）は，レイノー現象が初発症状のことが多く，皮膚の硬化や（　　　　　　）がみられる．レイノー現象は全身性エリテマトーデス（SLE）やシェーグレン症候群にもみられる．

550 多発性筋炎・皮膚筋炎は，体幹，四肢近位筋群，頸筋，咽頭筋の（　　　）が起こり，皮膚筋炎は，両上眼瞼部に紫紅性紅斑の（　　　　　）やゴットロン徴候がみられる．

551 ベーチェット病の主症状は，（　　　　　　）のアフタ性潰瘍，ブドウ膜炎などの眼病変，（　　　　　）潰瘍，下腿伸側の結節性紅斑で，特定疾患に指定されている．

552 ネフローゼ症候群や（　　　　　　　　）の重症例などで行われる，副腎皮質ステロイドを短期間に大量投与する（　　　　　　）中は，（　　　）予防と，外傷を避けるため（　　　）に注意する．

□ **553** ネフローゼ症候群の症状は,（　　　）蛋白尿,（　　　）蛋白血症,（　　　　），（　　　）コレステロール血症で,進行すると高血圧を伴うことがある.

アレルギー性疾患の病態と診断・治療

□ **554** 自己免疫性溶血性貧血や異型輸血による溶血は,（　　　）型アレルギー,膠原病は（　　　）型アレルギーで,どちらも補体が関与する.

□ **555** アレルギー性接触皮膚炎やツベルクリン反応,臓器移植に対する拒絶反応やウイルス感染は,抗体がかかわらない（　　　）性免疫による（　　　）型（遅延型）アレルギーであり,反応のピークは48時間後である.

□ **556** （　　　　　　　　　）ショックの治療では,第一選択薬の（　　　　　　　　　）のほか,副腎皮質ステロイド薬や気管支拡張薬（テオフィリンなど）,抗ヒスタミン薬も使用される.

中枢神経系の疾患の病態と診断・治療

□ **557** 脳出血の60％が高血圧性脳出血で,（　　　　）での出血が最も多い.急性期には（　　　　　），（　　　　　）などがみられる.

□ **558** 被殻出血では病巣側への（　　　　　），同名性半盲,反対側の（　　　　　），顔面神経麻痺がみられる.

□ **559** 視床出血では,鼻先をにらむ（　　　　　）や（　　　）麻痺がみられる.橋出血では,昏睡,（　　　　　　　　），呼吸異常,（　　　　　）などがみられる.

□ **560** 小脳出血などで小脳が障害されると（　　　　　），（　　　　　），手の巧緻動作の障害,（　　　　　　　）がみられる.

□ **561** くも膜下出血の原因は脳底動脈輪の動脈瘤が多く,急性期には,脳脊髄液検査で血性髄液,または（　　　　　　　　）を認め,発症後24時間以内に（　　　　）することが多く,（　　　　　　）の出現にも注意が必要である.

□ **562** くも膜下出血の発症4〜14日目には（　　　　　）（スパズム）が生じやすく,発症後1か月くらいには,（　　　　），（　　　　），（　　　　）を三徴候とする正常圧水頭症がみられやすい.

必修問題

人体の構造と機能

疾病の成り立ちと回復の促進

健康支援と社会保障制度

基礎看護学

成人看護学

老年看護学

小児看護学

母性看護学

精神看護学

在宅看護論 地域・在宅看護論

看護の統合と実践

563 一過性脳虚血（TIA）や脳梗塞の発症では（　　　　）や（　　　　）がみられる.

564 くも膜下出血や脳出血の早期はCT検査が行われる. 多発性硬化症や早期の脳梗塞の診断には（　　　　）が有効である.

565 頭部（　　　　）検査では，検査中に非常に大きな音が出るため，耳栓か騒音対策用のヘッドホンを使用することが多い. 強力な磁石を用いるため，携帯電話，腕時計，補聴器，使い捨てカイロ，眼鏡，ヘアピン，（　　　　），キャッシュカード，などの（　　　　）は持ち込めない.

566 脳梗塞や頭部外傷でみられる高次脳機能障害には，大脳左半球の障害でみられる錯語や喚語困難などの（　　　），右頭頂葉の障害でみられる（　　　　）のほか，記憶障害，注意障害などがある.

567 脳浮腫や脳内血腫の急性増悪などによる急性頭蓋内圧亢進症状は，（　　　　），（　　　），（　　　　　）などである.

568 急性頭蓋内圧亢進では，（　　　　　），（　　　），（　　　）などのクッシング徴候や，病変側の瞳孔が散大する瞳孔反射異常（瞳孔不同）がみられる.

569 慢性頭蓋内圧亢進は（　　　　）や（　　　　　）で生じ，眼底検査で（　　　　）がみられる.

570 頭蓋内圧亢進が進むとみられるテント切痕ヘルニアでは，中脳圧迫症状の（　　　　　），（　　　　　），（　　　　　）（[　　　　]など）がみられ，大後頭孔ヘルニアが起こると延髄が圧迫されて（　　　）異常が生じる.

571 中脳黒質の病変で生じるパーキンソン病の4大症状は，（　　　），（　　　），（　　　），（　　　　　）である.

572 髄膜炎では髄膜刺激症状（[　　　]，[　　　]，[　　　　]，[　　　]，[　　　　　]）），羞明がみられるため部屋の照明を暗くし刺激を少なくする. 脳脊髄液検査で白血球数（[　　　]またはリンパ球）増加を認める.

末梢神経系の病態と診断・治療

☐ (573) 第1〜2（　　　　）での脊髄損傷では自発呼吸はみられないが，第3（　　　　）より下位の脊髄損傷では腹式呼吸による自発呼吸がみられる．

☐ (574) 腰髄以上での脊髄損傷では（　　　　）性膀胱，仙髄以下の障害では自律性膀胱となり，どちらも尿意はない．

感覚器系の疾患の病態と診断・治療

☐ (575) 緑内障では（　　　　）亢進のために頭痛が生じ，網膜の圧迫が生じて視神経が萎縮し，（　　　　）が起こる．診断には（　　　　）測定と（　　　　）検査が行われる．

☐ (576) 失明原因は，緑内障，（　　　　），加齢黄斑変性，網膜色素変性症で，（　　　　）による失明が最も多い．

☐ (577) 白内障は（　　　　）の病変で，霧視，羞明等の症状があるが，手術後（　　　　）時間の安静で日帰りが可能である．

☐ (578) 職業性（騒音性）難聴と老人性難聴は（　　　　）難聴で，（　　　　）音域から障害される．メニエール病では（　　　　）音域から障害される（　　　　）性難聴のほか，（　　　　）性めまいや耳鳴りが起こる．

☐ (579) （　　　　）や真珠腫，鼓膜穿孔，耳垢の蓄積では（　　　　）性難聴がみられる．鼓室形成術などの治療後は，中耳内圧をかけないよう片方ずつ鼻をかむ．

☐ (580) 慢性副鼻腔炎では，炎症が眼窩内に波及して眼瞼蜂窩織炎，眼窩内膿瘍などを生じる危険性がある．治療にはマクロライド系抗菌薬の投与や手術が行われるが，（　　　　）や（　　　　）などの眼症状に注意する．

運動器系の疾患の病態と診断・治療

☐ (581) 大腿骨頸部骨折の人工骨頭置換術後は，（　　　　）神経麻痺予防のため，患肢を（　　　　）に保持する．手術時間が長く（　　　　）が生じやすいため，下腿の発赤や腫脹，下腿後面の痛み，ホーマンズ徴候などを観察する．

必修問題

人体の構造と機能

疾病の成り立ちと回復の促進

健康支援と社会保障制度

基礎看護学

成人看護学

老年看護学

小児看護学

母性看護学

精神看護学

在宅看護論／地域・在宅看護論

看護の統合と実践

☐ (582) 小児に多い（　　　　　　　）骨折や上肢のギプス固定でみられるフォルクマン拘縮の徴候は，（　　　　　），疼痛，（　　　　），蒼白やチアノーゼ，（　　　　　　　　），前腕屈筋の麻痺である．

☐ (583) 重症筋無力症は筋の脱力を特徴とする自己免疫疾患で，（　　　　　），複視，嚥下困難，胸腺腫などがみられる．

☐ (584) 重症筋無力症や術後の腸管麻痺に使用される（　　　　　　　　）は，代表的なコリン作動薬である．

泌尿器系の疾患の病態と診断・治療

☐ (585) 腎盂腎炎は，グラム（　　）性桿菌である大腸菌が原因で，片腎に発症することが多く，高熱，患側の腰痛，（　　　　　　）の叩打痛がみられる．

☐ (586) 慢性腎臓病（CKD）は（　　　　）尿などの腎障害もしくは糸球体濾過値（GFR）が（　　　　）mL/分/1.73m² 未満の腎機能低下が3か月続く場合に診断され，（　　　　　　）のリスクが高い．

☐ (587) 慢性腎臓病（CKD）ステージG3a，G3b（慢性腎不全の代償期）では（　　　　），ステージG4（慢性腎不全非代償期）では（　　　）や（　　　　）がみられ，腎性貧血には（　　　　　　　　）が投与される．

☐ (588) 慢性腎臓病（CKD）では，（　　　　），（　　　　），（　　　　　），（　　　　）の制限が行われ，ステージG5（慢性腎不全尿毒症期）は透析を必要とし，尿毒症性（　　　）に注意する．

☐ (589) 慢性腎不全で透析導入の指標となる検査は（　　　　　　　　）や（　　　　　　　　　　），血清クレアチニン値から推定する（　　　　　　　　　　　　）である．

☐ (590) 連続携行式腹膜透析法（CAPD）中の患者は高血糖になりやすいので（　）エネルギー食にし，血液透析では不均衡症候群，血圧低下，（　　　　），不整脈に注意する．

☐ (591) 透析導入患者の原疾患として最も多いのは（　　　　　　　）であり，次いでIgA腎症などによる慢性糸球体腎炎，腎硬化症が多い．

生殖器系の疾患の病態と診断・治療

☐ (592) 子宮筋腫はホルモン依存性の(　　　)性腫瘍で，(　　　)月経のため(　　　)がみられる．子宮筋腫摘出術後は貧血の改善が期待される．

☐ (593) 胞状奇胎は，絨毛癌の前癌病変でもあるため，(　　　　)を腫瘍マーカーとして経過観察する．

☐ (594) 乳癌の手術でリンパ節郭清を行った場合には，(　　　　)性浮腫を予防し，患側上肢の(　　　)に注意する必要がある．

☐ (595) 男性ホルモンに影響される前立腺肥大症は(　　)腺病変で，(　　)腺に発症する前立腺癌には移行しないが，どちらも高齢男性に多く，血清(　　　)(前立腺特異抗原)値が高値となる．

☐ (596) 前立腺癌や神経因性膀胱，尿閉は，残尿が増加するため(　　　　)の原因となり，腎不全につながることがある．

☐ (597) 閉経後にみられる老人性膣炎は，エストロゲン低下によってデーテルライン桿菌が減少して膣の自浄作用が低下することと，膣壁が薄くなる萎縮性膣炎で，(　　　)帯下や性交痛がみられる．

精神・心身の疾患の病態と診断・治療

☐ (598) (　　　　　　　　　)病では脳にアミロイドβ蛋白が蓄積し，CT所見では脳の全般性萎縮がみられる．前頭側頭型認知症(ピック病)では前頭葉と側頭葉の萎縮が特徴的で脱抑制がみられ，(　　　　　　　)認知症では脳にレビー小体が蓄積し，幻視，パーキンソン症状，レム睡眠行動障害などの症状が特徴である．

☐ (599) いびきがひどく，肥満や扁桃肥大がみられる場合は(　　　　　　)を疑い，昼間の過剰な眠気や入眠時の幻視，睡眠と覚醒の移行時の金縛り(睡眠麻痺)がみられる場合は，(　　　　　　　　)を疑う．

☐ (600) 自閉症スペクトラム障害は，先天性の脳機能障害で，社会性，コミュニケーション能力，思考・想像力の3分野の発達の障害を認める．(　　　　　　　　　　　)の障害のために対人関係に困難を来たしやすい．

生活単位の変化：人口構造

□ (601) 65歳以上の老年人口割合である（　　　　）が7％を超えると（　　　　）社会，14％を超えると（　　　）社会，21％を超えると（　　　　）社会といわれ，現在の日本は，国際的にも高齢化率が最も高い（　　　）社会である．

家族機能の変化

□ (602) 令和4年の国民生活基礎調査によると，同居の主な介護者の年齢は，男女とも約（　　　）割が60歳以上であり，男女とも60〜69歳が最も多い．女性の介護者は約（　　　）％，男性の介護者は約（　　　）％である．

□ (603) 育児・介護休業法の介護休業制度において，労働者は（　　　　）状態にある家族の介護に対して1人につき（　　　）回まで，通算（　　　）日まで休業できる．令和2年の介護休業の利用者は3.2％，短時間勤務は2.3％，介護休暇は2.3％などと少ない．

ライフスタイルの変化

□ (604) 女性の労働力率は増加傾向で，（　　　）歳代と（　　　）歳代をピーク（　　　）〜（　　　歳を谷）とする台形に近い（　　　）字型曲線となっている．非正規の職員・従業員が多い．働きながら家族の介護を担う女性も多く，介護のために離職・転職した人の80％超が（　　　）性で，増加している．

地域や職場における機能

□ (605) ソーシャルサポートの種類は，情緒的サポート，情報的サポート，道具（手段）的サポート，評価的サポートに分けられ，公的な保健医療福祉サービスである（　　　　）サポートと，ボランティアや友人などの（　　　）サポートがある．

□ (606) 情緒的サポートには，（　　　　），（　　　　），（　　　）などがあり，道具（手段）的サポートには，（　　　）などがある．

必修問題

人体の構造と機能

疾病の成り立ちと回復の促進

健康支援と社会保障制度

基礎看護学

成人看護学

老年看護学

小児看護学

母性看護学

精神看護学

在宅看護論／地域・在宅看護論

看護の統合と実践

607 同じ問題や悩みを抱えた人々が助け合う活動を（　　　　　　　）といい，患者の会や家族会などの活動がある．

労働と健康

608 雇用主に対して職業病や労働災害の予防，労働者の健康診断やストレスチェックを義務付けているのは（　　　　　　　）法であり，労働災害に対する医療や介護の補償給付は労働者災害補償保険法に規定がある．

609 労働者災害補償保険法に規定される労働者災害補償保険の保険者は（　　　）で，事業主が加入する．（　　　　）の事故による療養，休業，障害，遺族に対する補償給付，葬祭料，傷病補償年金があり，（　　　　）の事故も補償される．

610 令和3年度の雇用均等基本調査における育児休業取得者の割合は，（　　　）性が85.1％，（　　　）性が14.0％で，女性は横ばいで，男性は増加傾向にある．

611 育児・介護休業法による育児休業は原則（　　　　）間で，休業中は（　　　）法による育児休業給付がある．子の看護休暇は（　　　　　　　）の子が対象で，1人であれば年5日，2人以上は年10日である．

社会保障の理念

612 国家による自由である社会権には，生存権，教育を受ける権利，勤労の権利，労働基本権があり，憲法第25条には，国民の（　　　　　）と，国の義務としての（　　　　　），（　　　　　）及び（　　　　　）の向上が明記されている．

社会保障制度

613 令和3年度の社会保障給付費の総額は約138兆円で（　　　）傾向である．（　　　）が最も多く，全体の（　　　　）％を占め，次いで医療費が34.2％を占める．令和4年度の福祉用具購入費や住宅改修費を除いた介護保険給付費は，約（　　　）兆円である．

必修問題

人体の構造と機能

疾病の成り立ちと回復の促進

健康支援と社会保障制度

基礎看護学

成人看護学

老年看護学

小児看護学

母性看護学

精神看護学

在宅看護論/地域・在宅看護論

看護の統合と実践

□ (614) 令和3年度の国民医療費は約（　　　　）兆円で増加し続けてる．国内総生産（GDP）に対する比率は8.2%である．高齢者によるものが多く，令和3年度は65歳以上が約（　　　　）%，そのうち75歳以上が約（　　　　）%となっている．

□ (615) 令和2年度の医療費は循環器疾患が最も多く約（　　　　）兆円で約19%を占めている．人口1人当たりの国民医療費は約（　　　　）万円であるが，65歳以上では約（　　　　）万円で，65歳未満の約（　　　）倍，75歳以上では約（　　　　）万円で，65歳未満の約（　　　）倍になる．

医療保険制度

□ (616) 医療保険には，被用者保険（職域保険），国民健康保険（地域保険），75歳以上が加入する後期高齢者医療制度があり，被用者保険には（　　　　　），（　　　　　），（　　　　　　　　　　）がある．高額療養費制度には年齢制限がない．

介護保険制度

□ (617) 40歳から64歳までの介護保険の第（　　　）号被保険者は，（　　　　　　）によって要介護等になった場合には介護保険を利用できる．

□ (618) 介護予防は（　　　　　　）の延伸，（　　　　　　）の軽減，介護費用の抑制を目的として，（　　　　　　）に対して常時介護を要する状態の軽減，もしくは悪化防止のためのサービスを行う．

□ (619) 老人福祉法と介護保険法を根拠とする老人デイサービスセンターで提供される介護予防通所介護（デイサービス）では，（　　　　）や（　　　　）の支援，生活機能の維持向上のための体操や筋力トレーニングを行う．

□ (620) 居宅介護サービスと施設サービスは（　　　　　）が指定する．（　　　　　）が指定する地域密着型サービスは，その（　　　　　　）の住民しか利用できない．

社会福祉制度

□ (621) 社会福祉協議会は，（　　　　　　　　）法に基づいて全ての都道府県・市町村に設置される，非営利の民間組織である．ボランティア活動の推進や，（　　　　　　　）事業を実施する．

生活保護に関する制度

□ **622** 生活保護の実施機関は，居住地を管轄する（　　　　　　）であり，受給には，本人が（　　　　　　）に保護申請することが必要である．生活保護の給付には8種類の扶助と，母子加算，児童養育加算，障害者加算などの8つの加算がある．

□ **623** 生活保護制度の扶助は，①（　　　　）扶助，②教育扶助，③住宅扶助，④（　　　　）扶助，⑤（　　　　）扶助，⑥出産扶助，⑦生業扶助，⑧葬祭扶助の8種類であり，高等学校などへの進学の費用は（　　　　）扶助として給付される．

□ **624** 令和4年6月の生活保護受給者数は約（　　　　）万人であり，開始理由は（　　　　　　　　）が約4割と最も多く，被保護世帯数は（　　　　）の（　　　　）世帯が最も多い．

□ **625** 生活保護費の内訳は，（　　　　）扶助費が保護費総額の約半分を占める．そのうちの約（　　）割が入院費で，（　　　　　　）の入院者の割合が高く，その中でも（　　　　　　）が最も多い．

障害者（児）に関する法と施策

□ **626** 障害者基本法は，身体障害，精神障害，発達障害，知的障害を対象に，ノーマライゼーションが実現される共生社会をめざし，障害者の（　　　　）及び（　　　　　　）の支援のため（　　　　　　　　）化の計画的推進をはかることとされている．

□ **627** 障害者総合支援法のサービス対象は，身体障害者，知的障害者，精神障害者，（　　　　　　），（　　　　　　　　），（　　　　　　）である．

□ **628** 身体障害者手帳や精神保健福祉手帳の交付は（　　　　　　）が行い，取得によって所得税と住民税が控除される．障害者総合支援法のサービス受給のためには（　　　　）に（　　　　　）認定申請を行う必要があり，自己負担は原則（　　）割である．

□ **629** 障害者総合支援法のサービスには，自立支援医療として（　　　　）通院医療の公費負担，身体障害児に対する（　　　　）医療，身体障害者に対する（　　　　）医療の医療給付がある．

必修問題

人体の構造と機能

疾病の成り立ちと回復の促進

健康支援と社会保障制度

基礎看護学

成人看護学

老年看護学

小児看護学

母性看護学

精神看護学

在宅看護論／地域・在宅看護論

看護の統合と実践

☐ **630** 常時看護師によって観察が行われる（　　　　　　　）は，介護保険の地域密着型サービスで，難病の重度要介護者や末期がん患者が利用できる．（　　　　　　　）は，障害者総合支援法によるサービスで，重度の肢体不自由者，知的障害者，精神障害者が利用できる．

☐ **631** HIV陽性者は（　　　）障害者に認定され（　　　　　　　　）が交付されて，発達障害者と高次脳機能障害は（　　　）障害者として（　　　　　　　）手帳が交付される.HIV検査は，（　　　　　）で無料・匿名で受けることができる．

☐ **632** 発達障害者支援法では，発達障害を，（　　　　　），（　　　　　　　　），その他の広汎性発達障害，学習障害（LD），注意欠陥多動性障害（ADHD）などの（　　　　　）の障害であって，その症状が通常（　　　）年齢において発現するものと定義している．

児童に関する制度

☐ **633** 児童福祉法における児童とは（　　　　　　　　）で，児童福祉は障害児を含め（　　　　　　　）が対象となる．その第一線機関は（　　　　）であり，児童福祉司が配置される．

☐ **634** 児童福祉法には入院助産や（　　　　　　　　）（16疾患群）などの医療費助成や，助産施設，乳児院，母子生活支援施設，保育所などの（　　　　）施設，特定妊婦，（　　　　　　　　）（こんにちは赤ちゃん事業）についての規定がある．

☐ **635** 保育所は（　　　　　　　）に基づき設置され，入所は労働基準法による母親の産後休業が終了した生後（　　　）日以上の児が対象となるが，施設によって入所可能な年齢は異なる．

☐ **636** 地域子育て支援センターは（　　　　　　　）を根拠法とし，（　　　　　　）に整備が掲げられ，社会全体で子育てを支援するために次世代育成支援対策推進法が制定された．

☐ **637** 児童の虐待を発見した市民には，児童の一時保護ができる（　　　　　　　）のほか，（　　　　　　），（　　　　　　）に通報する義務があり，（　　　　　　）は児童相談所の職員等に被虐待児の住居への立入調査を行わせることができる．

638 警察の検挙数が最も多い児童虐待は（　　　　　　）で，次いでネグレクトであり，（　　　　）によるものが最も多い．被虐待児童は（　　　　）が最も多く3分の1以上を占める．

639 平成16年に児童が同居している家庭での配偶者に対する暴力の（　　　　　）が児童虐待と認められてから，児童相談所への（　　　　　）で児童虐待に関するものは（　　　　）し続け，令和4年度では約（　　　　）万件となっている．最も多いのは，平成25年以後（　　　　　　）となっている．

640 療育の給付は（　　　　　　）法に基づく（　　　　）児に対する医療費などの給付であり，（　　　　　　）は知的障害児（者）に配布される手帳で，法的規定はない．

高齢者に関する制度

641 高齢者の虐待には，身体的虐待，心理的虐待，（　　　　　　　），性的虐待，（　　　　　　）があり，（　　　　　　　）が最も多い．被虐待高齢者の保護のために（　　　　　　　　）などへの入所措置がある．

642 高齢者の虐待が疑われるものを発見した市民は，（　　　　）や権利擁護事業を行う（　　　　　　　　　　）に通報する義務が高齢者虐待防止法に明記されている．在宅高齢者の虐待発見の通報を行った者で最も多いのは（　　　　　　　）である．

その他の制度

643 事実上の婚姻関係を含む配偶者からの身体的暴力や言葉による暴力などのDVを発見した場合の通報先は，（　　　　　）または配偶者暴力相談支援センターである．DV被害者の一時保護などを行う配偶者暴力相談支援センターとして機能するのは，（　　　　　　）と（　　　　　）の施設である．

644 配偶者からの暴力の防止及び被害者の保護等に関する法律（DV防止法）では，平成19年の改正で，暴力被害者への（　　　　　　）命令の対象が被害者と（　　　　　　）となった．

645 臓器移植法は2010年（平成22年）の法改正で脳死臓器提供者の（　　　　　　）がなくなり，本人の意思が不明な場合にも家族の書面による承諾によって臓器提供が可能になった．

必修問題

人体の構造と機能

疾病の成り立ちと回復の促進

健康支援と社会保障制度

基礎看護学

成人看護学

老年看護学

小児看護学

母性看護学

精神看護学

在宅看護論地域・在宅看護論

看護の統合と実践

□ **646** 依存症が社会問題となり，2013年には（　　　　　　　　　　）対策基本法が制定され，麻薬及び向精神薬取締法改正法が施行された．2018年には（　　　　　　　　　）対策基本法が制定された．

公衆衛生の理念

□ **647** 一次予防は，健康な時期に生活（　　　）や生活（　　　）を整えて健康増進をはかり，（　　　　　　）を行うものであり，性感染症予防のためのコンドーム使用や予防接種が含まれる．二次予防は早期発見・早期治療，三次予防は（　　　　　　　　　）による社会復帰である．

疫学的方法に基づく公衆衛生

□ **648** 令和4年の年齢階級別の死因は，10～39歳では（　　　），40～89歳では（　　　　　），90歳以上では（　　　）が最も多い．

□ **649** 悪性新生物による死亡で，減少傾向なのは（　　　），増加傾向だった（　　　　）と減少傾向だった子宮頸部癌は横ばい，膵癌は微増傾向，女性の（　　　）は昭和40年以来，増加し続けている．

□ **650** 令和4年の不慮の事故による死因は，転倒・転落・墜落が最も多く，中でも平面上での転倒が最も多い．次いで溺死及び溺水，窒息，交通事故が多い．0歳では（　　　），15～64歳では（　　　　　），65歳以上では転倒・転落・墜落が最も多い．

□ **651** 妊娠中又は妊娠終了後満（　　　）日未満の妊産婦死亡は，間接産科的死亡より，分娩前後の出血などが原因の直接産科的死亡が多い．死亡届が必要な死産は，妊娠満（　　　）週（妊娠第（　　　）月）以後の死産で，自然死産数より人工死産数のほうが多い．

□ **652** 令和元年の日本の（　　　　　）を男女別でみると，男性（　　　　　）年，女性（　　　　　）年と延びているが，平均寿命との差が男性は約9年，女性は約12年と大きいことが問題となっている．

□ **653** 令和2年患者調査において，傷病分類別入院受療率の第1位は精神及び行動の障害，第2位は（　　　　　　）の疾患で，その約6割が（　　　　　　　　）である．

□ **654** 令和2年患者調査において，全入院患者に65歳以上が占める割合は約（　　　）％（約（　　　）割），75歳以上が占める割合は約（　　　）％（約（　　　）割）である．

感染症の基本

☐ **655** 定期予防接種は（　　　　　）法に基づき行われ，A類疾病は（　　　　）が対象で，B類疾病のインフルエンザ，肺炎球菌は（　　　　　）が対象である．

☐ **656** 予防接種のA類疾病で最も早期に投与されるのはロタウイルスであり，次いで（　　　　），（　　　　　），B型肝炎，ジフテリア，百日せき，破傷風，急性灰白髄炎（ポリオ），結核の生ワクチンである（　　　　　）の標準的な接種は，生後5か月から8か月の間に行うこととされている．

☐ **657** A類疾病のMRワクチンは（　　　　）と（　　　　）の混合の生ワクチンで，生後（　　　　）か月以降に投与される．生ワクチン接種後は次の予防接種まで（　　　　）日以上間隔をあける．

☐ **658** 予防接種の回数は，DPT-IPVは（　　　）回，麻疹は（　　　）回（1期（　　　）回，2期（　　　）回），日本脳炎は（　　　）回（1期（　　　）回，2期（　　　）回），BCGは（　　　）回である．

主要な感染症と動向：人獣共通感染症

☐ **659** 人獣共通感染症は，同一の病原体でヒトとヒト以外の脊椎動物が罹患する感染症で，（　　　），アニサキス症，オウム病，ツツガムシ病，（　　　　　），狂犬病，エキノコックス症，クリプトスポリジウム症などがある．

地球環境

☐ **660** パリ協定では地球温暖化の予防のために（　　　　　　）などの温室効果ガスの削減を目標としているが，わが国の温室効果ガス総排出量は，基準年（1990年）に比べ（　　　　）している．

☐ **661** 公害の（　　　）病の原因は工場の排液に含まれていたメチル水銀，（　　　）病の原因は鉱山から排出されたカドミウムである．

☐ **662** 水道水質ではトリハロメタンのほか，（　　　　　　　　）などの耐塩素性病原生物が問題となっている．上水道は水道法と環境基本法，生活排水は環境基本法，工場や事業場からの排水は水質汚濁防止法に規定がある．

必修問題

人体の構造と機能

疾病の成り立ちと回復の促進

健康支援と社会保障制度

基礎看護学

成人看護学

老年看護学

小児看護学

母性看護学

精神看護学

在宅看護論/地域・在宅看護論

看護の統合と実践

663 大気汚染では光化学（　　　　　）や（　　　　）などの微小粒子状物質，（　　　　）の原因となる二酸化硫黄（SO₂）が問題となっている．

664 大気汚染物質の浮遊粒子状物質（　　　　）が高濃度であると，呼吸器疾患や心疾患による死亡率が高くなるため，（　　　　）マスクで予防する．

665 ポリ塩化ビフェニル（PCB）などの不完全燃焼で生じる（　　　）や，フロンガスや火山噴火によるオゾン層破壊（オゾンホールの発生）によって増加する（　　　　）には発癌性がある．

666 内分泌撹乱化学物質は，ダイオキシンや（　　　　　　），（　　　　）などで，生殖系・免疫系・神経性に悪影響を及ぼす．

ごみ・廃棄物

667 感染性医療廃棄物は，感染性一般廃棄物と感染性産業廃棄物に分けられる．血液の付着したガーゼ包帯，臓器や組織は，感染性（　　　）廃棄物であり，針や鋭利な刃物や血液は，感染性（　　　）廃棄物である．家庭での使用済みオムツは一般廃棄物である．

精神保健

668 自殺対策基本法による自殺総合対策大綱では，悩んでいる人に寄り添い，かかわりを通して（　　　　　）を防ぎ，支援する（　　　　　　　）の養成を重点対策として，かかりつけの医師，教職員，保健師，看護師，ケアマネジャー，民生委員，児童委員など関連するあらゆる分野の人材に対する研修を行うことが規定されている．

669 （　　　　　　　）では，自殺の多い3月を自殺対策強化月間としている．自殺予防の早期対応の中心的人材となる（　　　　　）の養成は，地域自殺対策緊急強化基金を積極的に活用し，（　　　）や保健所，精神保健福祉センターが行う．

その他の保健活動の基盤となる法や制度

670 難病の患者に対する医療等に関する法律（難病法）は，指定難病に対する治療研究の推進と（　　　　）の助成制度について規定しているが，（　　　）は対象外である．

生活習慣病の予防

☐ **671** 腹囲測定を特徴とする特定健康診査は，（　　　　　　　　　　）に基づいて行われ，医療保険者が実施する．

☐ **672** （　　　　　　　）法に基づいて行われる国民健康・栄養調査によると，喫煙習慣は男性は（　　　）傾向，女性は（　　　　　）傾向であり，飲酒習慣は男女とも（　　　　）である．

☐ **673** 受動喫煙の防止は2002年に制定された（　　　　　　　　）法，未成年者の喫煙の禁止は明治33年に制定された（　　　　　　　　）法に規定されている．

☐ **674** 令和元年国民健康・栄養調査によると，食塩摂取量は（　　　　　）である．平成30年国民健康・栄養調査によると，主食・主菜・副菜を組み合わせた食事の摂取頻度は（　　　）格差が大きい．

☐ **675** 令和元年国民健康・栄養調査によると，収縮期血圧が140mmHg以上の者の割合は男性約（　　　）%，女性約（　　　）%であり，（　　　）性で血清総コレステロール値が上昇している．

☐ **676** がん検診，歯周疾患検診，骨粗鬆症検診，肝炎ウイルス検診は，健康増進法の事業として（　　　　　　）が実施する．

職場の健康管理

☐ **677** 労働安全衛生法に基づく労働衛生管理の基本となる労働衛生の3管理とは，（　　　　　　）管理，（　　　　）管理，（　　　）管理である．総括管理と労働衛生教育を加えて5管理とすることもある．

看護職に関する法

☐ **678** 看護師の業務停止については（　　　　　　　　　　　）法により行政処分が行われ，医療事故による業務上過失致死傷罪については（　　　）法，損害賠償は民法によって責任が問われる．

☐ **679** 看護師等の人材確保の促進に関する法律に基づき設置される都道府県ナースセンターでは，無料の（　　　　　　　）や離職の届出の受理を行っている．

サービスの提供体制

必修問題

人体の構造と機能

疾病の成り立ちと回復の促進

健康支援と社会保障制度

基礎看護学

成人看護学

老年看護学

小児看護学

母性看護学

精神看護学

在宅看護論 地域・在宅看護論

看護の統合と実践

□ (680) 医療法による（　　　　　　）は，400人以上の患者入院施設を有し，指定された10以上の診療科と，通常の基準以上の医療従事者と施設をもち，高度の医療提供能力を有すると厚生労働大臣が承認したものである．

看護の本質

□ **681** ICN（国際看護師協会）によると，広範囲のヘルスケアにおいて，看護師にとってとくに関心のある現象は，個人，家族，集団の（　　　　　）に対する人間の（　　　　　）であり，看護師の基本的責任は，（　　　）の増進，疾病の予防，健康の回復，（　　　　）の緩和の4つである．

看護の対象

□ **682** 人間には，（　　　　）の欲求，（　　　　　　）の欲求などの社会的欲求または自我欲求があり，心理的ストレスから自我を守るために，抑圧や逃避，合理化，代償，反動形成などの（　　　　　　）が働く．

□ **683** ストレスが生じたときに，意識的にストレスに対処するのが（　　　　　）であり，（　　　）解決型と（　　　）中心型に分けられるが，どちらも重要である．

健康と生活

□ **684** 健康の定義は地域や文化，時代で変わり，現在では健康と疾病は（　　　）し，（　　　）をもっていてもその人なりの健康があるとされている．

看護における倫理

□ **685** 看護師の（　　　）義務によって，患者に関する情報は（　　　　　）なしに提供することはできず，とくに電話によるものは相手が確認できないため，提供してはならない．

対象との関係の形成

□ **686** 対人関係において信頼しあう関係を（　　　　　）という．信頼関係の構築には，患者の価値観を尊重し，カウンセリングの基本的態度である，（　　　）・（　　　）・（　　　）・（　　　　　　　）で接することが重要である．

看護における連携と協働

□ ⑥⑧⑦ 1人の患者を1人の看護師が入院から退院まで継続して受け持つのは，（　　　　　　　　），患者をいくつかのグループに分け看護師がチームで受け持つのは，（　　　　　　　　），看護業務を内容別に分担して実施するのは機能別看護方式である．

コミュニケーション

□ ⑥⑧⑧ タッチングは，看護者の身体の一部である（　　　）を道具として用いるコミュニケーション技術であり，感情に作用するオキシトシンの分泌を促して，（　　　）や（　　　），（　　　）の緩和に効果がある．

学習支援

□ ⑥⑧⑨ 学習は，新しい知識の獲得や，よい習慣の形成などの目標に向かって努力する意識的行動であり，（　　　　　　　）な行動変容がみられるとともに，（　　　）によって強化され，（　　　）の影響を受ける．

□ ⑥⑨⓪ セルフケア行動は本人のニーズが反映され，（　　　　　　　　　）と周囲の肯定的支援によって促進される．

□ ⑥⑨① 集団指導におけるグループワークでは，個人が集団から影響を受ける（　　　　　　　　）が効果的に活用されるために，お互いの顔が見え，活発に意見交換しやすい座席配置にする．

看護過程

□ ⑥⑨② 看護計画は，看護上必要な観察項目である（　　　）（[　　　]），患者に直接行う身体的・心理的ケアなどの（　　　）（[　　　]），患者への説明・指導などの（　　　　　）（[　　　]）に分けられ，退院後の生活を予測して家族を含めて立てられる．

□ ⑥⑨③ 看護計画における看護上の問題は，医師と共有する（　　　　　　）も含み，原因は不明の場合も複数である場合もあり，絶えず情報収集して（　　　　　　　）を行い，看護目標の達成度を評価する．必要時には計画変更するため，優先順位は変化する．

□ ⑥⑨④ 看護記録は，患者の言葉で述べられた（　　　　　　　　）（[　　　　]）と，実施したケアの内容や検査データなどの（　　　　　　　）（[　　　　]）に整理され，看護者の感想は含まない．

フィジカルアセスメント

□ (695) 呼吸音の左右差，減弱・消失部位がある場合は（　　　　　）や胸水の貯留，気胸が考えられ，呼気が延長している場合は（　　　　　）やCOPDなどの閉塞性肺疾患が考えられる．

□ (696) 心音は，第5肋間と左鎖骨中線との交点の（　　　　）領域，と第4肋間胸骨左縁の（　　　　）領域ではⅠ音がⅡ音より大きく聴こえ，第2肋間胸骨右縁の（　　　　）領域と第2肋間胸骨左縁の（　　　　）領域ではⅡ音がⅠ音より大きく聴こえる．第3肋間胸骨左縁のエルブ領域はⅠ・Ⅱ音が均一に聴こえる．

□ (697) 発疹などの皮膚症状や瞳孔の対光反射，側彎は（　　）診で観察される．声音振盪，リンパ節の腫脹や腫瘤の有無，圧痛の有無などは（　　）診で観察される．呼吸音や心音，腸蠕動は（　　）診で観察される．

□ (698) 臨死期にみられる代表的な異常呼吸には，（　　　　　）のほかに，浅い呼吸から深い呼吸になり，また浅くなって無呼吸になることを繰り返す（　　　　　）がある．

感染防止対策

□ (699) 感染予防の基本は看護師が処置ごとに行う（　　　　）で，手洗い後は水分を拭き取る必要があるが，（　　　　　）の使用後は，拭き取る必要はない．家族がケアする場合も，ケア後に手洗いをすることを指導する．

□ (700) 結核菌に消毒効果があるのは，（　　　　　）（エタノール，イソプロパノール），グルタルアルデヒド（グルタラール），ポビドンヨード，次亜塩素酸ナトリウムなどである．

□ (701) （　　　　　　）や（　　　　　　）（グルタラール）は肝炎ウイルスにも消毒効果があるが，眼，鼻の刺激，頭痛，皮膚炎等の症状があるため，人体に接触する物や場所の消毒には用いない．

□ (702) 金属製品の滅菌には（　　　　）滅菌が適しているが，高温や高圧が適さないガラス製品やプラスチック製品，紙類には（　　　　　）（[　　　　　　　]）滅菌，軟性内視鏡にはグルタラール，フタラール，過酢酸など高度作用消毒薬を用いる．

安全管理＜セーフティマネジメント＞

□ (703) 針刺し事故予防には，針の（　　　　　　　　　）と針の専用容器への廃棄を徹底する．針刺し事故が発生したら，直ちに傷口から血液を押し出して（　　　　　　）で洗浄して消毒する．同時に責任者に報告する．

□ (704) 高カロリー輸液のために鎖骨下静脈から中心静脈カテーテルを挿入した直後に呼吸困難が出現した場合は，（　　　　　　　　　）を疑い，ただちに（　　　　　　）撮影が行われる．

安楽の確保

□ (705) 喘息など強度の呼吸困難では，（　　　　　　）が最も呼吸を安楽にし，心不全や腹水がある場合には，（　　　　　　　　　）が安楽な姿勢である．

□ (706) 四肢に障害のない患者を仰臥位から側臥位に変換する場合は，両膝を（　　　　　　），足を（　　　　　　　　　），トルクの原理を活用するとより少ない力で行える．

□ (707) 椎間板ヘルニアの好発部位は（　　　　　　　　　）であるため，作業時は膝を曲げて重心を低くして，腰部に最も負担の少ない（　　　　　　）位を心がける．

□ (708) 冷罨法は血管が（　　　　）して血流が減少するため，細胞の新陳代謝を抑制し，炎症抑制や疼痛緩和，（　　　　　　）促進，下腹部では子宮収縮の効果がある．

終末期のケア

□ (709) 死後の処置は，チューブ・カテーテルをすべて（　　　　　）し，体内にある排泄物をすべて排泄させ（　　　　　）綿を詰めてから（　　　　　）綿を詰め，和式着物のひもは縦結びにする．

□ (710) 死後硬直は（　　　　　　　　　）時間から始まり，（　　　　　　）時間で全身に及ぶ．死後の処置は死後硬直が始まる前に行うが，家族と患者だけで過ごすお別れの時間を15分ほどとって，家族に声かけしてから行うなど配慮する．

必修問題

人体の構造と機能

疾病の成り立ちと回復の促進

健康支援と社会保障制度

基礎看護学

成人看護学

老年看護学

小児看護学

母性看護学

精神看護学

在宅看護論／地域・在宅看護論

看護の統合と実践

環境

□ (711) 病室の広さは医療法により1人あたり（　　　　）m²以上，法規定はないがベッドの間隔は（　　　　　　　）m，温度は冬期（　　　）℃前後，夏期（　　　　）℃前後，湿度は（　　　）%前後，照度は（　　　　）～（　　　　　）ルクス，騒音は（　　　　）dB以下とされる．

食事と栄養

□ (712) 誤嚥予防には，（　　　　　　　　　　　）嚥下させ，食後30分〜1時間，坐位を保つとよい．半身麻痺がある場合は（　　　）側を向いて嚥下させるのが基本であり，食前の（　　　　）マッサージも効果がある．

□ (713) 経鼻経管栄養法におけるチューブの挿入時は，患者を（　　　　　　）位にして，チューブの先端が咽頭部に達したら頭部を（　　　）屈させて先へ進め，咳嗽が生じたらただちに抜去する．

排泄

□ (714) 膀胱留置カテーテルでは，バルーン内には（　　　　　　　　）を入れ，カテーテル閉塞予防のための膀胱洗浄には，体温程度に温めた（　　　　　　　）を用いる．

□ (715) 肛門周囲皮膚障害予防には，（　　　　　）の洗浄剤で洗浄した後に（　　　　　）を塗布する．

□ (716) グリセリン浣腸では，直腸温より高い（　　　　　　）℃に温めた浣腸液を（　　　）秒/50mL以上かけて注入し，注入後（　　　　）分待って排便を促す．

□ (717) ベッドの高さは端坐位で足底が床につくようにし，半身麻痺がある場合，車椅子・床頭台・ポータブルトイレは（　　　）側の頭部側に置く．

活動

□ (718) 安静臥床時や術後は，（　　　　　　　）を予防するために関節可動域訓練を行うが，関節を固定している場合は（　　　　　　）運動を行い，麻痺がある場合には（　　　　）的に関節可動域運動を行う必要がある．

清潔・衣生活

719 口腔ケアが不足すると,（　　　　　　　）や（　　　　　　　　　）が形成されて（　　　　　　　　　）菌などの細菌が繁殖し，pHが（　　　　）性に傾いて，う歯や歯周病，口臭，不顕性（　　　　　　　　　）の原因となる.

720 入浴の3大効果（温熱効果による血管の拡張，静水圧効果による血液還流の促進，浮力によって身体が浮くこと）により，療養中の入浴は（　　　　　）℃とし，（　　　）浴を（　　　）分以内にすることが望ましい.

呼吸，循環，体温調整

721 成人の脈拍数は,（　　　　　）回/分未満は徐脈,（　　　　　　）回/分以上は頻脈であり，新生児の脈拍数は,（　　　　　　　）回/分，学童期の脈拍数では（　　　　　　　）回/分が正常である.

722 熱帯地方に渡航後，高熱と平熱が数時間から数日の間隔で繰り返される波状熱がみられる場合は,（　　　　　　　）を疑う. 水または米のとぎ汁様の下痢が頻回に起こる場合は（　　　　　　）を疑う.

723 成人の血圧測定で使用されるマンシェットの幅は（　　　　　　　）cmであり，マンシェットのゴム嚢の中心が（　　　　）動脈にかかるようにして，すき間に2横指入る程度に巻く.

724 マンシェットの幅が広いと血圧測定値は（　　　）くなり，マンシェットの巻き方が緩いと血圧測定値は（　　　）くなる.

725 酸素吸入濃度を最も高濃度にできる器具は（　　　　　　　）マスクで，100%まで調節できる.（　　　　　　　）マスクは色分けされたダイリュータで酸素濃度調節が可能で，最大50%まで調節できる.

726 酸素吸入器具で最も低濃度となる（　　　　　　　）は，装着したまま（　　　）ができる,（　　　）がしやすいなどの利点がある.

727 酸素吸入の加湿器には（　　　　　　）を使用し，気管内チューブのカフには（　　　）を注入する.

必修問題
人体の構造と機能
疾病の成り立ちと回復の促進
健康支援と社会保障制度
基礎看護学
成人看護学
老年看護学
小児看護学
母性看護学
精神看護学
在宅看護論 地域・在宅看護論
看護の統合と実践

728 痰の（　　　　）は，（　　　　　　　　　　）などの用手圧迫法や，吸入療法後に痰の貯留部位を（　　　）くした（　　　　　　　　　　）法を行った後で行うと効果的である．

729 15MPa／500L酸素ボンベの内圧計が4.5MPaを示している場合，酸素の残量は（　　　　）Lである．

酸素残量＝ボンベの体積×圧力計の指針÷充填圧
　　　　（L）　　　　　（L）　　　　（残圧）　　（14.7MPa）

730 胸腔ドレナージは，水封式の（　　　　）式回路で－12～－15cmH$_2$Oの（　　　　）で持続吸引され，（　　　　　）の水面が呼吸に合わせて上下する呼吸性移動は正常である．気胸のドレナージや，術後で（　　　　　　　）がある場合は，水封室に（　　　　　　　）がみられる．

731 胸腔ドレナージは，呼吸困難が消失しても肺の再膨張を確認するまで持続され，（　　　　　　）は歩行時にクランプを行うが，（　　　　）の場合はクランプしない．

皮膚・創傷管理

732 ファウラー位や車椅子での斜め座りでは（　　　　　　）に圧迫や摩擦による褥瘡が生じやすいため，褥瘡予防には，ベッドのギャッジアップは（　　　）°以下とするか，90°坐位を保つ．

733 創治癒を遅らせる要因は（　　　），（　　　），（　　　），（　　　　　）などで，創治癒の促進には（　　　）環境が適しているため，洗浄した後に（　　　　　　）材を使用する．

734 デブリードマン（壊死組織の除去）は褥瘡のステージ（　　　）で，（　　　）促進を目的に行う．

与薬

735 血漿の浸透圧と等しい5％ブドウ糖液200mLに含まれるブドウ糖（グルコース）は（　　　）gである．

736 皮内注射では，26～27Gの針を皮膚に対してほぼ（　　　　）になるように刺入し，マッサージは行わない．

必修問題

人体の構造と機能

疾病の成り立ちと回復の促進

健康支援と社会保障制度

基礎看護学

成人看護学

老年看護学

小児看護学

母性看護学

精神看護学

在宅看護論/地域・在宅看護論

看護の統合と実践

□ **737** 点眼薬は（　　　）的に扱うため睫毛に触れないように注意しながら，下眼瞼結膜の中央に，（　　　）性の薬剤を先に滴下して軟膏や（　　　）性の薬剤は最後に使用する．点眼後はしばらく目を閉じるか（　　　）を押さえる．

□ **738** 直腸坐薬は（　　　）から吸収され，門脈を通らないため初回通過効果を受けず下大静脈から直接心臓に送られるため作用が早い．挿入するときは肛門（　　　）括約筋よりも内側に入るように，肛門から（　　　）cm挿入し，1〜2分肛門を押さえる．

輸液・輸血管理

□ **739** 輸血用血液製剤の保存は，全血製剤と赤血球製剤は（　　　）〜（　　　）℃で採血後21日間，新鮮凍結血漿は（　　　）℃以下で採血後1年間である．血小板製剤は採血後4日間のみ使用可能で，（　　　）〜（　　　）℃で振盪保存する．低温保存した赤血球製剤は温めずに室温で輸血する．

□ **740** 輸血実施前には，ABO式血液型，RhD因子などの血液型検査，（　　　）検査，（　　　）（クロスマッチ）を実施する．侵襲的検査の際にも血液型検査は行う．

救命救急処置

□ **741** 動脈性出血の間接圧迫止血では，外出血部より（　　　）側の動脈を用手圧迫するか幅3cm以上の止血帯で圧迫し，圧迫開始時刻の記録を行って（　　　）〜（　　　）分に1回は圧迫解除する．

□ **742** 意識消失と心肺停止，心電図モニターで（　　　）が確認された場合には，周囲に（　　　）の準備を依頼し，ただちに（　　　）を行う．

□ **743** AEDは電極パッドを患者の（　　　）と（　　　）に心臓を挟むようにして貼り，通電中は患者の身体に触れず，通電が終わったらただちに（　　　）を行う．

□ **744** 薬物のオーバードーズ（過剰摂取）や毒物を摂取した場合，1時間以内であれば（　　　）位にして微温湯か（　　　）で胃洗浄を行う．

生体機能のモニタリング

□ (745) 静脈血を採血する場合, 採血部の消毒は (　　　　　　　) から (　　　　) に向かって行い, 駆血は長くなると (　　　　　　　) を生じるおそれがあるため, 1～2分を目安とする.

□ (746) BMI (　　　　) 未満, 血清アルブミン値 (　　　　) g/dL以下は低栄養状態を疑う.

□ (747) 肝炎のときの濃い茶色の尿は, (　　　　　　　) の存在によるもので, 尿潜血反応は, 尿中 (　　　　　　　) の存在によるものである.

□ (748) 12誘導心電図測定では, 左右の第 (　　　) 肋間と左前胸部4か所の合わせて (　　　) か所と, 四肢に電極を装着する.

□ (749) 心室性期外収縮では (　　　　　　　) が自覚または他覚され, R on T 型やShort-run型, 多源性, 多発性の場合は (　　　　　) に移行する可能性が高い.

□ (750) (　　　　　　　) に装着するパルスオキシメーターによる経皮的動脈血酸素飽和度 (SpO$_2$) の測定値 (　　　) %は, 動脈血酸素分圧 (PaO$_2$) (　　　) mmHgで, 呼吸不全であるために酸素吸入が必要である.

必修問題

人体の構造と機能

疾病の成り立ちと回復の促進

健康支援と社会保障制度

基礎看護学

成人看護学

老年看護学

小児看護学

母性看護学

精神看護学

在宅看護論/地域・在宅看護論

看護の統合と実践

成人期の特徴と生活

□ 751 成人期の学習は, 小さな成功体験を積み重ねて (　　　　　　) を高めるとともに, 自己の興味や関心など, (　　　　　　) によって促進され, 自己評価が重要であり, 学習者の経験が資源となる.

生活習慣病に関連する健康課題

□ 752 生活習慣病である2型糖尿病が発生する原因は, 加齢に伴うインスリンの分泌低下に, (　　　　　　　　) の低下が加わるためである.

職業に関連する健康課題

□ 753 VDT機器の作業規定は, 一連の作業時間は (　　) 時間を超えない, 作業間に (　　　　　) 分の休止時間を設ける, ディスプレイの照度は (　　) ルクス以下, 手元の照度は (　　　　) ルクス以上としている.

救急看護・クリティカルケアの基本

□ 754 気管挿管を行うときには, 義歯がないことを確認し, スタイレットをチューブの先端から1cm短めに挿入する. 挿管後はカフに (　　) を入れ, (　　　　) を確認する.

□ 755 急性胃腸炎で高熱と水様性下痢がみられる患者には, (　　　) のリスクが高いため, 発汗状態や尿量, 尿比重, 皮膚のツルゴール (張り, 皮膚緊張感) を観察する.

□ 756 顔面に熱風を受けた場合, (　　　　　) の危険性が高いので, 気道確保のために最優先で気管挿管が行われる.

□ 757 毒ガスのサリンや, 農薬の有機リン酸, パラチオンは, コリンエステラーゼ阻害作用があり, 急激な (　　　), 流涎, (　　　　　), けいれんなどの中毒症状が生じる.

☐ **758** 熱中症では身体を冷やして（　　　　　）を含む水分の補給を行い，脱水で血液が濃縮して生じる（　　　　　　　）の症状に注意する．症状は下肢の痛みや肺塞栓による呼吸困難などである．

術前の看護

☐ **759** 術後合併症の無気肺を予防するため，術前から（　　）式呼吸や（　　）呼吸，閉塞性肺疾患がある場合は（　　　　　）呼吸，排痰のための咳嗽の訓練，インセンティブ・スパイロメトリーによる呼吸練習などが行われる．

☐ **760** 手術部位感染（SSI）の術前の危険因子は，（　　　　），糖尿病，ステロイド投与，栄養失調，黄色ブドウ球菌の鼻腔内定着などで，とくに心臓手術前は30日間の（　　　）が必要とされる．

術中の看護

☐ **761** 麻酔薬の効果は，（　　　），（　　　），（　　　）で，全身麻酔を行った手術後は，呼吸抑制による（　　　　）や，腸蠕動抑制による（　　　），離床後の（　　　　）に注意する．

☐ **762** 麻酔前投薬には，（　　　　）を目的に（　　　　），（　　　）を目的に（　　　　）が用いられる．気管挿管では（　　）片肺挿管が起こりやすい．

☐ **763** 砕石位で手術した場合，（　　　）神経麻痺が起こりやすく，側臥位で手術した場合は（　　　　）麻痺，仰臥位で手術した場合には（　　）麻痺が起こりやすい．

☐ **764** 全身麻酔下で手術中に高熱と筋の硬直がみられた場合は（　　　　　　）を疑う．術後数日経って（　　　　）℃以上の高熱がみられた場合は，尿路感染症，肺炎，手術部位感染（SSI），カテーテル感染，下痢症などの術後感染症を疑う．

術後の看護

☐ **765** 外科的侵襲直後から2〜4日の（　　　）期には，（　　　）神経が優位となって，尿量の（　　　）のほか，蛋白（　　　）の亢進，糖新生による脂肪の分解，血糖値の（　　　），頻脈，血圧の（　　　），体温の（　　）などの生体反応がみられる．

必修問題

人体の構造と機能

疾病の成り立ちと回復の促進

健康支援と社会保障制度

基礎看護学

成人看護学

老年看護学

小児看護学

母性看護学

精神看護学

在宅看護論／地域・在宅看護論

看護の統合と実践

766　開頭術後の急激な意識レベルの低下は，術後頭蓋内出血とそれに伴う脳浮腫による，（　　　　　　　）が最も疑われ，脳ヘルニアの危険性が高い．

767　開頭術後は，脳浮腫による頭蓋内圧亢進を予防するため，頭部を（　　　　）°拳上，絶対安静，（　　　）吸入，下剤による排便コントロールが実施され，頭部の（　　　）罨法は禁止する．

768　術後せん妄は（　　　　）に多く，不安，（　　　　　　　），手術による疼痛，身体拘束などの要因により発症する．

769　腹腔ドレーンからの排液は，血性から，3〜5日に（　　　）性〜淡々血性〜淡黄色となり，赤ワイン色や灰色は（　　　　）漏，濃い黄色は（　　　）漏，褐色で悪臭があるときは，（　　　　　）を疑う．

術後合併症と予防

770　術後24〜48時間には，（　　　　　）や（　　　　　）が出現する可能性が高く，3日後に腸蠕動を認めない場合は（　　　　　　　）が疑われ，術後5日前後には（　　　　　）が生じやすい．

771　胃全摘術後は，（　　　）貧血や（　　　　　　）貧血，蛋白質や脂肪の消化吸収阻害による下痢がみられる．（　　　　　　　　　），小胃症候群の予防のために，食事は1回量を少なく，回数を多くする．

772　観血的手術後に血管拡張や循環促進による血流増加が生じると（　　　）を助長するため，退院後1週間は，長時間の入浴やサウナは禁止し，シャワー浴がすすめられる．

773　開腹術では腸の癒着が起こり，時間経過後に約7割に（　　　　　　　）が生じるといわれる．癒着性腸閉塞は，突然の腹痛，悪心，嘔吐，腹部膨満感，排ガス停止や便秘などで発症する．

774　直腸癌や卵巣癌，子宮体癌などで骨盤内手術をした場合は，（　　　　　　）障害による（　　　　　　）が生じるため，膀胱訓練と残尿測定を行う．

775　下肢切断後は，切断肢断端部に（　　　　　　）を巻き，断端部の痛みや発赤，（　　　）の有無を観察する．切断し喪失した部位には，（　　　　）を訴えることがある．

がん患者の集学的治療と看護

776 抗癌薬の副作用は，投与直後には吐き気や嘔吐が生じ，2〜7日後には倦怠感や食欲不振，（　　　　），（　　　　）等の消化器症状がみられ，（　　　　）等の骨髄抑制症状は（　　　　　　　）後に現れる．

777 放射線治療の急性反応は，全身倦怠感や嘔気，頭痛，発熱などの（　　　　）症状や（　　　　），骨髄抑制による易感染，遅発性反応は，照射部位の局所壊死による（　　　　），（　　　　）や肺線維症などである．

緩和ケアを必要とする患者と家族への看護

778 緩和ケアは家族も対象に含み，鎮痛薬の使用はWHOがん疼痛治療ラダーによって進められ，第一選択薬は非オピオイド鎮痛薬の（　　　　　　　）である．

779 オピオイドには麻薬性オピオイドと非麻薬性オピオイドがある．（　　　）性オピオイドの代表薬はモルヒネであり，モルヒネ拮抗薬には（　　　），（　　　　　　　）がある．

780 モルヒネを使用中のレスキュードーズ（臨時追加薬）としては，フェンタニルの貼付薬は即効性がなく，（　　　　　　　）かモルヒネ注射薬，（　　　　　　　）を用いる．

781 神経因性疼痛（神経障害性疼痛）はオピオイドに反応しにくいため，鎮痛補助薬（（　　　　），（　　　　　　））の使用を検討する．

エンド・オブ・ライフ・ケア＜end-of-life-care＞

782 癌の末期に呼吸困難がある場合には，（　　　　）を和らげるために，呼吸抑制の副作用のある（　　　　　　　）の追加や増量が検討される．

臨死期の看護

783 終末期看護の役割には，家族の予期悲嘆への援助として（　　　　　　　）を促すことや，臨死期の死前喘鳴や（　　　　　　）の出現など，死に至るまでの過程を伝えておく死の教育（デス・エデュケーション）などがある．

呼吸機能障害のある患者の看護

□ (784) 気管支鏡検査では（　　　　　　　　）は禁止，上部消化管内視鏡検査では
（　　　　　　　）から飲食禁止となる．

□ (785) 気管支鏡検査は（　　　）麻酔で半坐位または仰臥位，上部消化管内視鏡
検査は（　　　）麻酔で左側臥位で行われ，検査後（　　　　）時間は飲食
禁止である．

□ (786) 気管支鏡を挿入するときは（　　　）式呼吸とし，検査中は（　　　　　　）
の出現に注意し，会話ができないため苦しいときに合図する方法を決めて
おく必要がある．

□ (787) 胸腔穿刺は（　　　）位または（　　　）位で，脱気目的では（　　　　）線第
2～3肋間，排液目的では穿刺側の上肢は頭上に上げて（　　　　　）線第7
～9肋間を穿刺し，（　　　）や（　　　　）は禁止する．

□ (788) 胸腔穿刺終了後は，穿刺部位からの（　　　　）の漏出や（　　　）を防ぐた
め，消毒後滅菌的に圧迫固定して感染予防を行い，（　　　　　）時間以上
安静にし，24時間は観察する．

□ (789) 肺気腫やCOPDでは，低酸素血症に対して高濃度酸素吸入を増量すると，
CO_2ナルコーシスによる（　　　　　　　　　　　　　[　　　　　　]）の上昇
（　　　　　　　　　　　）のために（　　　　）や（　　　　）などの意識障害が生
じるため注意する．

□ (790) 喘息発作予防として用いる（　　　　　　　　　　　　　）療法は，内服よ
り副作用が少ない利点がある．効果的使用法は，非発作時の（　　　　　）
に吸入して，吸入後は（　　　　）をすることである．

循環機能障害のある患者の看護

□ (791) 心原性ショック，開心術後のショック，低心拍出量症候群では，（
　　　　　　　　　　）による補助循環が行われることが多い．

□ (792) 人工ペースメーカーの植え込みが必要なのは（　　　　　　）や（
　　　　　　）であり，植え込み中は毎日（　　　　　　）を行い，MRI検
査や電磁調理器具の使用，電子商品監視装置の通過には注意が必要である．

必修問題
人体の構造と機能
疾病の成り立ちと回復の促進
健康支援と社会保障制度
基礎看護学
成人看護学
老年看護学
小児看護学
母性看護学
精神看護学
在宅看護論／地域・在宅看護論
看護の統合と実践

□ (793) 心不全の急性増悪では，浮腫の増悪による（　　　　），（　　　　）による喘息様の咳嗽や血性泡沫様痰，（　　）脈，（　　）尿などがみられる．

消化・吸収機能障害のある患者への看護

□ (794) 上部消化管造影中は（　　　　）による噯気（げっぷ，おくび）は我慢させ，検査後は（　　　　）を服用して水分摂取を促し，便が造影剤によって（　　）になることを説明する．

□ (795) 下部消化管内視鏡では，前日夕食から低残渣食で当日6時から腸管洗浄液を内服し，検査中は迷走神経反射である（　　　　）と（　　　　）に注意し，検査後は（　　　　）や（　　　　）に注意する．

□ (796) 腹腔穿刺検査前には必ず（　　　　）させ，（　　　　）または（　　　　）で行い，腹腔内圧の急激な低下による（　　　　）を予防するため1度に多量に排液せず，実施後は（　　　）で固定して2～3時間観察する．

□ (797) 全身麻酔による腹腔鏡下胆嚢摘出術の合併症には，（　　　　），皮下気腫，肺塞栓症，気腹法による（　　　　），肺炎，消化管穿孔による腹腔内出血，創感染などがある．

□ (798) 食道癌は，（　　　　　　）に位置する胸部中部食道癌が最も多く，（　　　　　　）による嗄声や嚥下困難，食物の通過障害とそれに伴う低栄養状態により（　　　　　　）値の低下がみられる．

栄養代謝機能障害のある患者の看護

□ (799) 肝硬変の食事は，高アンモニア血症による異常行動，羽ばたき振戦がみられる肝性脳症，肝性昏睡の予防のために（　　　）・（　　　　），腹水の改善のために（　　　）制限食，脂肪代謝障害に対して（　　　）脂肪食とする．

□ (800) 高尿酸血症の治療薬は，尿酸代謝や排泄を促す（　　　　　），（　　　　　　）である．痛風発作には（　　　　　），（　　　　　　），（　　　　　　），（　　　　　　）の順で用いられる．発作予防には過度の運動の制限を行い，飲水を2L以上行って排尿を促進する．

内分泌機能障害のある患者の看護

☐ **801** 糖尿病による下肢先端の壊疽や潰瘍の危険因子は，HbA1cが（　　　）%以上，（　　　　　　）がある，（　　　）や（　　　　）の合併などであり，自己血糖測定と下肢先端の観察とフットケアを毎日行う必要がある．

身体防御機能の障害のある患者の看護

☐ **802** 骨髄穿刺は（　　　）骨では（　　　　）位，（　　　）骨では（　　　　　）位または（　　　）位で行い，終了後は穿刺部に（　　　　　　　　）をあてて砂嚢などで圧迫固定し，（　　　）時間安静にする．

☐ **803** 造血幹細胞移植後1〜2週間で（　　　），発熱，（　　　），（　　　）などがみられたら，急性移植片対宿主病（GVHD）を疑う．GVHD予防のために移植前処置として，大量化学療法や全身放射線照射が行われる．

脳・神経機能障害のある患者の看護

☐ **804** 腰椎穿刺による髄液採取の終了後は，脳脊髄液圧低下予防のため，（　　　）時間は頭を水平にして絶対安静，（　　　　　）時間は床上安静が必要である．また，（　　　　　　　　）時には禁止とする．

☐ **805** 言語は理解できるが発語が困難なのは（　　　　　　　　　）失語，言葉が理解できなくなり，流暢に意味不明の言葉を話すのは（　　　　　　　）失語である．

☐ **806** 脳梗塞で片麻痺があるなど姿勢を保ちにくい場合，食事のときは患側に傾かないように姿勢を保持し，自力摂取を促すには（　　　　）などを利用する．介助は患側で行い，杖を使用している患者が階段を上るときには，介助者は患者の（　　　　）で（　　　　）に立つ．

感覚機能障害のある患者の看護

☐ **807** 突発性難聴は，突然生じる原因不明の（　　　　）難聴で，（　　　）や耳閉感，（　　　　），吐き気を生じるが，耳以外の神経症状は認めず，飲酒と喫煙を控え，急性期は（　　　）にすることが重要である．

必修問題
人体の構造と機能
疾病の成り立ちと回復の促進
健康支援と社会保障制度
基礎看護学
成人看護学
老年看護学
小児看護学
母性看護学
精神看護学
在宅看護論／地域・在宅看護論
看護の統合と実践

運動機能障害のある患者の看護

☐ (808) 長期ギプス固定の合併症として，不良肢位や圧迫による血行障害のための（　　　　　）や（　　　　　　）が生じ，上腕では（　　　　　　　　）がみられやすく，膝を含む下腿では（　　　　）がみられやすい．

☐ (809) 変形性膝関節症や変形性股関節症の人工関節置換術後は体重のコントロールを行い，関節を曲げすぎて負担をかけないように，身体を患側にねじる動作，（　　　　）や（　　　　　　）の使用を避け，就寝時は（　　　　）を使用する．

乳腺機能障害のある患者の看護

☐ (810) 乳癌手術直後の患側上肢は，（　　　　）位で固定して臥位では体幹より高くし，（　　　）から（　　　）へマッサージして，患側の（　　　　）より末梢の関節可動域訓練（ROM）を行って浮腫を予防する．

必修問題

人体の構造と機能

疾病の成り立ちと回復の促進

健康支援と社会保障制度

基礎看護学

成人看護学

老年看護学

小児看護学

母性看護学

精神看護学

在宅看護論 地域・在宅看護論

看護の統合と実践

老年期の発達と変化

☐ **811** 老年期の発達課題として，ハヴィガーストは身体の（　　　　　）や（　　　　　）の死への適応，（　　　　　　）の変化への柔軟な受け入れなどをあげ，エリクソンは（　　　　　　），ペックは引退の危機，身体的健康の危機，死の3つの段階をあげている.

高齢者のいる家族の理解

☐ **812** 令和4年の65歳以上の者のいる世帯では，（　　　　　）の世帯が32.1%で最も多く，次いで（　　　）世帯が31.8%であり，合わせると6割を超えている.

☐ **813** 介護者は同居する家族が5割以上で，女性が7割を占める．続柄では（　　　）が最も多く（約24%），年齢は60～69歳が最も多いが，70～79歳の要介護者等を70～79歳が介護している割合が約（　　　）%であり，（　　　　　）が深刻な問題となっている.

☐ **814** 平成28年国民生活基礎調査で，同居している主な介護者の約（　　　）割がストレスを感じており，ストレスや悩みの相談は，「（　　　　　　　）」が男性で約7割，女性で約8割と最も多い.

その人らしい生活の継続

☐ **815** 高齢者の生活全体を豊かにするケアの実践として，高齢者の生活史の聞き取りや（　　　　　　　　　　　　）は，高齢者自身が生きてきた時代背景など（　　　　　　）を想起させ，生きてきた証の確認となり，自己肯定感向上につながる.

☐ **816** 高齢者の5割以上は（　　　　）で最期を迎えたいと希望しているが，実際の死亡場所は，やや減少傾向とはいえ（　　　　）が約（　　　）割で，（　　　　　　）での死亡が増加，孤立死も問題になっている.

高齢者の健康と疾病

☐ 817　令和元年の国民生活基礎調査では,65歳以上の(　　)割強([　　　　]%)が有訴者(自覚症状のある者)であり,症状別では(　　　)が最も多い.

☐ 818　高齢者の健康状態は自律性反応など(　　　　　　)が低下しているため,(　　　)からの影響を受けやすく,疾病が(　　　　)に影響を与えやすいが,個人差は大きい.

☐ 819　高齢者の疾患の特徴は,(　　　　　)など複数の臓器に障害が出やすく,症状は(　　　　　)であり,原疾患とは関係のない老年症候群が発生しやすい.

老年期における身体機能の変化

☐ 820　加齢による毛様体筋の萎縮と,水晶体の弾力低下による調節障害で(　　　)は生じ,眼瞼下垂や瞳孔散大筋の萎縮による老人性縮瞳によって,(　　　　　　)が起こる.

☐ 821　後期高齢者の外来通院者の傷病で最も多いものは(　　　　)で,高齢者の場合,収縮期血圧は上昇し,拡張期血圧は低下するため,脈圧は(　　　　)する.

☐ 822　高齢者は心室壁が厚くなる(　　　　　)と肺の(　　　　)増大,前立腺肥大がみられるほかは,すべての臓器の細胞数が減少して萎縮し小さくなり,機能は低下する.腎臓の尿の濃縮機能が低下するため尿の比重は低下し,膀胱容量が減少するため,排尿回数は増加する.

☐ 823　高齢者は胸腺と脾臓が著しく萎縮するため,T細胞とB細胞はともに(　　　　　)し,(　　　　)免疫の低下が激しく,(　　　　)免疫も低下するが,炎症性サイトカインの産生が増加するため(　　　　)免疫疾患は増加する.

☐ 824　加齢によるホルモンの変化では,副腎皮質刺激ホルモン(ACTH)や副腎皮質糖質コルチコイド(コルチゾル)の分泌は変化せず,松果体から分泌される(　　　　　　)や性腺から分泌される(　　　　　　)の減少が著しい.

必修問題

人体の構造と機能

疾病の成り立ちと回復の促進

健康支援と社会保障制度

基礎看護学

成人看護学

老年看護学

小児看護学

母性看護学

精神看護学

在宅看護論／地域・在宅看護論

看護の統合と実践

□ 825 高齢者は残気量が増大して，肺活量，最大換気量，1秒率が（　　　　）するうえに，運動時の心拍出量が減少するため，最大酸素摂取量が減少して息切れしやすくなる．筋力の低下や（　　　　）によって重心が動揺しやすくなり，良肢位が保ちにくくなる．

老年期における心理・社会的変化と健康への影響

□ 826 高齢者が自己効力感を感じて積極的に活動するためには，シルバー人材センターによる就労や高齢者サロンの利用で（　　　　　）して生きがいや役割をもつことが重要である．高齢者では健康・スポーツ活動への参加が多い．

□ 827 令和4年の労働力人口は、6,902万人（　　　　　　）で，労働力人口総数に占める65歳以上の者の割合は13.4%である．65歳以上70歳未満の高齢者は，男性では約（　）割が就労しており，65歳以上の雇用者は増加しているが，就労者の約（　　）割が非正規雇用である．

□ 828 高齢者世帯で収入の全てが（　　　　　　　）であるのは半数弱で，（　　　　　　）がある世帯は半数以上だが，約（　　）割の世帯が暮らし向きに心配ないと感じている．

老年看護に用いられる概念・モデル・理論

□ 829 高齢者の看護に活用される理論には，援助者が高齢者の強みを見出す（　　　　　　　　　　）や，緩和・安心・超越の3つのコンフォートが満たされると経験が強化されるとする（　　　　　　　　　　）などがある．

老年看護の倫理

□ 830 高齢者という理由だけで，能力が劣っているとか無益であるなどと，偏見をもって差別することを（　　　　　）という．

□ 831 高齢者虐待を受けやすいのは高齢で要介護度の高い（　　　　　）がある（　　　　　）で，身体的虐待が最も多い．虐待する介護者は（　　　　）が4割で最も多く，次いで，（　　　），（　　　）が多い．

□ 832 「高齢者のための国連原則」とは，（　　　　）の原則，（　　　　　　）の原則，（　　　　）の原則，（　　　　）の原則，（　　　　　）の原則の5原則である．

高齢者の生活を支える制度と施策

☐ (833) 令和3年度の介護保険事業状況報告では，介護保険の第1号被保険者の約
（　　　　）%，75歳以上の約（　　　）割が要介護者等の認定を受けており，（
　　　　）から（　　　　　　　）の増加が最も著しく，男女別では（　　　　　　）が
多い．

☐ (834) 老人福祉法と介護保険法に基づく介護老人福祉施設は，常時介護を必要と
する要介護者が対象となり，施設サービス計画に基づいて，主に（
　　　　）と（　　　　　　　　　　　）が行われ，入所者30人以上から段
階的に看護師が配置される．

☐ (835) 介護保険法に基づく介護老人保健施設は，（　　　　　　　）や（
　　　　）の配置が義務付けられ，在宅生活に向けた生活支援と（
　　　　　　）が中心となるが，看取りも行われる．

☐ (836) 認知症対応型共同生活介護（グループホーム）は，介護保険法に基づく制
度による（　　　　　　）サービスで，ユニットケアを実施する．（
　　　　）の判定の者は利用できない．

☐ (837) 認知症対応型共同生活介護（グループホーム）では，5〜9人の少人数でケ
ア付きの共同生活が行われ，看取りも行う．（　　　　　　）の配置は義務
ではないが，配置されると医療連携体制加算が算定される．

☐ (838) 療養通所介護は，常に看護師による観察を必要とする難病，認知症，（
　　　　　　）等の重度要介護者または（　　　　　　　　）を対象にし
た，介護保険の居宅サービスである．

☐ (839) 成年後見制度には（　　　）後見制度と（　　　）後見制度があり，（
　　　　）や（　　　　　　　　　）が行われる．成年後見制度にかかわる公的
機関は（　　　　　　）であり，（　　　）後見人の選定や（　　　）後見監
督人の選任を行う．

☐ (840) 認知症高齢者などに対する日常生活自立支援事業は，（　　　　　　　　）
が主体となって（　　　　　　　　　）や通帳・印鑑・権利書の保管，（
　　　　）などを行う．

高齢者の食事・食生活の特徴と援助

☐ (841) 高齢者の食事は，高血圧の治療で（　　　）制限が行われることが多いが，夏の発汗や冬の乾燥で（　　　）性脱水を起こしやすいため注意する．

☐ (842) 高齢者は咀嚼・嚥下機能が低下するため，（　　　）反射が低下し誤嚥を生じやすく，栄養摂取では（　　　）が不足して，（　　　　　　）の原因となり，要介護状態のリスクの（　　　）につながると問題になっている．予防には十分な蛋白質の摂取と適度な運動を促す．

☐ (843) 日常生活動作（ADL）の低下で買い物や調理が困難になった場合の食生活に対しては，居宅サービスの（　　　　）や介護保険法による地域支援事業の生活支援サービスの1つである（　　　　）の利用が適している．

高齢者の排泄の特徴と援助

☐ (844) 高齢者の尿失禁には，尿失禁用パッドの使用を勧め，（　　　　　　）を把握してタイミングよく声をかけて誘導する．膀胱炎を予防するためには，パッドの交換を頻回にする．

☐ (845) 高齢者の機能性尿失禁は（　　　）症や（　　　　　）症に多くみられ，尿意は感じているが排尿行動がとれないために生じる．

☐ (846) 高齢者には，長期臥床による運動不足や食事が原因となる腸蠕動の低下による（　　　）便秘が多くみられ，肛門括約筋の収縮力の低下による（　　　）もみられる．下痢では（　　　）になりやすい．

高齢者の清潔と衣生活の特徴と援助

☐ (847) 義歯は流水と義歯用（　　　　）で洗浄し，保管時は乾燥させないように，（　　　　　）に義歯洗浄剤を入れて，義歯を浸漬する．就寝時には義歯を外す．

高齢者の活動と休息のバランスの特徴と援助

☐ (848) 高齢者の睡眠は，入眠までの時間が長いうえ（　　　）覚醒が多く，また，（　　　）覚醒もみられるため（　　　）を得にくい．睡眠を促すには午前中に日光を浴びて日中の活動を増やし，ぬるめの湯で入浴するとよい．30分程度の昼寝は夜の睡眠に影響しない．

高齢者における性＜セクシュアリティ＞

□ (849) 「男である」「女である」という意識など（　　　　　　　）は高齢者にとってもアイデンティティの重要な部分であり，（　　　　　）が満たされ，生活意欲の向上につながる.

終末期にある高齢者と家族への看護

□ (850) 高齢者の意思を尊重した終末期までのケアを事前に話し合うのは（　　　　　　　　）である. 高齢者自身の終末期についての意向を事前に医師に口頭や文書で指示する（　　　　　　　　　）にはリビングウイルやDNR（心肺蘇生拒否）がある.

高齢者に特有な疾患・障害の病態と要因

□ (851) 高齢者は，（　　　　　　）の減少によって細胞（　　　　　）が減少して体水分量が体重の約55％に減少することに加え，（　　　　　　　）の渇中枢の感受性の低下によって口渇を感じにくく，脱水になりやすい.

□ (852) 高齢者は（　　　　）になりやすく，（　　　　　）や（　　　　　）の機能低下等もあるため，薬物血中濃度が高くなって薬の有害作用がみられやすく，眠気や降圧薬による（　　　　　）でふらつきや転倒が起こりやすい.

高齢者に特有な疾患・障害の治療

□ (853) 骨粗鬆症がある場合に，尻もちをついただけで生じやすい（　　　　　　　）骨折では，日中はコルセットを着用し就寝中ははずして，体幹の（　　　　）運動を禁止する.

□ (854) 加齢による（　　　　　　）では，（　　　　　　）が白く混濁するため，霧がかかったようにものがぼやけて見える霧視が生じる. 水晶体摘出術後には，感染や（　　　　　　）を起こす危険性がある.

高齢者に特有な疾患・障害の予防と看護

□ (855) 高齢者は転倒による（　　　　　　　　）骨折で寝たきりになりやすいため，予防策として，（　　　　　　　　）による筋力の維持と，日中の（　　　　　　　）装着をすすめる.

必修問題

人体の構造と機能

疾病の成り立ちと回復の促進

健康支援と社会保障制度

基礎看護学

成人看護学

老年看護学

小児看護学

母性看護学

精神看護学

在宅看護論／地域・在宅看護論

看護の統合と実践

□ **856** 高齢者施設に多い感染症の疥癬が生じた場合には，居室はこまめに清掃して消毒は行わないが，ノロウイルス感染では（　　　　　　　　　　　　　）による消毒が必要である．

□ **857** 老人性皮膚搔痒症は，下腿に発症しやすく（　　　　）で増悪するため，皮脂を奪う（　　　　　　　　）や（　　　　　　　　　）は使用せず，入浴後は（　　　）を行う．

□ **858** 老人性難聴は（　　　　）性に生じる感音性難聴で高音域から障害され，（　　　　　　　）能力が低下するため，補聴器を試したり，（　　　）い声でゆっくり，はっきりと話してもらう必要があるが，大声で話す必要はない．

□ **859** 高齢者のうつ病は（　　　　　）との区別がつきにくく，悲哀感や不安，（　　　　　　）の訴えや心気症状が多く，（　　　　　　　　　　　　　　　　）を第一選択薬とする．難治性の場合は電気けいれん療法が行われる．

認知機能が低下した高齢者の看護

□ **860** 認知症の行動・心理症状（BPSD）は（　　　　）によって生じることが多い．話は否定せず傾聴し，何度もゆっくり説明し，高齢者が「家に帰る」といって徘徊するときは目的があるため，寄り添って話をしたり，（　　　　　　　　　）とよい．

小児医療・小児看護の変遷と課題

☐ 861
小児の誤飲事故は，（　　　　），（　　　　　　　　），（　　　　）の順で多く，乳幼児では加熱式を含む（　　　　　）の誤飲による中毒，5歳以下では豆やナッツによる窒息に対して注意喚起されている．

☐ 862
令和4年の乳児の死因の第（　　）位である乳幼児突然死症候群（SIDS）のリスク因子は，（　　　　　），（　　　　　　），（　　　　　　　）である．

子どもの成長・発達の原則と影響因子

☐ 863
成長・発達において諸機能の獲得・成熟が決定づけられる時期を（　　　　　）といい，それぞれ異なる．脳神経系は（　　　　）期に急速に発達し，胸腺やリンパなど免疫系は（　　　　）に成人の2倍まで発達してから低下，生殖系は（　　　　）から急激に発達する．

☐ 864
原則的に発達は（　　　　）から末梢へ，（　　　　）部から下部へ，全体から部分へ，粗大から微細へなどの方向性があり，遺伝と環境両方の影響を受ける．

☐ 865
エリクソンによる発達課題は，幼児初（前）期は，（　　　　）対（　　　　），幼児期は，（　　　　　　　　）対（　　　　），学童期は，（　　　　）対（　　　　）である．

子どもの成長・発達のアセスメント

☐ 866
同年代での身体発達の計測値が小さいほうから10%を（　　　　）パーセンタイル，大きいほうから10%を（　　　　）パーセンタイルといい，標準からの逸脱の目安とする．

☐ 867
小児の肥満は摂取エネルギー過剰による単純性肥満が多く，放置すると生活習慣病につながる．小児の肥満度は[体重−（　　　　）]÷（　　　　　）×100（%）で計算され，幼児期で（　　　　）%以上を太りぎみ，学童期で（　　　　）%以上を軽度肥満とする．

必修問題

人体の構造と機能

疾病の成り立ちと回復の促進

健康支援と社会保障制度

基礎看護学

成人看護学

老年看護学

小児看護学

母性看護学

精神看護学

在宅看護論／地域・在宅看護論

看護の統合と実践

□ 868 小児の発達評価は，「個人―社会」，「微細運動―適応」，「言語」，「粗大運動」の4領域で判定する（　　　　　　　　　）や，6領域で判定する遠城寺式乳幼児分析的発達検査法があり，IQ（知能指数）の検査法には，ビネー式や（　　　　　　　　　）（WPPSI，WISC）がある.

小児期における成長・発達の特徴

□ 869 新生児期には全睡眠の50％，幼児期には成人と変わらない20％を占める（　　）睡眠は，成長とともに（　　　　）する.3〜4歳で昼寝しなくなる.

□ 870 尿意と便意では（　　）意を自覚するほうが早く，1歳過ぎくらいから知らせ始めるが，排泄が完全に自立するのは（　　　　）である.

□ 871 夜間のオムツがとれる時期は個人差が大きく，幼児の夜尿は，自律神経系が未熟なために起こるので様子をみてもよいが，学童期になって夜尿がみられる場合は（　　　　）と診断される.

□ 872 感覚遊びは，乳児期から1歳半ごろまでに始まり，1歳半ごろから2歳ごろまでにままごとなどの大人を模倣した（　　　）遊び（ごっこ遊び）が始まる.

□ 873 2歳ごろには（　　　　　　　）遊びが最も盛んになるが年齢が高くなると減少する.積み木などの（　　　）遊びは2歳ごろまでに現れて，幼児後期以降に盛んになる.

□ 874 乳児期の（　　　　　　　）の獲得及びアタッチメントの成立には，母親が（　　　　　）して，視線を合わせ，タイミングよく声かけすることが効果的である.

栄養と食生活

□ 875 離乳食開始の目安は体重（　　）kgで，生後（　　　　　）か月までには開始し，（　　　　　）までには離乳を終了させる.

□ 876 離乳食は1日（　　）回，ベタベタドロドロした（　　　　　　　）の軟らかい粥などの炭水化物から始め，離乳食開始後も母乳や人工乳は制限しない.

877 離乳食は，アレルギーを起こしやすい蛋白質は，（　　　　　）か月ごろから少しずつ与え，はちみつは，乳児ボツリヌス症予防のため，生後（　　　　）か月を過ぎるまで食べさせない．

878 1日に必要とする水分量は，乳児は（　　　　　）mL/体重kg，幼児は（　　　　　）mL/体重kg，成人は（　　　　）ｍL/体重kgである．

879 小児は成長発達に十分な栄養が必要なため，食欲には注意し，脂質摂取のエネルギー比率は，（　　　　）％前後とする．

事故防止と安全教育

880 乳幼児は気道の直径が狭く（　　　　　　）を起こしやすいため，3歳未満の子どもの玩具は，（　　　　）予防のために直径44.5mmを超えるものにする．

881 乳児期は（　　　　　　）のため，寝返りが始まっていなくてもベッドにいるときはベッド柵をあげておき，窒息予防には（　　　　　）の布団に（　　　　）位で寝かせ，幼児は（　　　　　　　　　）の着用を避ける．

感染と予防

882 予防接種法に基づく小児の定期予防接種（A類疾病）は，ジフテリア，百日咳，（　　　　　　　　　　），（　　　　　　　　），日本脳炎，破傷風，水痘，（　　　　），Hib感染症，小児の肺炎球菌感染症，ヒトパピローマウイルス感染症（子宮頸癌），B型肝炎，（　　　　　　　　）感染症である．

883 学校保健安全法に基づき，麻疹は「（　　　　　　　　　　　　）」，風疹は「（　　　　　　　　　　）」，水痘は「（　　　　　　　　　　　）」の期間，出席停止させることができるのは学校長である．

思春期の成長・発達

884 思春期は（　　　　　　　　）の時期であり，親から心理的に自立しようとして反発する第2反抗期がみられる．一方，病児の親は（　　　　　　）になりがちである．

病気に対する子供の理解と説明

885 6歳以上15歳未満の小児に対して，保護者だけでなく小児に対しても説明を行い同意を求めることは（　　　　　　　　　　　　）であり，児の気持ちを代弁するのは（　　　　　　　　　）である．

プレパレーション

□ **886** プレパレーションの目的は，子どもに対して（　　　　　　　　），（　　　　　　　　），情緒表現の機会を与えることである．（　　　　　　　　）は，処置中に子どもの気を紛らわせる方法で，医療処置に対する苦痛を減らすことを目的とする．

痛みを表現している子どもと家族への看護

□ **887** 乳児期は痛みの自己表現が困難であるが，（　　　）歳ごろになると痛みの自己申告スケールが使用できるようになる．

活動制限が必要な子どもと家族への看護

□ **888** 小児のネフローゼ症候群は（　　　　　　　）でステロイド治療が効果的なため，副作用である（　　　　　　）や（　　　　　　　　　）について説明が必要である．

□ **889** ネフローゼ症候群では，血尿はみられず，（　　　　）制限と，浮腫の程度によっては（　　　　　）の制限が行われ，十分なエネルギーの補給が行われる．

感染対策上隔離が必要な子どもと家族への看護

□ **890** 麻疹では，（　　　　），口腔内の（　　　　　　　），（　　　　　　）の発熱がみられるが，感染力が強いため入院中は陰圧室に隔離する．潜伏期は（　　　　　）日間なので，発症したときには同胞に感染している．

小児特有の診療（検査，処置）に伴う技術と看護

□ **891** 入院中の乳児のバイタルサインで，最初に測定するのは（　　　　）で，次に（　　　　　）を測定するが，周囲に影響を受けて変動しやすいので，安静・安楽を心がける．

虐待を受けている子どもと家族への看護

□ **892** 子どもの外傷に対し親が不自然な説明を行うときや，成長・発達が著しく遅れているときは（　　　　）を疑い，（　　　　　　　　）か福祉事務所，（　　　　　　）に通報する．通報には保護者の同意は必要ない．

急性症状のある子どもと家族への看護

893 てんかんは脳の神経細胞の発作性電気的興奮によって起こる．てんかん発作時に二次的な（　　　）や（　　　）によって重篤な状態になることを避けるため，危険な場所には付き添い，発作時には気道を確保する．

894 上腕骨顆上骨折ではシーネ固定中にも（　　　　　　　）がみられやすいため，（　　　　　）や（　　　），（　　　　），末梢循環不全，（　　　　）動脈拍動の減弱の有無を観察する．

救命救急処置が必要な子どもと家族への看護

895 溺水して意識のない小児には，（　　　　　）して呼吸がなければ水を吐かせずに心肺蘇生を行う．

896 乳幼児の熱傷はほとんどが（　　　　　）で生じ，行動範囲が広がる（　　　）歳児に最も多く，原因は熱湯や汁物などの（　　　　　　）や（　　　）との接触である．

先天性疾患や慢性的な経過をとる疾患をもつ子どもと家族への看護

897 ダウン症は（　　　　　）異常（（　　　　　　　　））で，特徴的な顔貌と心奇形，知的障害，（　　　　　　）などがみられる．

898 ターナー症候群は（　　　）児にみられる（　　　　　）異常（[　　　]）で，（　　　）身長がみられ，クラインフェルター症候群は（　　　）児にみられる（　　　　　）異常（[　　　]，[　　　　　　]）で学習や発達の遅れがみられる．

899 （　　　　　　）やデュシェンヌ型筋ジストロフィー，赤緑色覚異常は（　　　　）(X連鎖)遺伝で，（　　　）児に多い．

900 早期新生児期に行われる新生児マススクリーニングの対象疾患の常染色体異常の（　　　　　　　　　　）と，先天性甲状腺機能低下症の（　　　　　）は未治療では知的障害の原因となる．

901 先天性心疾患で最もチアノーゼを生じやすいファロー四徴症では（　　　　　　　　　）のため多呼吸や頻脈，無酸素発作がみられる．（　　　　　　　）は，哺乳時や啼泣時に強くなる．

必修問題

人体の構造と機能

疾病の成り立ちと回復の促進

健康支援と社会保障制度

基礎看護学

成人看護学

老年看護学

小児看護学

母性看護学

精神看護学

在宅看護論／地域・在宅看護論

看護の統合と実践

902 ファロー四徴症の児が虫歯を抜歯するときは，感染性心内膜炎などの感染症を予防するため，あらかじめ（　　　　　）を投与する.

903 クリックサイン，開排制限，アリス徴候，トレンデレンブルグ徴候がみられる（　　　　　　　）は女児に多く，出生時に足が尖足・内反・内転位をとる（　　　　　　）は男児に多く，ともに1,000人に1人の発症率である.

904 先天性疾患児をもつ母親は自分を責める傾向にあるため，母親の責任ではないことを告げ（　　　　　）的態度で接して，感情表出を助け，母児の早期接触を促す.

905 小児の1型糖尿病では学校での（　　　　　　）について教育が必要であり，学童期の児童はインスリンの（　　　　　　）が可能なため指導を進める.

906 学童期の（　　　）は成長・発達に欠かせないため，糖尿病患児でも体育の授業は参加させ，給食も食べてよいが，血糖管理のための（　　　）を用意しておく.

心身障害のある子どもと家族への看護

907 学童期は教育の機会の保障と学習の継続が重要である．重症心身障害児や病児の就学先は教育委員会に相談し，入院が長期にわたる場合には（　　　　　　）に転校するなど，可能な限りほかの児童と学校生活を送れるよう支援する.

908 精神遅滞（知的障害）の有病率は1%程度で，18歳未満に生じ，知能指数（IQ）（　　　）以下で精神障害を合併する割合が（　　　）く，適応機能の制限が著しい.

医療的ケアを必要として退院する子どもと家族への看護

909 川崎病では，（　　　　　　）の合併予防のためにγ-グロブリン大量投与が行われる．治療開始時には心電図モニターを装着し（　　　　　　　）に注意が必要である.

910 川崎病では，（　　　）予防と（　　　　）のためにアスピリン投与が行われ，定期的に心エコーなどで状態観察が行われるが，とくに活動制限はない.

妊娠期からの切れ目ない支援に関する法や施策：母子保健法

☐ **911** 母子保健法は，妊産婦・乳幼児の保健指導，妊産婦健康審査，（　　　　　）健康診査，妊娠の届出，（　　　　　　）手帳の配布，妊産婦・新生児・未熟児の訪問指導，低出生体重児の届出，（　　　　）医療，母子健康包括センターなどを規定している．

働く妊産婦への支援に関する法律や施策：育児・介護休業法, 労働基準法

☐ **912** 育児支援に関する制度で，育児・介護休業法に基づく（　　　　　　）は，父親も取得できるが，労働基準法に基づく（　　　　　）は，父親は原則取得できない．

☐ **913** 労働基準法に基づく（　　　　　）は，児が（　　　）歳になるまでの期間，休憩時間以外に1日（　　）回，1回の時間は少なくとも（　　　　　）取得できる．

女性の健康支援に関する法や施策：母体保護法

☐ **914** 母体保護法は，（　　　　　　　　）や母体の不妊手術，（　　　　　）について規定している．人工妊娠中絶は，母体保護法により（　　　）週未満までとされ，（　　　　　　）が9割以上を占める．

リプロダクティブ・ヘルスに関する概念：性〈セクシュアリティ〉, ジェンダー

☐ **915** ヒトが性的と感じるさまざまな概念を（　　　　　　　　　）といい，社会的に決められた性役割や性差を（　　　　　　）という．

思春期・成熟期女性の健康維持への看護：第二次性徴, 性周期（初経, 月経）

☐ **916** （　　　　　　）ホルモン（[　　　]）である（　　　　　　）ホルモン（[　　　]）は排卵誘発ホルモンで，性周期ではエストロゲン分泌が最大になると排卵の直前に体温が陥落して（　　　　　　　）が起こる．排卵期には頸管粘液が増加する．

必修問題

人体の構造と機能

疾病の成り立ちと回復の促進

健康支援と社会保障制度

基礎看護学

成人看護学

老年看護学

小児看護学

母性看護学

精神看護学

在宅看護論
地域・在宅看護論

看護の統合と実践

917 排卵前は，卵巣は（　　　）期で（　　　　　　）が分泌され，子宮内膜は（　　　）期で基礎体温は低温相である．排卵後は，卵巣は（　　　）期でエストロゲンと（　　　　　　　　）が分泌され，子宮内膜は（　　　）期で基礎体温は高温相である．

思春期・成熟期女性の健康課題：月経異常，月経随伴症状，性感染症＜STI＞，不妊症

918 思春期の月経周期は，初経後3年経っても約半数しか整順化されず，月経は（　　　　　）性であることが多く，基礎体温は二相性にならないことがある．

919 続発性無月経は，それまでにあった月経が（　　　）か月以上停止している状態をいい，思春期では（　　　　　）や（　　　　　）による視床下部性無月経が多い．

920 月経前症候群（PMS）は（　　　　　　　　）に不快症状が生じて月経開始とともに消失し，月経困難症は（　　　）の不快症状で日常生活に支障をきたす．

921 性感染症（STI）で男女ともに最も多く，（　　　　　　）を起こして不妊症の原因となる（　　　　　　）は症状が現れにくく，パートナーにもクロラムフェニコール系抗菌薬による治療が必要である．

922 不妊症は男女それぞれ5割程度に原因があり，男性の原因は（　　　　　）や（　　　　　），女性の原因は骨盤腹膜炎などによる（　　　　　）障害，子宮内膜症による（　　　）障害などである．

更年期・老年期女性の健康課題と看護

923 更年期障害に対するホルモン療法は，異常発汗などの（　　　　　　　）や（　　　　　）に対する対症療法であり，精神療法も効果がある．

924 閉経後の女性に多くみられる骨粗鬆症や脂質異常症は，（　　　　　　　）分泌の低下が原因だが，（　　　）や（　　　　　　）の摂取もリスク因子のため，（　　　　　）は予防効果がある．

正常な妊娠経過と妊娠期の異常

925 ヒトの卵子と精子のもつ染色体数は，（　　　　　）分裂により体細胞の半分になっており，卵子は［（　　　　　　）］，精子は［（　　　　　　）］または［（　　　　　　）］の核型で，（　　　　　）時に性別が決定するが，性の分化障害で出生時に性別が不明の場合は性別保留で出生届を提出できる．

926 着床が終わった妊娠4～7週には，妊婦の尿中で（　　　　　）が陽性となり，基礎体温は（　　　）温相を示し，超音波断層法では（　　　　　）が描写される．

927 胎盤は妊娠（　　　　）週までに完成し，このころには超音波ドップラーで胎児心音が（　　　　）％聴取でき，妊娠初期の高体温から体温が（　　　　）し始める．

928 胎児の呼吸様運動は妊娠10～30週でみられるが，肺胞の（　　　　）にかかわる肺サーファクタントは胎生（　　　　）週ごろに完成するため，早産児では呼吸窮迫症候群など（　　　　　）が起こりやすい．

929 妊娠（　　　）週未満の妊娠の中断を流産という．胎児は死亡しているが，出血・腹痛などの症状がないのは（　　　）流産である．死亡胎児と付属物の一部とが子宮内に残存するのは（　　　）流産である．流産を（　　　）回以上繰り返す場合は習慣流産とよばれる．

930 胎動は，初産婦では（　　　）週前後から，経産婦で（　　　）週前後からかすかに感じ始め，30～32週ごろが最も活発になる．

931 胎児の胎位が固定するのは（　　　）週以降であり，胎児の児背が左側に触れ，左臍棘線上に胎児心音を聴取する場合は（　　　　　）位，右臍上に胎児心音を聴取する場合は（　　　　　）位である．

932 NST（ノン・ストレス・テスト）で胎児心拍数図の胎児心拍数基線が110～160bpmで（　　　　　）がみられる場合，胎児は（　　　　　　）で健康である．

933 夫がRh（＋）でRh（－）の経産婦が再び妊娠した場合，胎児母体血の（　　　　　）（不規則抗体）の検査（主に母体血による間接クームス試験）が重要で，子宮内胎児交換輸血や分娩後に児に光線療法を行うことがある．

必修問題

人体の構造と機能

疾病の成り立ちと回復の促進

健康支援と社会保障制度

基礎看護学

成人看護学

老年看護学

小児看護学

母性看護学

精神看護学

在宅看護論・地域在宅看護論

看護の統合と実践

934 妊娠に伴って，母体の循環血液量や呼吸数は（　　　），拡張期血圧は（　　　）する．

935 早期切迫流産の原因は（　　　　　）が多く，症状は（　　　　　）と（　　　　　）である．治療は子宮収縮抑制のため安静を保つ．

936 妊娠初期に風疹ウイルスに罹患すると，胎児にTORCH症候群の1つである，（　　　）や白内障，心奇形などを合併する（　　　　　）が生じる可能性が高い．

937 常位胎盤早期剝離は（　　　　　　）を合併しやすく，（　　）出血と激しい腹部痛を伴い，（　　　　　　　）も合併しやすい．

938 前置胎盤は高齢妊娠，多産婦，帝王切開経験者，人工妊娠中絶経験妊婦に多く，（　　）出血を伴い，痛みはないが，経腟分娩が困難で（　　　）と輸血の適応になることが多い．

939 多胎妊娠は（　　　）のリスクが高いほか，（　　　　　　）や羊水過多症を合併しやすく，低出生体重児となる確率も高い．

940 妊娠高血圧症候群は，致死率の高い（　　　）を合併しやすい．予防には塩分は1日（　　）〜（　　）gとし，水分は制限しない．

妊婦の健康生活とアセスメント

941 女性が妊娠中に喫煙すると，（　　　　　　　）の出生率が増加し，アルコールを摂取すると胎児に顔面奇形や小頭症などの（　　　　　　　）を起こす危険性がある．

942 妊婦の（　　　　　　）％に起こるといわれるつわりは妊娠（　　　　　）週ころにみられ，においの強い食物に吐気をもよおし，（　　　）のきいたものや冷たいものを好む傾向にある．

妊婦と家族への看護

943 妊娠初期の（　　　）欠乏やビタミンA過剰により，胎児の二分脊椎（神経管閉鎖障害）が起こりやすくなるため，葉酸は1日400μg摂取が必要である．

□ (944) 妊娠に伴って腸蠕動が低下し便秘になりやすいが，下剤や浣腸の使用は子宮収縮を誘発し（　　　　　　　）につながるおそれがあるため，（　　　　　　）の摂取をすすめる．

□ (945) 妊娠中の便秘や帯下は妊娠（　　）期から，皮膚掻痒感や下肢静脈瘤は妊娠（　　）期ころからみられることが多い．下肢静脈瘤には（　　　　　）の着用が効果的で，よく歩き回ったほうがよい．

□ (946) 腰痛を訴える妊婦には，（　　　　　　）の実施や，（　　　　　）位で休息すること，ヒールが2〜3cmまでの靴をはくこと，硬めのマットレスの使用や（　　　　　　）の着用などを指導する．

□ (947) 妊娠後期に仰臥位になると，大きくなった子宮の重みで下大静脈が圧迫されて（　　　　　　　　）を生じるので，（　　　）側臥位にするとよい．

□ (948) 妊婦健診は，妊娠23週までは4週に1回，24週から35週までは2週に1回，36週から出産までは週に1回受ける．バースプランの立案は妊娠（　　）週ごろから説明し，妊娠（　　　　）週ごろで立案する．

正常な分娩の経過と分娩期の異常

□ (949) 正常産は妊娠（　　　　　）週での出産であり，（　　　）週までの出産は早産，（　　　）週以後の出産は過期産である．

□ (950) 分娩の3要素は，①（　　　　　　　），②（　　　　），③（　　　　　）（陣痛と腹圧）で，分娩第2期から恥骨結合が弛緩して尾骨が後方へ2〜3cm下がり，骨産道が広がる．

□ (951) 規則的な（　　　）分以内の陣痛，または，1時間に（　　）回以上の規則的な陣痛が起こったら分娩開始であり，子宮口が開き始めると（　　　　）とよばれる血性分泌物がみられる．

□ (952) 正常に経過している分娩第1期の産婦は，分娩第2期に備えて（　　　）摂取と（　　　）摂取を促し，未破水であれば（　　　　　　）をしてもよく，眠いときは眠らせる．子宮口全開大までは力を抜いていきません．

□ (953) 子宮口全開大（10cm開大）前後の破水を（　　　　　），分娩開始前の破水を（　　　　　），分娩開始後から子宮口全開大未満での破水を（　　　　　）という．破水がみられたら胎児心拍数を確認する．

必修問題

人体の構造と機能

疾病の成り立ちと回復の促進

健康支援と社会保障制度

基礎看護学

成人看護学

老年看護学

小児看護学

母性看護学

精神看護学

在宅看護論/地域・在宅看護論

看護の統合と実践

954 分娩所要時間は，分娩第（　　）期〜分娩第（　　）期終了までの時間のことで，分娩時出血量は，分娩第（　　）期〜分娩第（　　）期までの合計が（　　）mLを超えると異常である．

955 分娩第（　　）期に，児頭が陣痛発作時に陰裂間に現れ間欠時に消失する状態を（　　）といい，児頭が陣痛間欠時も陰裂間に露出し後退しなくなった状態を（　　）という．

956 胎児の分娩機転では，分娩開始時は第1胎向か第2胎向であり，第1回旋で（　　）を先進させ，第2回旋で母体の背側を向き，頭部が娩出したら分娩開始時の胎向に戻って肩が出る．

957 分娩第（　　）期にみられる胎盤娩出の娩出方式には，胎児面から出る（　　）式と母体面から出る（　　）式などがある．

958 胎児心拍数図で（　　）がみられ，胎内で（　　）があり羊水が緑色で混濁している場合は，（　　）を疑う．

分娩期の健康問題に対する看護

959 前期破水や早期破水では，感染予防のため（　　）や（　　）は禁止される．

960 帝王切開では下肢深部静脈血栓症のリスクが高いため，術中から（　　）を着用し，術後は（　　）を促し，（　　）を予防する．

正常な産褥の経過と産褥期の異常

961 分娩直後と産褥3日目の子宮底の高さは（　　）であり，約10日で恥骨結合上から触れなくなり，子宮復古は産褥（　　）週以降に完成する．

962 正常分娩後の血性悪露は（　　）日にみられるが，凝血塊が混入したり，血性悪露が4日以後も続く場合は子宮復古不全を疑う．後陣痛は（　　）時に強くなり，産褥（　　）日目が最も強くなる．

□ 963 マタニティーブルーズは分娩後(　　　　　)日ころにみられる一過性の
うつ状態である. 産後うつ病は産後(　　　)週間~(　　　)週間以降に発症
するといわれる.

褥婦と家族への看護

□ 964 産褥体操は弛緩した骨盤底筋群の回復や子宮復古促進が目的であり, 産後
(　　　　)時間以内に開始され, 排尿をすませ, 産褥ガードルをはずして
(　　　　)から始める.

□ 965 正期産で正常分娩した分娩直後の母子に行う(　　　　　　　　)の目的は,
①早期接触によるボンディング及び(　　　　　　)の促進, ②(　　　)体温
の防止, ③母親由来の(　　　　　　　　)の定着の促進である.

□ 966 早期授乳の利点は(　　　　　　), (　　　　　　　), (
　　)などである. 母親が痛みを感じず, よいラッチオンができているかど
うかを観察し, 適切な授乳方法を指導する.

□ 967 産後(　　　)週間以後には避妊を開始する必要がある. 産後3週間を過ぎ
たらエストロゲンとプロゲステロンの合剤である経口避妊薬が使用できる.
性生活を再開するときから(　　　　　　)を使用する.IUDは子宮復古が
完成する産後(　　　)~(　　　)週間後に装着する.

□ 968 死産した母親に対しては, 児との(　　　　　)の機会をつくり, 子どもに
対する思いを語らせて(　　　　　)を促す. (　　　　　)の話や励ましは
母親を傷つけるので行わない.

産褥期の健康問題に対する看護

□ 969 子宮底が下がらないなど子宮復古不全を疑う場合は, 子宮復古を促すため,
子宮底の(　　　　　　　　)や下腹部の(　　　　　)などを行う.

□ 970 産褥2日目以降に38.0℃を超える発熱がある場合は(　　　　　　)を疑う.

早期新生児の生理的変化と異常

□ 971 正常な新生児の体温は(　　　　　　　　)℃, 脈拍は(　　　　　　　　)
回/分前後, 呼吸は(　　　　　　　)回/分で, 周期性呼吸がみられ, 大泉
門は(　　　　　), 四肢は(　　　　　)し, 把握反射がみられ, 胎脂の付着をみ
とめる.

早期新生児期のアセスメント

972 アプガースコアは皮膚色，心拍数，刺激への反応，筋緊張，呼吸を合計10点満点で評価し，（　　）点未満は（　　　　　　　　　）である．全身のチアノーゼのみがみられる場合，アプガースコアは8点である．

973 分娩時の産道抵抗による圧迫でできる境界不明の浮腫を（　　　　）といい，第1頭位では（　　）頭頂骨後部，第2頭位では（　　）頭頂骨後部にでき，出生後（　　　）日間（24～36時間）で消失する．

974 頭血腫は，頭蓋骨と骨膜との間にできる血腫で，（　　　　）を越えず，波動性がみられ，（　　　　　　　　　）で消失する．

975 出生後（　　　）時間以内に初回排尿と黒緑色の胎便の排泄がみられる．生後（　　　）日には普通便になり，このころ5～10%程度の生理的（　　）減少がみられ，生理的（　　　）も始まる．

早期新生児とその家族への看護

976 新生児室は，無菌室にする必要はないが清潔保護区域とし，室温は（　　　　　）℃，湿度は（　　　　　　）%，コットの間隔は（　　　）cm以上が望ましい．

977 母乳は（　　　　　　）は少ないが，消化吸収しやすく，感染防御作用があり，初乳は成乳に比べてIgA，（　　　），（　　　），（　　　）などの含有量が多い．

早期新生児の健康問題に対する看護

978 早産児に対しては，母体内の環境に少しでも近づけ成長発達を促すために，ポジショニング，遮光，防音などの（　　　　　　　　　　　）が行われる．

979 出生時体重が（　　　　　　）g未満である低出生体重児は，（　　）血糖や（　　）体温，代謝性（　　　　　），（　　）ビリルビン血症を起こしやすい．

980 新生児には，脳出血や（　　　　　　　　）（新生児メレナ）を予防するため，出生直後と（　　　　　　），母乳栄養児はさらに（　　　　　　）にビタミンK（K₂シロップ）を投与する．

精神の健康の概念

□ 981 精神保健活動の（　　）次予防には，地域住民や社員を対象としたストレスマネジメントの講習会などがある．（　　）次予防は健康診断での早期発見と早期治療である．

□ 982 精神疾患のある人に対する再燃予防教育，病院での退院支援，復職支援，退院後に精神科デイケアで行う生活技能訓練（SST）は，精神保健活動の（　　）次予防である．

□ 983 精神障害者の施設症予防には，作業療法や生活技能訓練（SST）のほか，行事の企画など（　　　　　）の機会を増やす，施設以外の地域住民との（　　　　　）の機会を増やすなどがある．

心の機能と発達：転移感情

□ 984 転移感情は（　　　　）から（　　　　　）に向ける感情で，重要他者に向けていた感情が治療者に投影される．逆転移は（　　　　　）から（　　　）に向ける感情で，治療の妨げになることが多い．

精神の健康に関する普及啓発

□ 985 （　　　　　　　　　　　）宣言は，精神疾患を正しく理解して偏見をなくすことを目的とし，平成16年に厚生労働省より出された指針である．

災害時の精神保健：災害時の精神保健医療活動

□ 986 災害や事故で死の危険を感じる恐怖を体験した場合，恐怖体験が（　　　　　　　　　　）するなど急性ストレス障害（ASD）が生じ，十分に感情表出しないと（　　　　　　　　　　　　　　　　）となる．

症状性を含む器質性精神障害

□ 987 せん妄は意識が朦朧とし，（　　　　　　　）や（　　　　）や妄想が現れる状態で，手術後や脱水，電解質異常感染症，（　　　　），（　　　　　　）にみられる．

精神作用物質使用による精神・行動の障害

988 覚せい剤の使用では精神依存が非常に強く，アヘンやアルコールでは身体依存・精神依存が非常に強い．効果が切れると激しい（　　　　）や（　　　　）におそわれる．

989 アルコール依存症では（　　　　　　）がみられ，早期離脱症状は，手指の（　　　　）や発汗，動悸，不安などであり，振戦せん妄や（　　　　　　）が現れる．

990 薬物依存やアルコール依存症の予防は年少期からの健康教育が必要で，治療は完全に（　　　）・（　　　）を行うことであり，病院で専門治療や集団精神療法を受け，ダルク（薬物依存症リハビリテーション施設）や（　　　）などのセルフヘルプグループを利用することが効果的であり，回復が期待できる．

991 アルコール依存症の患者の家族支援として，（　　　　　　　）など治療を阻害する家族の対応や，家族のための（　　　　　　　　）についての説明などを行う．

統合失調症，統合失調症性方障害および妄想性障害：統合失調症

992 統合失調症などでみられる拒薬は（　　　　　）の表れであるほか，（　　　　）の影響も考えられるが，（　　　　　）についても注意が必要である．

993 統合失調症の幻覚では自己否定的な内容の（　　　　）が多く，認知症やせん妄の幻覚では（　　　　）が多い．

994 （　　　　）は事実ではない誤った考えを確信していることで，訂正は困難であり，（　　　　　　）では関係妄想や被毒妄想，追跡妄想，注察妄想，被害妄想などがみられる．

995 （　　　　）妄想は統合失調症のほかに躁うつ病，認知症でみられる．誇大妄想は（　　　　）でみられ，嫉妬妄想は（　　　　　　　）でみられる．

996 統合失調症の幻覚や妄想に対しては，症状の確認は必要だが（　　　　）も（　　　　）もせず，症状があることによる苦痛に（　　　　）し，困っていることはないかを尋ねる．

必修問題
人体の構造と機能
疾病の成り立ちと回復の促進
健康支援と社会保障制度
基礎看護学
成人看護学
老年看護学
小児看護学
母性看護学
精神看護学
在宅看護論／地域・在宅看護論
看護の統合と実践

□ (997) 定型抗精神病薬である（　　　　　　　　）や（　　　　　　　　）の副作用では，（　　　　　　　　）が強く出現する．

□ (998) 定型抗精神病薬の副作用で，落ち着かず，静座不能でイライラする状態は（　　　　　　　　）で，口をもぐもぐ動かす状態は（　　　　　　　　）である．

□ (999) 定型抗精神病薬の副作用には，錐体外路症状，無月経，高プロラクチン血症などのほか，便秘や排尿障害，α遮断作用による（　　　　　　　　）もみられる．

□ (1000) 非定型抗精神病薬は（　　　　　　　　）や（　　　　　　　　）などで，副作用には（　　　　　　　　），（　　　　　）などがある．

□ (1001) 抗精神病薬を内服中に，急に高熱がみられたら（　　　　　　　　）を疑う．

気分（感情）障害

□ (1002) うつ状態には（　　　）変動があり，うつ病の三大妄想は（　　　　　），（　　　　　），（　　　　　　）であり，自己に対する価値を過少評価する微小妄想であるため，（　　　）たり安易に（　　　　　）たり，さらなる努力を求めたりしてはいけない．

□ (1003) うつ病の自殺企図は（　　　　　　　　）と（　　　　　　　）に生じやすいため，言動や所持品に注意し，死にたいほどつらい気持ちに共感して支えている人がいることを示し，自殺しないことを約束してもらう．

□ (1004) 躁状態では万能感にあふれ，気分が高揚して過活動になり，（　　　　　　）や（　　　　）妄想などにより浪費などが生じやすいが，症状が治まってくると（　　　　）が強くなる．

□ (1005) 三環系抗うつ薬の代表（　　　　　　　　）の副作用では，（　　　　　　　）が強く，α遮断作用による（　　　　　　　　）もみられる．

□ (1006) 選択的セロトニン再取り込み阻害薬（SSRI）の副作用では，（　　　　　）作用が少なく，消化器症状が主であるが，（　　　　　　　　　　）（頭痛，めまい，嘔吐，昏睡）に注意する．

必修問題

人体の構造と機能

疾病の成り立ちと回復の促進

健康支援と社会保障制度

基礎看護学

成人看護学

老年看護学

小児看護学

母性看護学

精神看護学

在宅看護論／地域・在宅看護論

看護の統合と実践

(1007) 抗躁薬の（　　　　　　　）の副作用は（　　　），（　　　），（　　　）で，中毒症状を生じやすいため，血中濃度モニタリングが必要である．

(1008) 修正型電気けいれん療法（mECT）は，薬物抵抗性の難治性の（　　　　　）などの症状改善を目的に行われる．全身けいれんに伴う骨折や脱臼などを予防するために，静脈麻酔薬による（　　　　　）と（　　　　　）および十分な酸素投与を行う．

神経症性障害，ストレス関連障害，身体表現性障害

(1009) 強迫行為は強い（　　　）で増強するため，看護師がタイミングよく介入して（　　　）できる環境を提供し，リラックスさせる．強迫行為が誘発される状況がなかったかどうか，前後の状況を振り返ることを促す．

(1010) 適応障害は（　　　　）や（　　　　）があり，うつ病に似ているが，ストレス要因が消失すると急激に回復する．

(1011) 抗不安薬・睡眠薬の副作用は（　　　），（　　　　　），低血圧，（　　　　　）などであり，代表薬であるジアゼパムなどのベンゾジアゼピン系薬には，（　　　）性があり，薬剤性せん妄が起こることがある．

生理的障害および身体的要因に関連した行動症候群

(1012) 神経性無食欲症の患者では（　　　　　　　）のゆがみが生じ，著しい体重減少，低体温，脱水，電解質異常による（　　　　　　　），低血圧，浮腫，産毛の密生，（　　　　），（　　　　）がみられる．

援助関係の構築

(1013) 看護は患者―看護師関係のプロセスであるとし，プロセスレコードを提唱した（　　　　　　）は，『人間関係の看護論』で患者―看護師関係は，方向づけ，同一化，（　　　　　），問題解決の4つのプロセスをとるとした．

脳の仕組みと精神機能：神経伝達物質と精神機能・薬理作用

(1014) うつ病に関係する神経伝達物質は（　　　　　　）であり，統合失調症に関係する神経伝達物質は（　　　　　）である．

心理・社会的療法

1015 リラクセーション法には，（　　　　　　　　）や漸進的筋弛緩法，呼吸法などがあり，交感神経の興奮を鎮め，（　　　）数や（　　　）数の減少，不安や（　　　）の軽減などの効果がある．

1016 ダブルバインド（二重拘束）や（　　　　　　　　）の強すぎる家族とのかかわりは統合失調症患者にストレスとなり，症状の悪化や再発につながりやすいため，（　　　　　　　）や（　　　　　　）を勧める．

1017 患者本人に対する心理的教育は，（　　　　　　　　）モデルに基づき，疾患に関する知識やストレスへの（　　　　　　　）の習得を目的に，講義とグループセラピー（集団療法）を組み合わせて行う．

1018 認知行動療法は認知のパターンを修正して，不快な感情の改善や行動の変容を行うもので，（　　　　），（　　　　　　），（　　　　　），強迫性障害などに効果が認められている．

1019 統合失調症の幻覚・妄想などの（　　　）症状には抗精神病薬が効果的だが，統合失調症の陰性症状には特効薬はなく，（　　　　）（[　　　　　　　　　]）が重要である．

社会復帰・社会参加への支援：ICF

1020 国際生活機能分類（ICF）では，障害を個人の問題とするのではなく（　　　　　　　　）との関係でとらえ，情報を「生活機能と障害」と「（　　　　　　）」に分類している．

1021 ICFにおける「生活機能と障害」には，症状や機能障害などの「（　　　）・（　　　　）」，職業上の個別課題の遂行など個人で行う「（　　　）」，職業の選択など社会生活や人生場面へのかかわりである「（　　　）」がある．「背景因子」には（　　　）因子，（　　　）因子がある．

1022 障害者が自ら求める生き方を主体的に追及することを（　　　　　），個人や環境的な強みを（　　　　　　　），精神的回復力を（　　　），社会的差別圧力により奪われていた自己決定能力を取り戻すプロセスを（　　　　　　　）という．

社会資源の活用とケアマネジメント

1023 障害者が病院や施設から退院・退所する場合，障害者総合支援法に基づき，住居の確保などの（　　　　　）支援や就業に対する（　　　　　）支援，（　　　　　）支援（A型・B型）があるが，（　　　　　）を重視した個別支援が重要である．

精神保健医療福祉の変遷と看護

1024 医療観察法における重大な他害行為とは（　　　），（　　　），（　　　），（　　　），（　　　），（　　　）であり，法の目的は，心神喪失などの状態で重大な過失を行った者に対する（　　　　　）の促進である．

精神保健及び精神障害者福祉に関する法律＜精神保健福祉法＞の運用

1025 精神科病棟における（　　　　）入院は本人の同意が，（　　　　　）入院は家族等の同意があれば入院でき，どちらも公費負担はない．家族等の同意も本人の同意も得られない場合72時間に限り（　　　　）入院させることができる．

1026 措置入院は（　　　　　　　　）が権限をもち，公費負担があり，2名以上の（　　　　　　　　）の診察が必要だが，指定医1名の判断があれば，72時間以内に限り（　　　　　）入院ができる．

1027 精神科病院における12時間を超える隔離，身体的拘束は，精神保健福祉法により厚生労働大臣の指定する（　　　　　　　　　）の判断で行うこととなっている．

1028 精神科病棟では，（　　　　　）の発受の制限や，行政職員との面会・電話の制限は禁止され，閉鎖病棟には（　　　　　）の設置と都道府県精神保健福祉局・人権擁護部局，地方法務局などの（　　　　　）を掲示しておくことが義務づけられている．

1029 精神保健の第一線機関である保健所を技術的にサポートし，デイケアなどを行う精神保健福祉センターは，（　　　　　）が設置し，知事が任命した精神保健福祉相談員が配置される．

コンサルテーションと連携：リエゾン精神看護

1030 リエゾン精神看護は，（　　　　　）と（　　　　　）を併せ持つ患者が対象となり，精神科看護師が身体疾患にかかわる看護師やその他の医療専門職者と連携して介入する．

必修問題
人体の構造と機能
疾病の成り立ちと回復の促進
健康支援と社会保障制度
基礎看護学
成人看護学
老年看護学
小児看護学
母性看護学
精神看護学
在宅看護論／地域・在宅看護論
看護の統合と実践

在宅看護の特徴と健康課題

☐ (1031) 障害児を在宅ケアする場合，（　　　　　　）による訪問指導が行われ，訪問看護，（　　　　　　　　　），身体介護のヘルパーの利用を検討する必要がある．

在宅療養者の自立支援

☐ (1032) 在宅ケアの継続には家族の休養も必要である．居宅サービスやレスパイトサービスの利用は介護者の介護負担を軽減することができる．レスパイトサービスには，（　　　　　　　　　）や（　　　　　　　　）などがあり，在宅療養者の（　　　　　　）防止にも効果的である．

地域・在宅看護の目的と特徴

☐ (1033) 在宅ケアは，（　　　　）と（　　　　）とともに医療・福祉の専門職から多職種が参加するチームケアであり，ケアカンファレンスを行って問題を共有する．

☐ (1034) 在宅ケアチームのチームリーダーの職種は固定されず，各職種がそれぞれ専門性に応じた（　　　　　　　）を立案する．

☐ (1035) 在宅ケアチームにおける看護師の役割は，（　　　　　　　）のアセスメントと（　　　　　　　　）の提案などの健康支援であり，看護にかかわるケアプランを作成する．

☐ (1036) 訪問看護の原則は，個々のライフスタイルを尊重した（　　　　　）なケアが提供されることであり，訪問看護の導入や福祉用具の選定などの最終的な意思決定は，（　　　　）や（　　　　）によって行われることである．

☐ (1037) 訪問看護はケアの担い手である（　　　　）への介護技術指導も含み，利用者は要介護（　　）・（　　）の者が多いが，訪問看護費用額の半数を要介護3・4・5の者が占める．

□ (1038) 在宅ケアチームにおける介護支援専門員の役割は，必要な介護保険サービスを組み合わせたケアプラン（居宅サービス計画）の（　　　）・（　　　）と（　　　）であり，ケアプランの最終決定は（　　　）と（　　　）が行う．

□ (1039) 在宅へ移行する療養者の家族アセスメントでは，家族の（　　　）や（　　　）を考慮して，家族介護力を評価する．特定の家族に介護負担が集中しないように調整し，福祉用具の利用を考慮する．

□ (1040) 誤嚥性肺炎を予防するために家族に指導する必要があるのは，（　　　）と就寝前の（　　　），義歯の不具合の観察，（　　　）予防のための水分摂取などである．入浴前後にも水分摂取を促すよう指導する．

在宅療養者の日常生活における安全管理

□ (1041) 認知症で喫煙習慣のある独居高齢者に対しては，毎回の訪問時に（　　　）やたばこの（　　　）について確認する必要がある．

□ (1042) 片麻痺があり嚥下困難がみられる場合には，食塊は（　　　）側の口腔内に入れ，とろみをつけるなど半固形食を用いると誤嚥しにくい．

□ (1043) 人工股関節置換術後の療養者では，（　　　）昇降，毛足の長い絨毯，サンダルやスリッパの使用は，（　　　）のリスクが高いため避ける．

□ (1044) 高齢者の転倒予防には，ベッドの高さ，浴槽の出入りの工夫，（　　　）の状態，（　　　）の深さの確認や，足元灯など夜間の（　　　）の工夫が必要である．

災害による暮らしへの影響

□ (1045) 在宅人工呼吸療法を行う患者の退院時には，（　　　）と災害に備えて酸素ボンベや（　　　）など非常用電源を準備することを指導する．

訪問看護制度の理解

□ (1046) 訪問看護の開始には主治医による（　　　）と，利用者と訪問看護ステーションとの（　　　）が必要である．

(1047) （　　　　）保険による訪問看護の対象者はすべての年齢の者であるが，（　　　　）保険による訪問看護の対象者は65歳以上，または40〜64歳で（　　　　　　　　）に該当した者である．訪問看護の利用者は介護保険利用のほうが医療保険利用によるものより多い．

(1048) 介護保険法施行令における（　　　　　　　　　　）には，末期癌，初老期における認知症，脳血管疾患，パーキンソン病，糖尿病三大合併症，骨粗鬆症などが含まれる．

(1049) 公的保険による訪問看護サービスを受けられないのは，介護保険施設である（　　　　　　　　）（末期癌患者以外），（　　　　　　　　　　），（　　　　　　　）の入居者で，それ以外は受けられる．

(1050) 介護保険には訪問看護回数による規定はないが，要介護等認定による7区分の（　　　　　　　　　　）があるため，訪問看護の回数は制限される．

(1051) 要介護認定を受けている場合には訪問看護は（　　　　）保険が優先されるが，末期癌や人工呼吸器を使用している場合や特別訪問看護指示書が出た場合は，（　　　　）保険によって回数制限なく訪問看護が提供される．

(1052) 医療保険による訪問看護サービスの自己負担額は，（　　　　　　　　）医療や（　　　　　　　　）医療では（　　　）割自己負担となり，指定難病は自己負担が軽減される．

地域・在宅看護におけるサービス体系の理解

(1053) 訪問看護の初回訪問では訪問の目的を伝えて（　　　　）を取り交わし，（　　　　　　　）と（　　　　　　　　）を収集し，（　　　　　　　　　）を確認する．

(1054) 訪問看護計画は，家族によるケアも含まれ，計画の決定には（　　　　　　　）が必要であり，絶えずアセスメントを行って計画を（　　　　）していく．

(1055) 急性期を過ぎて病状が安定していて，リハビリテーションが必要な要介護者が，自宅にすぐに戻れない場合の生活の場として適しているのは，（　　　　　　　　）である．

(1056) 介護保険に基づく地域密着型サービスには，（　　　　　　　）型居宅介護，夜間対応型訪問介護，認知症対応型（　　　　　　　），要介護者に対して24時間365日提供される定期巡回・随時対応型（　　　　　　　）がある．

(1057) 訪問看護の利用は，保険制度別では（　　　）保険の利用が多く，介護保険では脳血管疾患を含む（　　　）系疾患と筋骨格系及び結合組織の疾患による利用が多い．医療保険ではパーキンソン病など（　　　）系の疾患と，（　　　　　　　　　）による利用が多い．

(1058) 介護保険では，福祉用具の貸与はできるが，（　　　　　　　　）や安楽尿器など，排泄物に直接触れる福祉用具は貸与が受けられず，（　　　　　　）が支給される．

病期に応じた在宅療養者への看護

(1059) 日常生活動作（ADL）の維持・拡大には，（　　　　　　　　　）や（　　　　　　　　　　　　）による訓練の継続のほか，積極的に生活動作を行い，（　　　　　）を積極的に用いることも効果的である．

(1060) 終末期の癌患者のケアは，（　　　　）のグリーフケア（悲嘆のケア）も含まれるため，相談にいつでも対応することを告げ，緊急時に備えた（　　　　　　　　　）を整える必要がある．

(1061) 在宅での看取りでは，死期が予想されてから最終的な家族への意思確認を行い，本人の意思は尊重されるが（　　　　　　　　　）を最優先する．

主な疾患に応じた在宅看護

(1062) パーキンソン病治療薬のレボドパ（L-dopa）使用中には，体が勝手に動いたり，日常生活動作（ADL）の（　　　　　　　）がみられるため，注意して観察する．（　　　　　　　　）があって転倒しやすいため，方向転換は（　　　　　　）行い，歩行のときは，かけ声をかけてリズムをとるとよい．

(1063) 慢性閉塞性肺疾患（COPD）患者は（　　　　　　　　　）や肺炎球菌感染症に罹患すると重篤な状態になりやすいため，（　　　　　　）を励行し，感染したら呼吸状態に注意し，訪問看護ではSpO₂を測定する．

在宅療養者の排泄を支えるケア

☐ (1064) 腸音が減弱して腹部膨満がみられる場合は，腹部の（　　　　　）を実施し，直腸内に硬い便塊（嵌入便）を認める場合には，（　　　　　）に報告してから（　　　　　）を優先的に行う．

☐ (1065) 寝たきりでオムツをしている高齢者には，排尿量が多くても（　　　　）予防のため水分制限は行わず，オムツに（　　　　　）を加えて使用するなどで対処する．

☐ (1066) ストーマの皮膚保護材でできた面板はストーマより（　　　　）にカットして，（　　　　）が生じたら，そのつど交換する．面板をはがすときは剥離剤を使用し，はがした後の皮膚は皮膚洗浄剤をよく泡立てて洗う．

☐ (1067) 多発性硬化症や脊髄損傷では（　　　　　）障害がみられやすく，セルフカテーテルを使用した（　　　　　）の指導が必要になることがある．

☐ (1068) 在宅における膀胱留置カテーテルの交換は（　　　　　）が行うが，ミルキング，バッグ内の尿量の観察・記録，尿の廃棄は家族に指導し，異常時はすぐに連絡をもらうようにする．

在宅療養生活を支える看護

☐ (1069) 意識障害がある場合は不顕性誤嚥性肺炎予防のために，（　　　　）の除去を行い，麻痺側を（　　　）にして歯ブラシを用いて丁寧に口腔ケアを行う．

☐ (1070) 在宅療養者の清潔ケアは，療養者の（　　　　　）を尊重しながら方法を検討し，家族がいないときでも（　　　　　）への配慮は必要である．

主な治療法に応じた在宅看護

☐ (1071) 訪問看護師は薬剤師と連携して在宅療養者の処方薬の内服状態の確認を行い，（　　　　　）に対する支援を行う．内服忘れや重複内服を予防するための方法としては，（　　　　　）（[　　　　]）や，服薬チェック表，（　　　　　）の使用などがある．

必修問題

人体の構造と機能

疾病の成り立ちと回復の促進

健康支援と社会保障制度

基礎看護学

成人看護学

老年看護学

小児看護学

母性看護学

精神看護学

在宅看護論／地域・在宅看護論

看護の統合と実践

☐ **(1072)** 慢性閉塞性肺疾患（COPD）の生命予後の改善に（　　　　　　）が効果をあげているが，COPDの場合に高濃度酸素吸入を行うとCO_2ナルコーシスを生じる危険性があるため，1L/分程度の（　　　　）酸素吸入を行い，流量は医師の指示を守る.

☐ **(1073)** 在宅酸素療法中は（　　　　）で，外出時や停電に備えて（　　　　　　）を用意し，食事中や（　　　　）中も延長チューブを用いて酸素吸入を続ける.

☐ **(1074)** 在宅人工呼吸療法中の気管切開部の消毒や，回路の点検や交換は（　　　　）が行う．痰の吸引は家族や（　　　　　　　　）が行える．吸気圧の設定は医師の指示を守る.

☐ **(1075)** 在宅中心静脈栄養の使用済みヒューバー針は（　　　　　　　）廃棄物となるため，缶やプラスチックの容器に入れて提供を受けている医療機関に戻す.

☐ **(1076)** 在宅中心静脈栄養では，注入時刻は患者の生活に合わせ，刺入部の消毒は（　　　　）が行う．入浴は刺入部を保護すれば（　　　　）である.

☐ **(1077)** 在宅療養者の褥瘡予防には，2時間ごとの体位変換は強要せず，（　　　　　　　）の使用をすすめる．仙骨部に褥瘡がある場合には，汚染予防のため保護オイルか撥水性のクリームを塗布する.

在宅療養者の食事・栄養を支えるケア

☐ **(1078)** 胃瘻の栄養剤の注入は，無菌操作の必要はなく（　　　　）が行える．注入は十分に手洗いをして行い，チューブ内での腐敗防止のため注入後は白湯を注入する．抜けた場合はただちに連絡してもらうが，それ以外では交換は数か月に1度（　　　　）が行う.

地域包括ケアシステムにおける看護職の役割：訪問看護の役割

☐ **(1079)** 地域包括ケアシステムは，医療介護総合確保推進法に基づいて高齢者の尊厳の保持と自立生活の支援を目的として，本人・家族の（　　　　）生活の選択と心構えを前提条件に，（　　　　　　）を単位とした地域特性に合ったサービスの提供を目指している.

☐ **(1080)** 訪問看護師が，退院調整のために医療機関の看護師から得る情報で優先度が高いのは，（　　　　　　）の内容や，現在の健康状態，（　　　　　　　）についての情報である.

看護におけるマネジメントの目的と方法

(1081) 看護管理はより良い看護を提供するために，看護ケアのマネジメントや看護サービスのマネジメントを行う．看護サービスのマネジメントとは，人員を含む（　　　）を調整・統制することで，ケアを提供するために必要な（　　　），（　　　），（　　　），（　　　）のプロセスがある．

(1082) 看護師等の人材確保の促進に関する法律では，看護師等の就業や確保の促進に関する事項のほかに，（　　　）等による看護師等の資質の向上に関して明記されている．

医療・看護における質保証と評価、改善の仕組み

(1083) EBN（エビデンス・ベイスド・ナーシング：科学的根拠に基づく看護）は，（　　　　　）の提供を目的に，研究論文の有用性の検討や，ケアの科学的根拠の確認を行う．

(1084) 看護師の人員配置基準は（　　　　）に定められており，診療報酬算定基準の7対1入院基準は平均して入院患者（　　）人に対して（　　　）名の看護師が勤務する体制である．看護基準は業務を円滑に進めるために看護業務の基準を設定したもので，目的は（　　　　　　　）である．

看護業務に関する情報に係る技術と取扱い

(1085) 診療記録の閲覧は，医療従事者以外に，閲覧請求した患者本人や代理人等が閲覧できる．患者が死亡した場合，診療情報の開示請求は，（　　　）のほかに成年後見人など（　　　　　　　　）はできるが，友人や勤務先，生命保険会社は開示請求できない．

(1086) 臨床研究で患者に医療行為が行われる場合や，転院先と情報共有をする場合，患者が研究の対象になる場合には，（　　　　　）にその内容について十分な説明を行ったうえで同意を得るとともに，倫理委員会による審査を受ける必要がある．

必修問題

人体の構造と機能

疾病の成り立ちと回復の促進

健康支援と社会保障制度

基礎看護学

成人看護学

老年看護学

小児看護学

母性看護学

精神看護学

在宅看護論/地域・在宅看護論

看護の統合と実践

☐ (1087) 看護研究発表などの書類は，個人を特定できないように，実名などの（　　　　　　）は記載せず，記録した電子媒体も含め（　　　　　　　　　）に保管し，病院から持ち出さない．

医療安全を維持する仕組みと対策

☐ (1088) 医療法によって，すべての医療機関には，医療の安全を確保するための指針や策定，医療安全（　　　　　　　）・管理者の設置，医療安全管理に関する研修を年（　　　）回程度実施することや，医薬品（　　　　　　　　）の配置が義務付けられている．

☐ (1089) （　　　　　　　　　　　　）や臨床研修病院では専任の医療安全管理者の配置と国（厚生労働省）へのインシデント報告が義務付けられている．

☐ (1090) 転落や転倒などの医療事故の予防には患者周辺の（　　　　　　）が必要であり，ライン類の抜去事故を予防するには（　　　　　　）の整理が必要である．医療事故が発生したら，（　　　　　　）を確保し，事故発生状況の詳細を看護記録に残す．

☐ (1091) 薬剤の誤投与を防ぐ6Rとは，①正しい（　　　　），②正しい（　　　　），③正しい（　　　　），④正しい（　　　　），⑤正しい（　　　　），⑥正しい（　　　　）であり，ダブルチェックが必要である．誤投与した場合は患者に対して説明責任がある．

☐ (1092) インシデントレポートの目的は責任追及ではなく，インシデントの再発防止や医療事故防止のための組織の（　　　）職種間・病棟間での（　　　　　　）であり，法令で統一された書式はなく，警察への届出義務もない．

災害時の医療を支える仕組み

☐ (1093) 災害拠点病院は災害対策基本法に基づいて都道府県知事が指定した，広域災害医療に対応する病院で，（　　　　　　　　　　　　　　　　）を派遣する機能をもつ．

☐ (1094) 災害の急性期に被災地域の傷病者の搬送の介助などを行うのは，（　　　　　　　　　　　　　）であり，外傷後ストレス障害（PTSD）の対応は，災害派遣精神医療チーム（DPAT）が行う．

□ (1095) トリアージの目的は医療資源を効率的に配分して1人でも多くの負傷者を救命することであり，自発呼吸のない（　　　　　）（黒）に時間をかけないことで，最終的に多数を救命できる．

□ (1096) トリアージ担当者は（　　）名でトリアージに専念する．正確度を上げるため，トリアージの判定は何回も繰り返し，再評価した場合には，古いタグは（　　　　　　　　　　）．

災害各期の特徴と看護

□ (1097) 災害急性期には，看護師は（　　　　　）と（　　　　　）を行う．災害慢性期の避難所においては（　　　　　）や慢性疾患の増悪予防に努める．災害静穏期には（　　　　　）の作成と訓練，病院内や地域のハザードマップの作成，災害対策医療資器材の開発・備蓄などを行う．

グローバル化に伴う世界の健康目標と課題

□ (1098) 世界保健機関（WHO）は国連機関であり，国際疾病分類（ICD）を定め，すべての人々が可能な最高の健康水準に到達することを目的として，保健分野の研究の促進や世界三大感染症（結核，マラリア，HIV）をはじめとする（　　　　　）の撲滅事業などを行う．

□ (1099) 日本における政府開発援助（ODA）の実施機関は，（　　　　　　　）であり，青年海外協力隊の派遣など開発途上国への国際協力を行う．

グローバルな社会における看護

□ (1100) 外国人の看護を行う場合には，コミュニケーションの方法を考えることと，普段の生活や食事など（　　　　　）の違いを理解することが重要である．